Daisy Rotzoll (Hrsg.)

Das Skillslab ABC

Studium

Daisy Rotzoll (Hrsg.)

# Das Skillslab ABC

Praktischer Einsatz von Simulatorentraining im Medizinstudium

unter Mitarbeit von Magnus Krieghoff

DE GRUYTER

Herausgeber

**PD Dr. med. habil. Daisy Rotzoll, MME (unibe)**
Universität Leipzig
Medizinische Fakultät / LernKlinik Leipzig
Studienzentrum, Haus E
Liebigstr. 27
04103 Leipzig
E-Mail: daisy.rotzoll@medizin.uni-leipzig.de

ISBN: 978-3-11-043918-2
e-ISBN (PDF): 978-3-11-043920-5
e-ISBN (EPUB): 978-3-11-043034-9

**Library of Congress Cataloging-in-Publication data**
A CIP catalog record for this book has been applied for at the Library of Congress.

**Bibliografische Information der Deutschen Nationalbibliothek**
Die Deutsche Nationalbibliothek verzeichnet diese Publikation in der Deutschen Nationalbibliographie; detaillierte bibliografische Daten sind im Internet über http://dnb.dnb.de abrufbar.


Datenkonvertierung/Satz: Satzstudio Borngräber, Dessau-Roßlau
Druck und Bindung: Hubert & Co., Göttingen
Einbandabbildung: Cand. med. Joachim Berger
♾ Gedruckt auf säurefreiem Papier
Printed in Germany

www.degruyter.com

# Vorwort: Warum ein Skillslab ABC – Eine Einführung

Durch die einhellige Forderung nach mehr Praxisbezug im Medizinstudium in Deutschland und die entsprechenden Anpassungen der Approbationsordnung sind inzwischen an praktisch allen Medizinischen Fakultäten sogenannte „Skillslabs" eingerichtet worden, die das Trainieren klinisch-praktischer Fähigkeiten und Fertigkeiten zum Ziel haben, um die künftigen Ärztinnen und Ärzte auf den Kontakt mit Patienten vorzubereiten. Die Ausrichtungen (und Namen!) dieser Trainingszentren sind vielfältig und bunt gefächert, und es sind Bestrebungen da, Standards für das Training mit Simulatoren zu entwickeln, an denen sich Lehrende an Skillslabs und die Medizinstudierenden selbst orientieren können.

Das Skillslab in Leipzig, die „LernKlinik Leipzig", hat 2015 seinen 5. Geburtstag gefeiert und inzwischen eine breite Palette an Kursen entwickelt, die in allen klinischen Fachbereichen der Medizin integriert sind. Zusammen mit der erziehungswissenschaftlichen Fakultät, den Lehrbeauftragten und Hochschullehrern der medizinischen Fakultät und den studentischen Tutoren der LernKlinik wurden für jeden Kurs verschiedene Unterrichtsmaterialien entwickelt, die hier in diesem Buch vorgestellt werden. Der Strukturaufriss eines jeden Kurses zeigt die detaillierte zeitliche Abfolge eines in der Regel 90 Minuten dauernden Kurses. Bewusst haben wir uns dazu entschieden, die Strukturaufrisse jeweils komplett aufzuführen, auch wenn sich etwaige Redundanzen ergeben, denn das vorgelegte Buch soll ein Nachschlagewerk nicht nur für Medizinstudierende zur Vorbereitung sein, sondern auch für Lehrende der Fachbereiche, um ihnen einen konkreten Leitfaden an die Hand zu geben, wie sie ihre Kurse in ihrem jeweiligen Skillslab gestalten können. Zusammen mit der Kursbeschreibung, den Lernzielen des Kurses, einer „Take-Home-Message" und der Vorstellung der jeweils eingesetzten Simulatoren mit deren Vor- und Nachteilen ergibt sich ein rundes Bild der breiten Palette an Möglichkeiten des praktischen Einsatzes von Simulation im Medizinstudium.

Das vorgelegte Buch erhebt keinerlei Anspruch auf Vollständigkeit; es gibt inzwischen eine enorme Fülle an Simulatoren, so dass hier nur eine Auswahl vorgestellt werden kann; diese allerdings nutzen wir intensiv und haben entsprechend unsere Erfahrungen gesammelt, die wir mit dem vorgelegten Werk teilen möchten. Alle Fachbereiche werden Kompetenzen wiederfinden, die sie sinnvoll in ihrer Lehre einbringen können.

Die einzelnen Kapitel wurden durchweg von studentischen Tutoren der LernKlinik Leipzig verfasst und zusammengestellt; die zugrunde liegenden Materialien wurden unter fachlicher Supervision unserer Lehrbeauftragten und Hochschullehrer zusammengestellt und wären ohne den kontinuierlichen Einsatz der Tutorengenerationen der letzten 5 Jahre nicht zustande gekommen.

Stetige Unterstützung und Motivation erfährt die LernKlinik durch unseren Studiendekan, Prof. Dr. Jürgen Meixensberger, und unseren Dekan, Prof. Dr. Michael Stumvoll. Ihnen allen dankt das Team der LernKlinik an dieser Stelle, und ich freue mich auf eine weiterhin fruchtbare und engagierte Zusammenarbeit!

Ein besonderer Dank gilt unseren Lehrbeauftragten aller Fachbereiche des Universitätsklinikums, die trotz ihres hohen Arbeitspensums in der Klinik uns bei der Entwicklung der LernKlinik Kurse stets fachlich kompetent unterstützt haben. Ebenso danken wir den studentischen Tutoren Joachim Berger, der sich um das Fotomaterial gekümmert hat; Eric Göpel, der sich verdient gemacht hat um den Entwurf zahlreicher Abbildungen in diesem Buch, und Magnus Krieghoff, der nicht nur zwei Kapitel zu diesem Buch beigetragen hat: ohne seine professionelle Hilfe wären die aufwendige Organisation und das Zusammenstellen der Kapitel kaum möglich gewesen.

Nicht zuletzt und sehr herzlich bedanken wir uns bei Frau Laura Vieweg und Frau Karola Seitz vom Verlag de Gruyter, die uns intensiv begleitet und mit Rat und Tat bei der Verwirklichung des Projektes geholfen haben.

Leipzig, im April 2016

im Namen des Teams der LernKlinik Leipzig
PD Dr. med. habil. Daisy Rotzoll, MME (unibe)
Ärztliche Leiterin der LernKlinik Leipzig

# Inhaltsverzeichnis

Peter Appelt

# 1 Vorneweg ... die Hygiene!

## 1.1 Händedesinfektion

### Simulatoren

Derma LiteCheck Box, Fa. Paul Hartmann AG, Heidenheim, Deutschland
Visirub® conc., Fa. Bode Chemie, Hamburg, Deutschland
Sterillium®, Fa. Bode Chemie, Hamburg, Deutschland

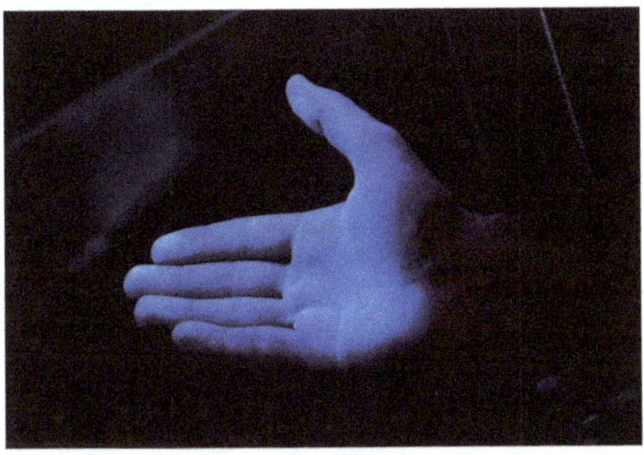

Abb. 1.1: Händedesinfektion

**Studierende als Probanden**

Die korrekte Durchführung der Händedesinfektion ist eine Kompetenz, die jeder Medizinstudierende beherrschen muss. Im Kurs „Händedesinfektion" wird auf den Einsatz von Simulatoren komplett verzichtet. Alle Teilnehmer üben an sich selbst.

Um den Studierenden ein objektives Feedback über den Erfolg ihrer Händedesinfektion geben zu können, wird im Kurs auf die Fluoreszenzmethode zurück gegriffen. Dabei werden Benetzungslücken durch die Verwendung einer fluoreszierenden Übungslösung unter UV-Licht visualisiert. Als UV-Lampe wird die Derma Lite Check Box verwendet. Es handelt sich um eine UV-Schwarzlicht-Lampe, die zusammengeklappt das Gewicht und die Größe eines Büroordners hat.

| Vorteile | Nachteile |
|---|---|
| **Derma Lite Check Box** | |
| – geringe Abmaße, geringes Gewicht, stabil gebaut<br>– einfach zu bedienen<br>– gut zu transportieren | – hohe Anschaffungskosten |
| **Visirub® conc. (Konzentrat)** | |
| – einfache Anwendung<br>– in Kombination mit gängigen Händedesinfektionsmitteln einsetzbar<br>– Umetikettierung der Ausgangslösung möglich | – mit knapp 8 Euro/10 ml relativ teuer |

## Anmerkungen

Zur Herstellung der fluoreszierenden Übungslösung wird eine ungeöffnete 500 ml Flasche Sterillium® mit dem Fluoreszenzkonzentrat Visirub® conc. versetzt. Anschließend wird die Flasche kurz geschüttelt um den Fluoreszenzfarbstoff gut zu verteilen. Cave: Die so entstandene Übungslösung darf nicht mehr als Händedesinfektionslösung eingesetzt werden. Um Verwechslungen auszuschließen wird die Flasche daher mit einem beiliegenden, selbstklebenden Visirub-Etikett neu beklebt.

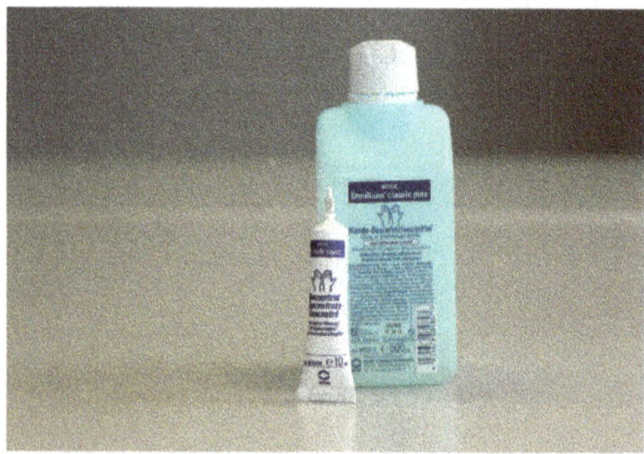

Abb. 1.2: Sterillium® mit dem Fluoreszenzkonzentrat Visirub® conc.

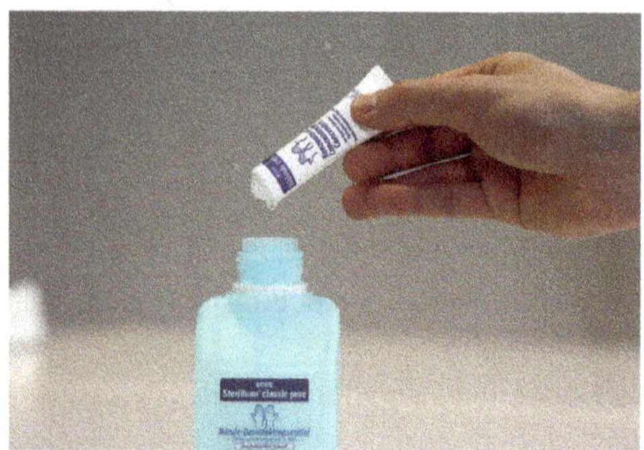

Abb. 1.3: Mischung des Fluoreszenzkonzentrats mit Sterillium®

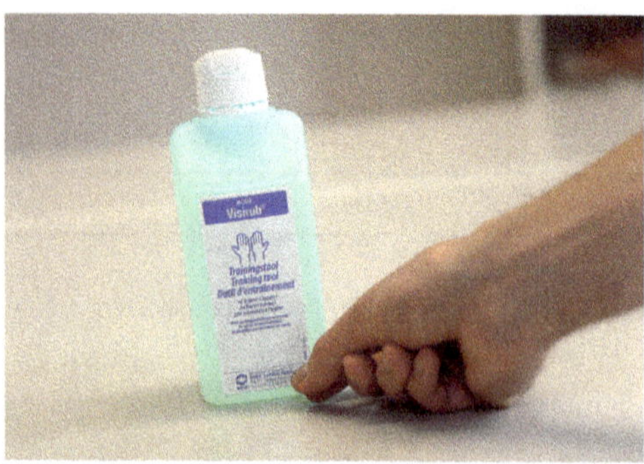

Abb. 1.4: Umetikettierung der Übungslösung

## Indikation

Von der WHO wurden „5 Indikationen der Händedesinfektion“ beschrieben. Diese beziehen sich auf die hygienische Händedesinfektion:
- vor Patientenkontakt
- vor einer aseptischen Tätigkeit
- nach Kontakt mit potentiell infektiösem Material
- nach Patientenkontakt
- nach Kontakt mit der unmittelbaren Patientenumgebung

## Vorbereitung

- vorheriges Waschen mit Seife und Wasser nur bei sichtbarer Verschmutzung indiziert
- Fingernägel kurz und unlackiert
- keine Ringe und Uhren tragen

## Materialien

- Handdesinfektionsmittel-Spender
- Derma Lite Check Box
- Checkliste Benetzungsprofil

Verbrauchsmaterial:
- Handdesinfektionsmittel (Sterillium®)
- Fluoreszenzkonzentrat (Visirub® conc.)

## Durchführung nach DIN 1500

**1. Schritt**

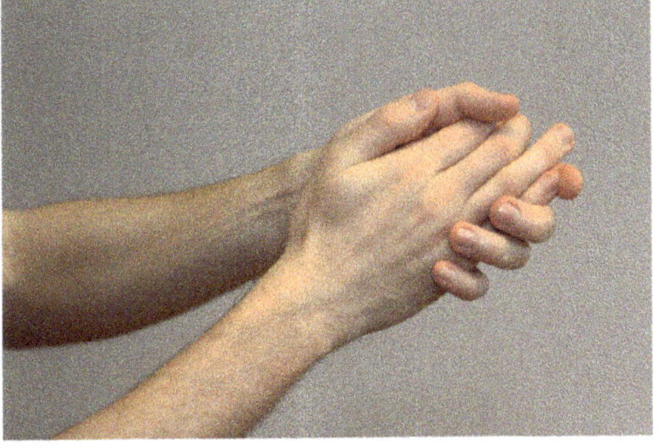

Handfläche auf Handfläche

Abb. 1.5: 1. Schritt nach DIN 1500

**2. Schritt**

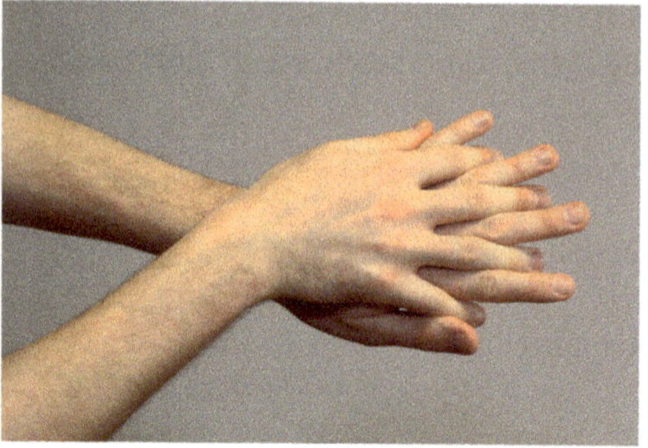

rechte Handfläche über linken Handrücken
und umgekehrt

Abb. 1.6: 2. Schritt nach DIN 1500

**3. Schritt**

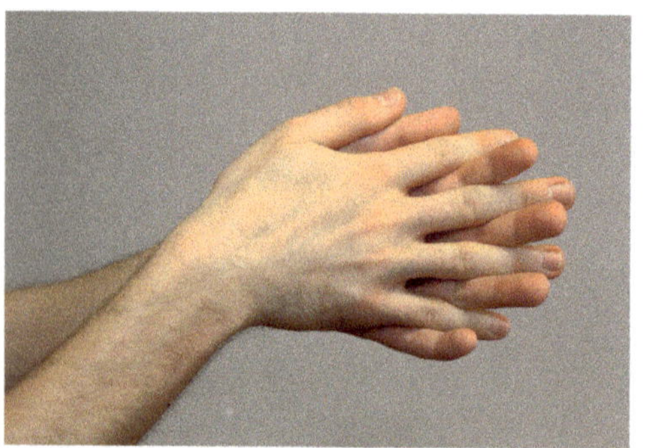

Handfläche auf Handfläche
mit verschränkt gespreizten Fingern

Abb. 1.7: 3. Schritt nach DIN 1500

**4. Schritt**

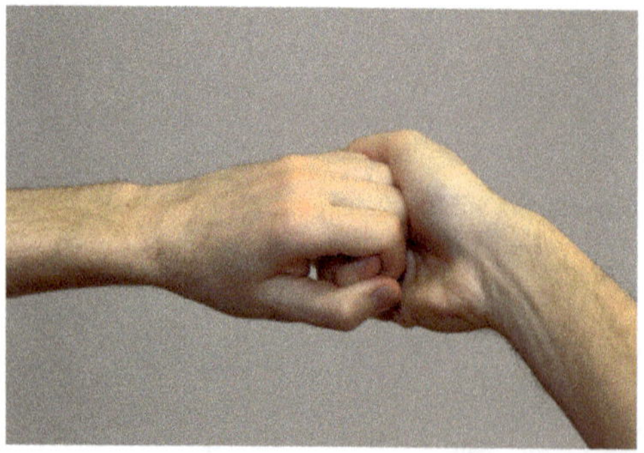

Außenseite der Finger
auf der gegenüberliegenden Handfläche

Abb. 1.8: 4. Schritt nach DIN 1500

**5. Schritt**

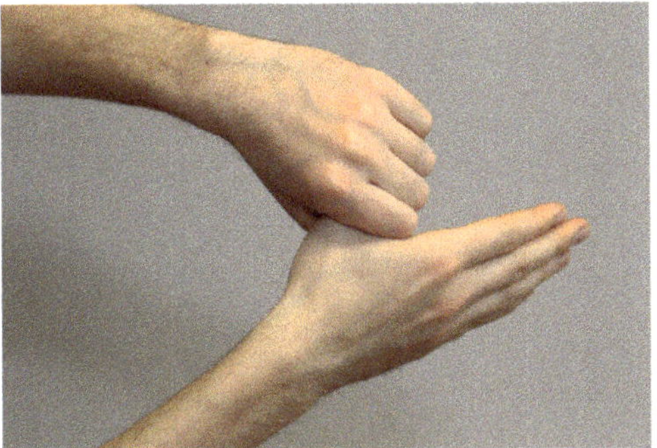

kreisendes Reiben des linken Daumens in der geschlossenen Handfläche und umgekehrt

Abb. 1.9: 5. Schritt nach DIN 1500

**6. Schritt**

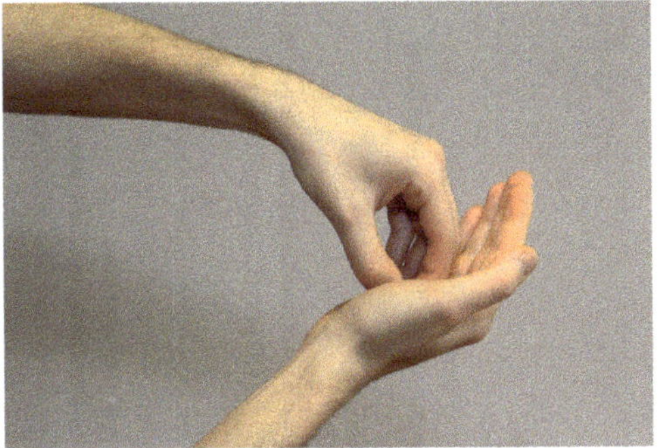

kreisendes Reiben mit geschlossenen Fingerkuppen der rechten Hand in der linken Handfläche und umgekehrt

Abb. 1.10: 6. Schritt nach DIN 1500

## Lernziele

Nach Besuch des Kurses „Händedesinfektion" sind die Studierenden in der Lage:

- Indikationen für eine hygienische Händedesinfektion zu nennen und diese zu erkennen.
- die hygienische Händedesinfektion korrekt durchzuführen und die einzelnen Schritte zu kommentieren.

## Take-Home-Message

Die hygienische Händedesinfektion ist einer der Grundpfeiler der Krankenhaushygiene und trägt entscheidend dazu bei, die Übertragung von Krankheitserregern zu vermeiden. Dies dient dem Schutz von Patienten und Personal. Es liegt in der Verantwortung jedes Einzelnen, sich regelmäßig und gründlich die Hände zu desinfizieren.

## Kursablauf

| Nr. | Zeit | Ziel | Inhalt | Methode | Material / Bemerkungen | Wer |
|---|---|---|---|---|---|---|
| 0 | | Vorbereitung Übungslösung | 10 ml Visirub® conc. wird der frisch geöffneten Sterillium-Flasche hinzugefügt.<br>**Cave:**<br>Die so hergestellte Übungslösung ist neu zu etikettieren und damit als solche zu kennzeichnen.<br>Die so hergestellte Lösung ist bei Aufbewahrung im Dunkeln 3 Monate haltbar. | | Sterillium®<br>Visirub® conc. | Tutor |
| | | **Die Teilnehmer (TN) ...** | | | | |
| 1 | 5 min | ... werden zum Kurs begrüßt, kennen den Tutor und sich untereinander.<br>... kennen den Kursablauf. | **Begrüßung und Vorstellung**<br>**Kursablauf**<br>– 5 Indikationen der Händedesinfektion (HD)<br>– Technik der HD<br>– Übung: HD<br>– Übung: Erkennen von Indikationen der HD | | Lernziele | Tutor, TN |
| 2 | 15 min | ... erschließen sich die 5 Indikationen der HD und begründen diese. | **5 Indikationen der HD**<br>– vor Patientenkontakt<br>– nach Patientenkontakt<br>– vor aseptischen Tätigkeiten<br>– nach Kontakt mit potentiell infektiösen Material<br>– nach Kontakt mit der unmittelbaren Patientenumgebung | Interaktives Gespräch | Poster „Aktion saubere Hände“ | TN |
| 3 | 15 min | ... sind über die Technik der HD nach DIN 1500 informiert und sind sich deren Schwachstellen bewusst. | **Vorgehen bei der hygienischen HD – DIN 1500**<br>– Handfläche auf Handfläche<br>– rechte Handfläche über linkem Handrücken und umgekehrt<br>– Handfläche auf Handfläche mit verschränkt gespreizten Fingern<br>– Außenseite der Finger auf gegenüberliegende Handfläche<br>– kreisendes Reiben des linken Daumens in der geschlossenen rechten Handfläche und umgekehrt<br>– kreisendes Reiben hin und her mit geschlossenen Fingerkuppen rechte Hand in linker Handfläche und umgekehrt | Demonstration<br>Vortrag | Sterillium® | Tutor |

| Nr. | Zeit | Ziel | Inhalt | Methode | Material / Bemerkungen | Wer |
|---|---|---|---|---|---|---|
| | | | **Cave:**<br>Standardisierung nach DIN 1500 führt nicht zu optimalen Ergebnissen → jeder muss seine Schwachstellen kennen und diese bei der HD besonders beachten. | | | |
| 4 | 35 min | ... üben die Händedesinfektion jeweils mehrfach, bis alle fluoreszierenden Stellen beseitigt sind. | **Übung: Händedesinfektion**<br>Übungslösung verwenden<br>Eine Variante: DIN 1500<br>Hinweis: Daumen, Fingerkuppen und Nagelfalz nicht vergessen. | Praktische Übung | Übungslösung | TN |
| | | ... erhalten ein Feedback über den Erfolg ihrer Maßnahme. | **Auswertung**<br>– Hände unter UV-Licht halten<br>– Auswertung mittels Checkliste<br>– Gegebenenfalls Wiederholung der Maßnahme! | | Checkliste „Benetzungsprofil“<br>Derma LiteCheck Box | |
| 5 | 15 min | ... erkennen Indikationen zur Händedesinfektion in einem Text. | **Übung: Erkennen von Indikationen der Händedesinfektion**<br>– Fallgeschichte wird laut vorgelesen<br>– Gruppe diskutiert zu welchen Zeitpunkten im Fall eine Händedesinfektion notwendig wäre<br>– Auflösung durch Tutor | Interaktives Gespräch | Fallgeschichte | Tutor, TN |
| 6 | 5 min | ... werden vom Kurs verabschiedet. | **Kursabschluss**<br>– Wdh. der Lernziele<br>– Blitzlicht<br>– Verabschiedung | | | Tutor |

## ANHANG: Händedesinfektion

### Poster „Aktion saubere Hände“

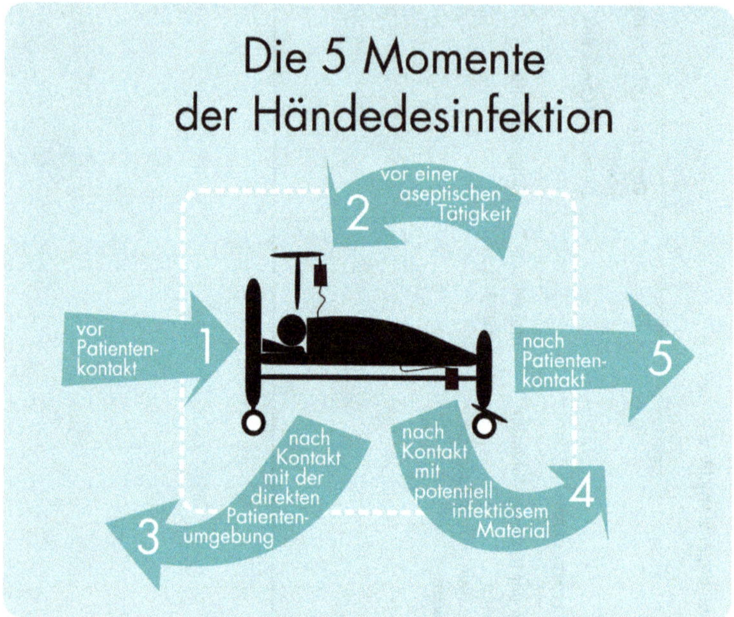


### Checkliste „Benetzungsprofil“

Führen Sie eine hygienische Händedesinfektion (HD) mit der bereitgestellten Übungslösung durch! Betrachten Sie im Anschluss Ihr Ergebnis unter UV-Licht!

Benetzte Hautpartien heben sich weiß ab und zeigen einen hohen Kontrast zu ungenügend oder nicht benetzten Hautarealen. Haben Sie Benetzungslücken entdeckt? Kreuzen Sie die Lokalisation in unten stehender Tabelle an!

Einwirkzeit: Mal Hand auf's Herz! Haben Sie die Desinfektionslösung wirklich mindestens 30 Sekunden einwirken lassen?

[ ] Ja [ ] Nein

| Lokalisation | rechte Hand | linke Hand |
|---|---|---|
| **Handfläche** | | |
| Fingerkuppen | | |
| Fingerzwischenräume | | |
| Daumen | | |
| Handfläche – Mitte | | |
| **Handrücken** | | |

| Lokalisation | rechte Hand | linke Hand |
|---|---|---|
| Fingernägel | | |
| Ringfinger | | |
| Knöchel | | |
| Handgelenk | | |

Gesamtergebnis und Auswertung:

| Lokalisation | Handfläche | Handrücken |
|---|---|---|
| rechte Hand | | |
| linke Hand | | |
| beide Hände gleichermaßen | | |

- Ohne Kreuz: Toll! Ihre Einreibetechnik ist lückenlos und gewährleistet ein Höchstmaß an Sicherheit für Sie und Ihre Patienten.
- 1–3 Kreuze: Ihre Einreibetechnik ist gut, aber noch nicht einwandfrei. Wo waren Ihre Benetzungslücken? Merken Sie sich diese und achten Sie bei der nächsten Händedesinfektion ganz gezielt auf Ihre Schwachstellen.
- 4–6 Kreuze: Sie sollten die Benetzung sorgfältiger durchführen. Behandeln Sie bei erneuter Einübung besonders intensiv die vernachlässigten Handareale.
- 7 Kreuze und mehr: Leider haben Sie noch generelle Mängel bei der Umsetzung der Händedesinfektion. Arbeiten Sie an Ihren Schwachstellen.

## Fallbeispiel „10 Minuten auf der ITS“

**Aufgabe:**
Lesen Sie folgenden Text laut vor. Entscheiden Sie als Gruppe, an welcher Stelle Sie sich ihre Hände desinfizieren würden!

**Situation:**
Sie sind Famulant auf der Intensivstation. Da dort gerade in der Pflege Personalnot herrscht, übernehmen Sie gerne auch pflegerische Aufgaben. Sie werden ins Zimmer von Herrn Meier und Herrn Schulze geschickt.

**Geschehen:**
Sie betreten das Patientenzimmer. Als erstes wenden Sie sich Herrn Meier zu und untersuchen ihn. Neben der Kontrolle der Pupillen führen Sie eine Palpation und Auskultation von Thorax und Abdomen durch. Anschließend gehen sie zum sauberen Arbeitsplatz im Zimmer und ziehen die Medikamente für die Schicht auf. Währenddessen alarmiert der Monitor von Herrn Schulze, da das EKG Artefakte zeigt. Sie gehen also zum Monitor, drücken den Alarm weg und Wackeln etwas an den EKG-Elektroden. Die Artefakte verschwinden darauf hin. Auf dem Weg zurück zum sauberen Arbeitsplatz alarmiert das Beatmungsgerät von Herrn Meier, bei welchem der Beatmungsschlauch diskonnektiert ist. Sie konnektieren konsequenterweise den Beatmungsschlauch erneut, worauf der Alarm verstummt. Jetzt aber auf zum sauberen Arbeitsplatz!

Sie holen die vorbereiteten Spritzen und gehen zu Herrn Meier. Diesem applizieren Sie die Medikamente in den ZVK und entsorgen die Spritze in den Mülleimer. Bei einem abschließenden Blick ins Zimmer stellen Sie fest, dass der Urinbeutel von Herrn Schulze fast bis zum Überlauf gefüllt ist. Also: Schnell raus aus dem Zimmer, eine Urinflasche geholt, wieder rein ins Zimmer, den Urinbeutel geleert und dann gen unreinen Arbeitsraum auf der ITS. Dort dann die Urinflasche in den Reinigungsautomaten gestellt. Fertig – nun ist aber Frühstückspause.

## 1.2 Hygiene am Patientenbett

### Simulator

Strap-on Venipuncture Trainer, Modell M87, Fa. Kyoto Kagaku, Kyoto, Japan 612-8388

Hygiene findet im ärztlichen Alltag immer und überall statt. Dieses Wissen sollen die Teilnehmer des Kurses „Hygiene am Patientenbett" mit nach Hause nehmen. Daher verzichtet der Kurs weitestgehend auf den Einsatz von Simulatoren und setzt auf den Einsatz von Studierenden als Simulationspatienten (SPs). Ziel ist es, bei der Bearbeitung von Szenarien Interaktionen zu ermöglichen und damit praktische Übungen der Hygiene in die ärztliche Tätigkeit zu integrieren.

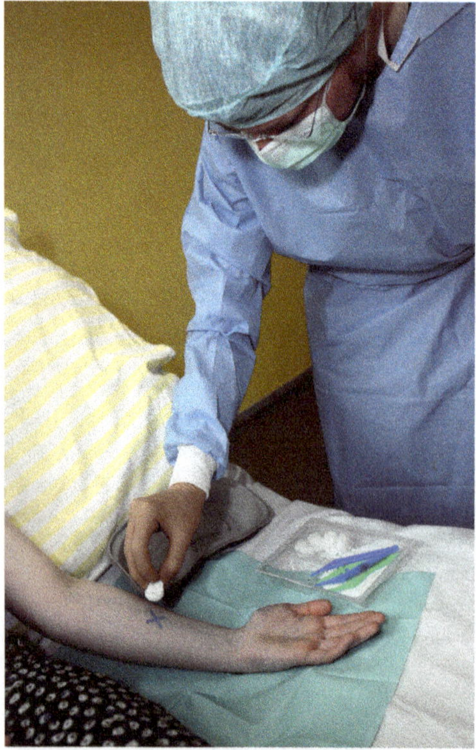

Abb. 1.11: Hygiene am Patientenbett

Ein Element des Kurses stellt die korrekte Vorbereitung sowie das intravenöse Applizieren eines Medikamentes dar. Hierfür wird der „Strap-on Venipuncture Trainer" eingesetzt. Vor dem Kurs wurde der Simulator mittels Venenverweilkanüle punktiert und an einen Behälter zum Auffangen von Flüssigkeiten angeschlossen.

| Vorteile | Nachteile |
|---|---|
| – gute Möglichkeit, i. v.-Applikation von Medikamenten zu simulieren<br>– einmal vorbereitet, können viele Kurstermine damit bestritten werden<br>– klein und geeignet als „Strap-on" für SPs | – mangelhafte Pflasterhaftung |

## Anmerkungen

Die Durchführung des Kurses „Hygiene am Patientenbett" erfordert technischen und logistischen Aufwand. Es müssen zwei separate Räume zur Verfügung stehen; ein Raum zur Durchführung der Fallbeispiele sowie ein Raum zur Beobachtung und Auswertung. Zwischen den Räumen sollte ein Einwegspiegel eingerichtet sein. Die Ausstattung des Szenario-Raumes mit Audiotechnik ist sinnvoll. Über ein Kleinmischpult und direkte Audioübertragung kann im Beobachtungsraum die Kommunikation der Übenden mitverfolgt werden.

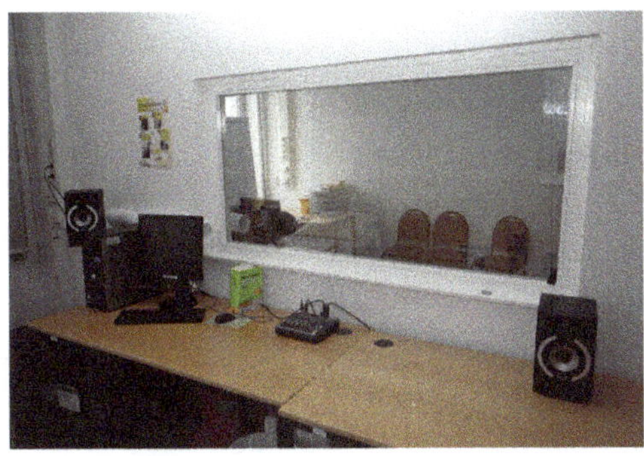

Abb. 1.12: Zwei separate Räume zur Durchführung und Beobachtung

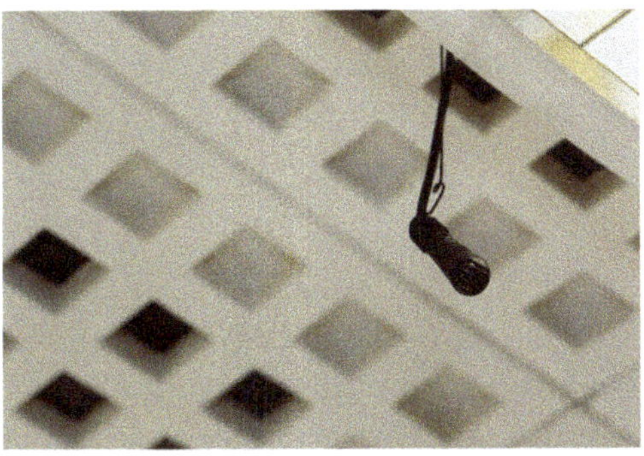

Abb. 1.13: Audiotechnik Ausstattung I

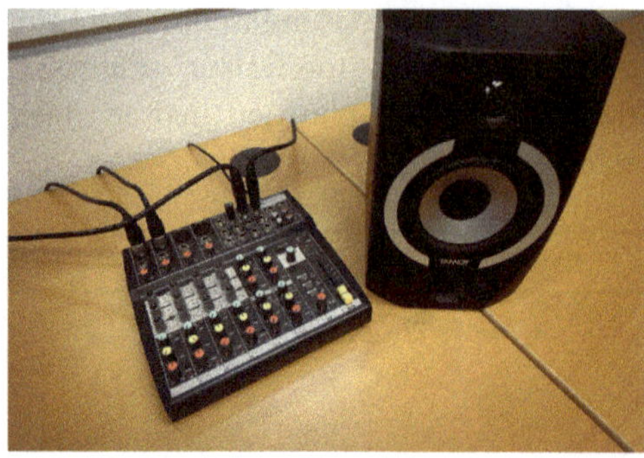

Abb. 1.14: Audiotechnik-Ausstattung II

Alternativ kann auch eine Kombination aus Videokamera und Beamer verwendet werden.

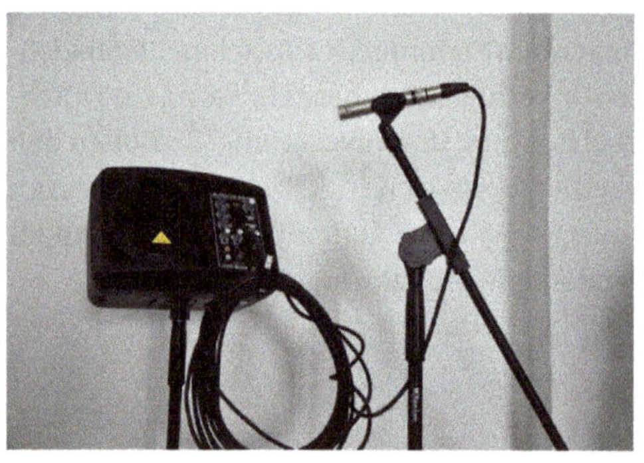

Abb. 1.15: Audiotechnik-Ausstattung III

Im Kurs wird mit den Studierenden die Wunddesinfektion mit der Touch- sowie der Non-Touch-Methode geübt.

Bei der Non-Touch-Technik trägt der Verbandswechselnde zum Eigenschutz Einmalhandschuhe. Das keimarme Arbeiten an der Wunde wird durch die Verwendung einer sterilen Pinzette gewährleistet. Diese Technik eignet sich v. a. für kleinere Wunden.

Die Touch-Technik gewährleistet sauberes Arbeiten an der Wunde durch die Verwendung von sterilen Handschuhen. Hier berührt – wie es der Name schon suggeriert – der Verbandwechselnde die Wunde direkt. Die Technik sollte v. a. bei größeren Wunden eingesetzt werden.

Im unten beschriebenen Kurs wird die Touch-Technik als Aufhänger zur Übung des komplett sterilen Einkleiden genutzt. Dies ist allerdings nicht immer von Nöten!

## Indikation

Die Einhaltung hygienischer Standards bei der Arbeit am Patienten ist immer indiziert!

Explizite Indikationen zur hygienischen Händedesinfektion wurden von der „Aktion Saubere Hände“ aufgestellt.

Auch wenn Verbandswechsel in den Tätigkeitsbereich Pflege fallen, sollten Studierende der Medizin Grundkenntnisse in Vorgehen und Technik erlangen. Indiziert ist ein Verbandwechsel z. B. nach (ärztlicher) Wundinspektion oder zur Aufrechterhaltung der Wundhygiene.

### Vorbereitung

- zwei getrennte Räume: Übungs- und Beobachtungsraum
- Einwegspiegel zwischen beiden Räumen
- Audiotechnik und Möglichkeit der verstärkten Audiowiedergabe
- Flipchart mit vorbereiteten Maßnahmen-Kärtchen
- Zweifach-Satz: Fall- und Aufgabenbeschreibung
- Verbandswagen mit benötigten Materialien (s. u.)
- Händedesinfektion und Mülleimer im Raum

### Materialien

- Blutdruckmanschette
- Stethoskop
- Diagnostikleuchte

Verbrauchsmaterial:
- Hand-, Haut-, Flächendesinfektionsmittel
- Einmalhandschuhe, Größe S, M und L
- sterile Handschuhe, Größe 6, 7 und 8
- steriler Kittel, Mundschutz, OP-Haube
- NaCl 0.9 % oder Aqua dest. Ampullen, 10 ml
- Spritzen, 10 ml
- Kanülen zum Aufziehen, z. B. 21G / grün
- Combi Stopper / „Rotkäppchen“
- sterile Tupfer
- Chirurgischer Wundverband, 10 × 8 cm
- Kompressen, 10 × 10 cm
- Wundversorgungset, z. B. N° 24 der Fa. Paul Hartmann AG, Heidenheim, Deutschland
- Holzmundspatel

## Durchführung

**Kursvorbereitung**

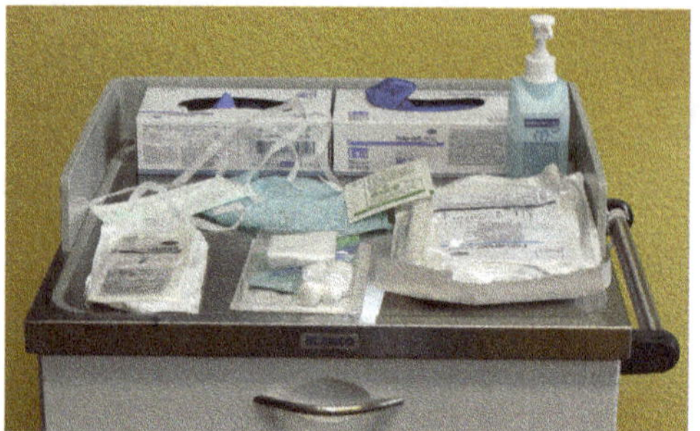

Abb. 1.16: Kursvorbereitung

Einrichtung Kursraum
Vorbereitung Verbandswagen
Vorbereitung Patienten-Tabletts

**Fallbeispiel „Patient Müller"**

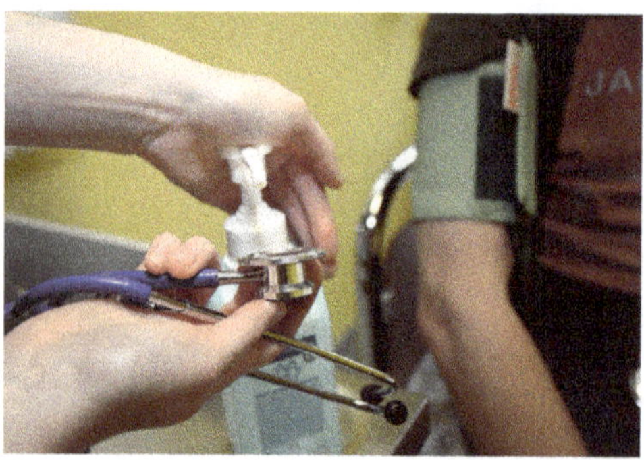

Abb. 1.17: Fallbeispiel „Patient Müller" I

1 Studierender als Patient Müller
1 Studierender als Famulant
Restliche Gruppe beobachtet

Aufgaben:
- Blutdruckmessung
- Racheninspektion
- Lymphknotenpalpation
- Verbandswechsel nach der Nontouch-Methode

Feedback durch Gruppe und Tutor

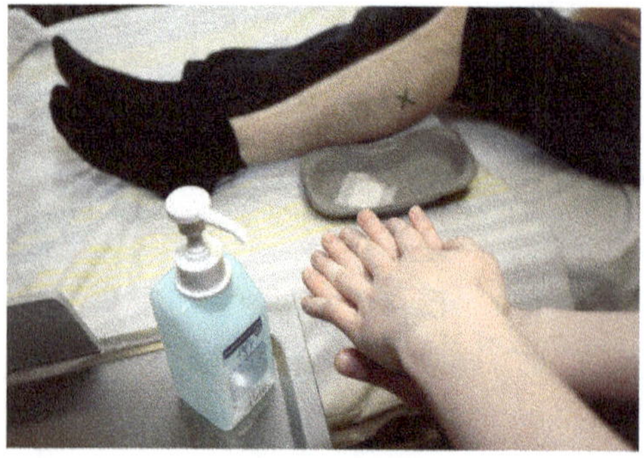

Abb. 1.18: Fallbeispiel „Patient Müller" II

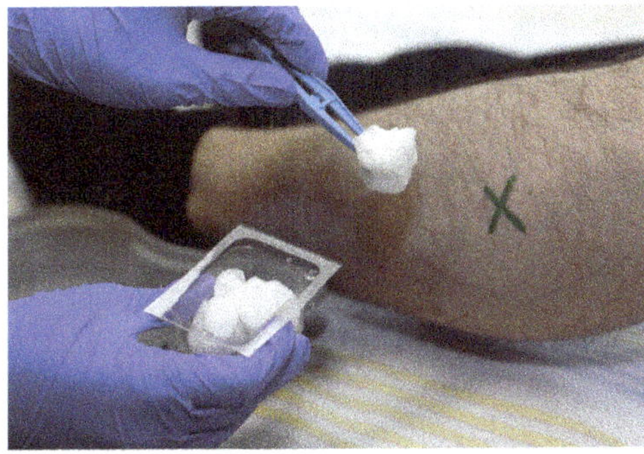

Abb. 1.19: Fallbeispiel „Patient Müller" III

**Fallbeispiel „Patient Bauer"**

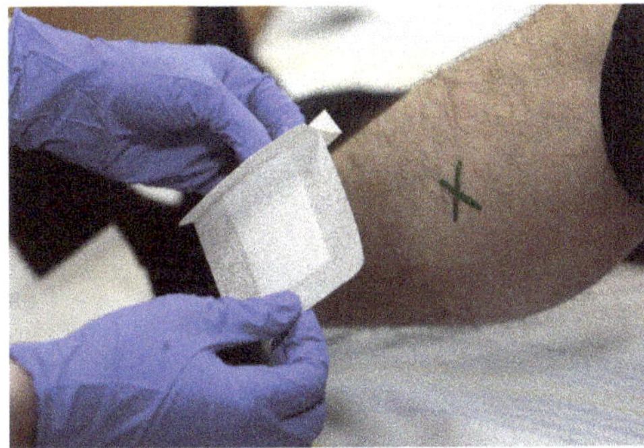

1 Studierender als Patient Bauer
1 Studierender als Famulant
Restliche Gruppe beobachtet

Aufgaben:
- Schmerzmittel in liegende Flexüle applizieren
- steril ankleiden
- Verbandswechsel nach der Touch-Methode

Feedback durch Gruppe und Tutor

Abb. 1.20: Fallbeispiel „Patient Bauer" I

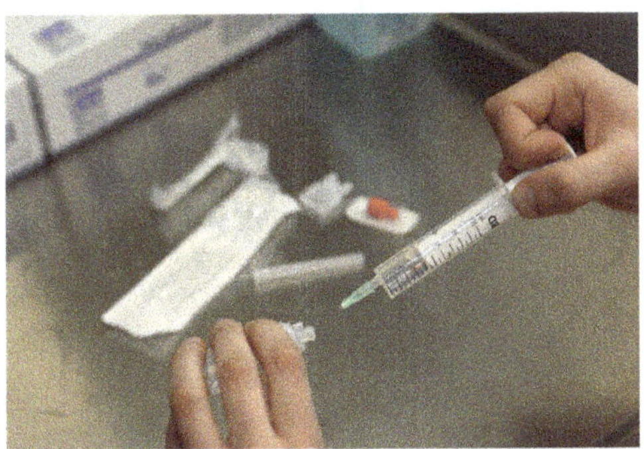

Abb. 1.21: Fallbeispiel „Patient Bauer" I

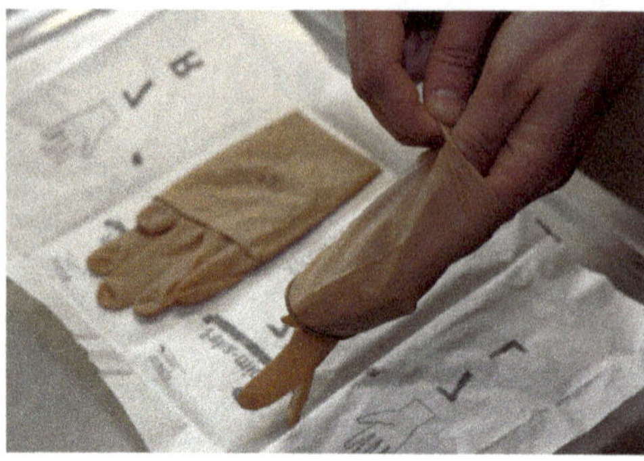

Abb. 1.22: Fallbeispiel „Patient Bauer“ I

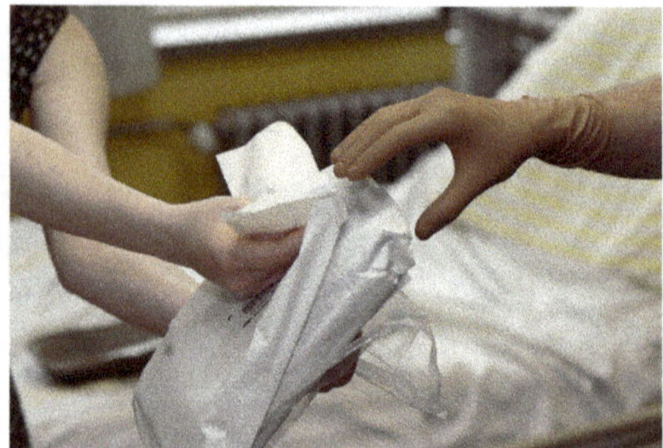

Abb. 1.23: Fallbeispiel „Patient Bauer“ I

## Lernziele

Nach Besuch des Kurses „Hygiene am Patientenbett“ sind die Studierenden in der Lage:

- Indikationen für eine hygienische Händedesinfektion zu nennen und diese korrekt durchzuführen.
- ein intravenös zu applizierendes Medikament aufzuziehen und über einen liegenden i. v.-Zugang zu applizieren.
- einen Verbandswechsel mit Wunddesinfektion nach Touch- und Nontouch-Methode durchzuführen.
- sich steril anzukleiden.
- ihre ärztliche Tätigkeit am Patienten, v. a. Maßnahmen der Hygiene und des Eigenschutzes, zu reflektieren und zu bewerten.

## Take-Home-Message

Im Klinikalltag werden oft die Hygienerichtlinien, vor allem bei knapper personeller Besetzung, als Hindernis in den Arbeitsabläufen angesehen. Dabei gilt es zu bedenken, dass die Einhaltung der Krankenhaushygiene zwischen Heilungserfolg und Therapiekomplikation des Patienten entscheiden kann. Gut durchgeführte Hygienemaßnahmen entlasten nicht nur das Gesundheitssystem, sondern verbessern auch das Wohlbefinden des Patienten und beeinflussen dessen Heilungsverlauf positiv.

## Kursablauf

| Nr. | Zeit | Ziel | Inhalt | Methode | Material / Bemerkungen | Wer |
|---|---|---|---|---|---|---|
| 0 | | Vorbereitung Kursraum, Verbandswagen und Patiententabletts | **Einrichtung Kursraum**<br>Audiotechnik ok?, 1 × Patientenbett, 1 × Verbandswagen, Nachfüllmaterial kontrollieren<br>**Tablett Patient Müller**<br>Blutdruckmanschette, Stethoskop, Diagnostiklampe, Spatel, Pflaster, sterile Tupfer, Desinfektionsmittel, sterile Pinzette<br>**Tablett Patient Bauer**<br>1 Simulator [i. v. Zugang mit Flexüle+Rotkäppchen], Spritze, Kanüle, NaCl 0.9 % Lösung, Rotkäppchen, Desinfektionsmittel<br>**Verbandswagen**<br>diverse Desinfektionsmittel, Verbandset, sterile Handschuhe, OP-Haube, Mundschutz, steriler Kittel | | Materialien in Verbandswagen | Tutor |
| | | **Die Teilnehmer (TN) ...** | | | | |
| 1 | 15 min | ... werden zum Kurs begrüßt.<br>... sind über den Kursablauf informiert.<br>... erarbeiten theoretische Grundlagen und Handlungsweisen ausgewählter, im Kurs zu übender Fertigkeiten. | **Kursstruktur**<br>– kurze Einführung:<br>5 Momente der Händedesinfektion, Aufziehen von Medikamenten, i. v. -Applikation, Verbandswechsel nach Touch-/Nontouch-Methode<br>– 2 Übungen: ein Famulant, ein Patient, übrige TN beobachten<br>– Skillstraining der geübten Fertigkeiten | Vorstellung Tutor<br>Interaktives Gespräch<br>Demonstration | Lernziele<br>Plakat „Aktion Saubere Hände“<br>NaCl 0.9 % Lösung<br>Kanüle<br>Spritze<br>Rotkäppchen<br>Kreppband<br>Stifte<br>Namensschilder<br>White Board | Tutor, TN |

| Nr. | Zeit | Ziel | Inhalt | Methode | Material / Bemerkungen | Wer |
|---|---|---|---|---|---|---|
| 2a | 10 min | ... führen einfache, alltägliche Aufgaben aus dem klinischen Alltag im Rollenspiel durch.<br>... beobachten und bewerten ein gezeigtes Verhalten aus hygienischer Sicht. | **Übung: „Patient Müller“**<br>– ein TN = Famulant, ein TN = Patient, übrige TN = Beobachter → White Board führen<br>– Famulant muss Aufgaben erfüllen (Fallvorstellung Patient Müller)<br>– übrige TN: Beobachter | Einweisung durch Tutor<br>„Selbsterfahrung“ im Patientenzimmer<br>Beobachtung<br>TN und Tutor markieren Ablauf, Positiva und Negativa der durchgeführten Maßnahmen | Laminiertes Fallbeispiel Müller 2 ×<br>White Board<br>vorbereitete Kärtchen zum Ablauf | Tutor, „Famulant“, TN |
| 2b | 10 min | ... reflektieren und bewerten das Gesehene.<br>... begründen richtige Handlungsweisen. | **Übung: „Patient Müller“**<br>– Tutor diskutiert mit Gruppe Durchführung der Maßnahmen<br>– Der Fokus liegt dabei auf der Begründung der Maßnahmen<br>– Idealablauf ist Tutor bekannt | Interaktives Gespräch<br>TN sollen Handeln selbst reflektieren und bewerten | White Board mit Aufzeichnungen | Tutor, TN |
| 3a | 10 min | ... führen herausforderndere Aufgaben des klinischen Alltags im Rollenspiel durch.<br>... beobachten und bewerten ein gezeigtes Verhalten aus hygienischer Sicht. | **Übung: „Patient Bauer“**<br>– ein TN = Famulant, ein TN = Patient, übrige TN = Beobachter → White Board führen<br>– „Famulant“ muss Aufgaben erfüllen (Fallvorstellung Patient Müller)<br>– übrige TN: Beobachter<br>– Tutor wird vom Famulanten als Schwester / Pfleger zum sterilen Ankleiden hinzugerufen | Einweisung durch Tutor<br>„Selbsterfahrung“ im Patientenzimmer<br>Beobachtung<br>Unterstützende Demonstration durch Tutor beim sterilen Ankleiden<br>TN und Tutor markieren Ablauf, Positiva und Negativa der der durchgeführten Maßnahmen | Laminierter Fallbeispiel Bauer 2 ×<br>White Board<br>vorbereitete Kärtchen zum Ablauf | Tutor, „Famulant“, TN |

| Nr. | Zeit | Ziel | Inhalt | Methode | Material / Bemerkungen | Wer |
|---|---|---|---|---|---|---|
| 3b | 15 min | ... reflektieren und bewerten das Gesehene.<br>... begründen richtige Handlungsweisen. | **Übung: „Patient Bauer“**<br>– Tutor diskutiert mit Gruppe Durchführung der Maßnahmen<br>– Fokus liegt dabei auf der Begründung der Maßnahmen | Interaktives Gespräch<br><br>TN sollen Handeln selbst reflektieren und bewerten | White Board mit Aufzeichnungen | Tutor, TN |
| 4 | 15 min | ... üben die durchgeführten Fertigkeiten einzeln ohne Rollenspiel. | **Skillstraining**<br>– Medikamente aufziehen und i. v. applizieren<br>– steril ankleiden | üben | Materialien vom Verbandswagen<br>„gebrauchte“ Kittel | Tutor, TN |
| 5 | 15 min | ... offene Fragen klären.<br>... evaluieren den Kurs.<br>... werden vom Kurs verabschiedet. | **Abschlussrunde im Flur**<br>– Fragen<br>– Wdh. der Lernziele<br>– Verabschiedung<br>– Unterschrift<br>– Evaluation | | | Tutor, TN |

## ANHANG: Hygiene am Patientenbett

### White Board Karten „Hygiene“

- Blutdruck-Messung
- Racheninspektion
- Lymphknoten-Palpation
- Verbandswechsel (Non-Touch-Technik)
- Schmerzmittel-Applikation
- steriles Ankleiden
- Verbandswechsel (Touch-Technik)

### Fallbeispiel „Patient Müller, 28 Jahre“

| | |
|---|---|
| Anamnese: | Z. n. Skiunfall mit unklaren Kniebeschwerden links<br>V. a. Innenmeniskusläsion links |
| Arthroskopie: | Innenmeniskusläsion |
| Therapie: | Innenmeniskusnaht |
| Nebendiagnose: | keine Begleiterkrankungen<br>keine Medikamentenanamnese |
| Jetztanamnese: | 1. p. o.-Tag<br>Patient klagt über Schwindel, Unwohlsein und Schluckbeschwerden |

### Fallbeispiel „Patient Bauer, 66 Jahre“

| | |
|---|---|
| Anamnese: | Z. n. Hundebiss rechter Unterschenkel vor 4 Tagen<br>Initial Spülung und Antibiotikaprophylaxe mit Ciprofloxacin |
| Nebendiagnose: | keine Begleiterkrankungen<br>keine Medikamentenanamnese |
| Jetztanamnese: | Wundränder geschwollen, gerötet und überwärmt<br>Starke Schmerzen (Numerische Analogskala: 7)<br>Flexüle liegt bereits |

# 2 Rund um die körperliche Untersuchung …

## 2.1 Herzauskultation

Robert Wolf

### Simulatoren

Cardiology Patient Simulator „Mr. K“, Fa. Kyoto Kagaku, Kyoto, Japan 612-8388
Herzmodell HS4, Fa. Somso, Coburg, Deutschland

„Mr. K“ ist ein Kardiologie-Simulator, der die Auskultation des Herzens auf realitätsnahe Weise ermöglicht. Es stehen hierfür 88 verschiedene Fälle zur Verfügung: 12 Simulationen unauffälliger Herzauskultationsbefunde, 14 Herzgeräusch-Simulationen, 10 Arrhythmie-Simulationen und 52 EKG-Simulationen von Arrhythmien.

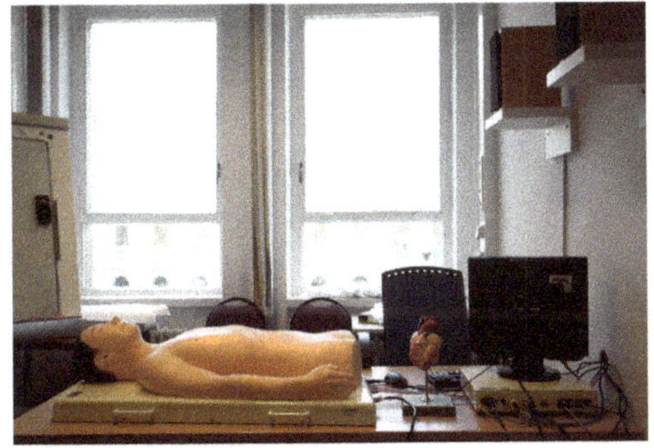

Abb. 2.1: Cardiology Patient Simulator „Mr. K“

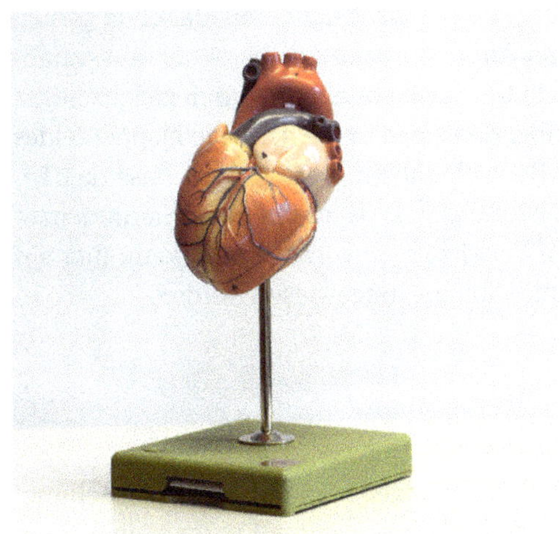

Abb. 2.2: Herzmodell HS4

| Vorteile | Nachteile |
|---|---|
| – Auskultation mit einem handelsüblichen Stethoskop möglich<br>– Palpatorische Untersuchung der Jugularvenen möglich<br>– Palpation zentraler und peripherer Pulse (Aa. carotides communes, Aa. brachiales, Aa. radiales, Aa. femorales)<br>– Auskultation von Herztönen und Herzgeräuschen in allen relevanten Auskultationsfeldern: Erb'sches Feld, Aorten-, Pulomonal-, Mitral- und Trikuspidalfeld<br>– Rippenschablone zum Rekapitulieren der Auskultationsfelder<br>– Fortleitungen auskultierbar über Axilla und Karotiden bds.<br>– Befunde können über Lautsprecher vorgespielt werden, so lässt sich z. B. die Entstehung des 1. und 2. Herztones (HT) gut erarbeiten<br>– Phonogramm jedes Auskultationsfeldes mit 1. HT und 2. HT (3./4. HT), sowie möglicher Herzgeräusche im zeitlichen Zusammenhang mit EKG und Jugularvenendruckkurve<br>– Lautstärkeregelung der Auskultationsbefunde<br>– Zusatzfunktionen: sichtbarer und palpabler Herzspitzenstoß, Atemexkursionen | – Material des Simulators überträgt Schallwellen besser als menschliches Gewebe → Fehlinterpretationen möglich (z. B. abgeschwächte normale Herzaktion wird als Fortleitung fehlgedeutet) und damit unrealistische Lautstärke der Fallsimulationen<br>– Erb'sches Feld und Fortleitungen können nicht über Lautsprecher wiedergegeben werden<br>– laute Kompressornebengeräusche, können beim Auskultieren stören (beim neuen Modell des Simulators deutlich weniger Kompressorgeräusche) |

## Anmerkungen

In der LernKlinik Leipzig steht der Kompressor des „Mr. K“ in einem separaten Raum; längere Kabel wären in diesem Fall von Vorteil. Beim neuen „Mr. K“ Modell ist der Simulator auf einem fahrbaren Untergestell fixiert, sodass der Transport des Simulators wesentlich erleichtert ist. Auch der Kompressor ist deutlich leiser in den Nebengeräuschen. Beim Tasten der Pulse genügt das bloße Auflegen der Hand, um sie nicht abzudrücken. Es empfiehlt sich, mit den Teilnehmern zunächst das Pulstasten zu üben und die Herzaktion parallel laut vorzuspielen. Wir raten den Teilnehmern „Felder“ statt „Punkte“ zu auskultieren, da schon geringfügiges Verschieben des Stethoskops und höherer Anpressdruck zu verbesserten Auskultationsergebnissen führen können. Das Erb'sche Feld lässt sich annähernd durch gleichzeitiges lautes Vorspielen eines Taschenklappenfeldes über den einen und eines Segelklappenfeldes über den anderen Lautsprecher darstellen. In Deutschland wird oft gelehrt, dass das Trikuspidalfeld parasternal rechts zu auskultieren ist. An „Mr. K“ ist es über dem Sternum bzw. parasternal links am besten zu detektieren. Um Verwirrungen vorzubeugen, kann hier auf die fächerförmige Schallausbreitung der Trikuspidalklappe hingewiesen werden.

## Indikation

Die Auskultation des Herzens ist Bestandteil jeder vollständigen körperlichen Untersuchung. Sie dient der Beurteilung der Herzaktion, der Herztöne sowie eventuell vorhandener Herzgeräusche und ist damit wegweisend für die weitere Diagnostik von z.B. Arrhythmien und Herzvitien.

### Vorbereitung

Nach hygienischer Händedesinfektion und Begrüßung ist der Patient zunächst aufzuklären und seine Zustimmung einzuholen. Das Untersuchungszimmer sollte warm und Fenster und Türen geschlossen sein, um die Privatsphäre des Patienten zu wahren und zusätzliche Geräuschquellen zu eliminieren. Die Untersuchung erfolgt am liegenden Patienten mit vollständig entkleidetem Oberkörper (keine Kompromisse!) in 30° Hochlagerung. Vor der Herzauskultation erfolgt die Inspektion, Palpation und Perkussion des Thorax.

Bei der Auskultation selbst ist darauf zu achten, dass die Ohroliven des Stethoskops nach vorn zeigen. Es kann sowohl mit Membran als auch mit Glocke auskultiert werden. Während die Membran tiefe Frequenzen herausfiltert, eignet sich die Glocke insbesondere für den tieffrequenten 3./4. HT und für Fortleitungen.

### Materialien

- Cardiology Patient Simulator „Mr. K“
- Herzmodell
- Rippenschablone „rib sheet“
- Desinfektionsmittel
- Stethoskop

### Durchführung

**1. Puls tasten**

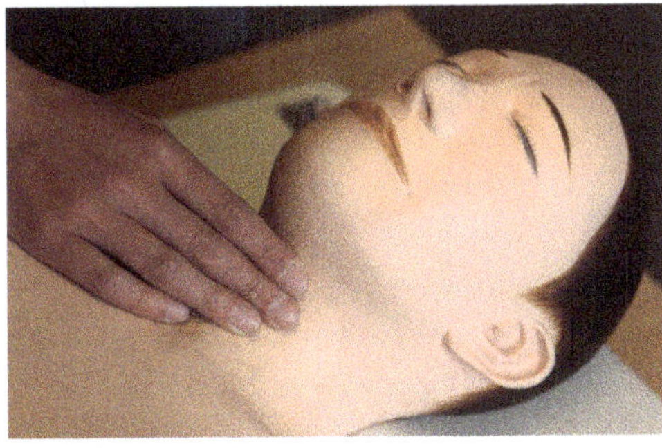

Abb. 2.3: Zentrales Pulstasten über der A. carotis communis

Die Auskultation des Herzens beginnt immer mit dem Aufsuchen des Pulses und wird während der gesamten Untersuchung beibehalten. Dies ist notwendig, um zwischen möglichen systolischen und diastolischen Herzgeräuschen zu unterscheiden. Der Puls kann zentral (A. carotis communis) vor dem 2. HT (Abb. 2.3) oder peripher (A. radialis) synchron mit dem 2. HT (Abb. 2.4) palpiert werden. Durch gleichzeitiges Tasten des Karotispulses mit der einen und des Radialispulses mit der anderen Hand wird zudem die Laufzeitdifferenz der Pulswelle deutlich.

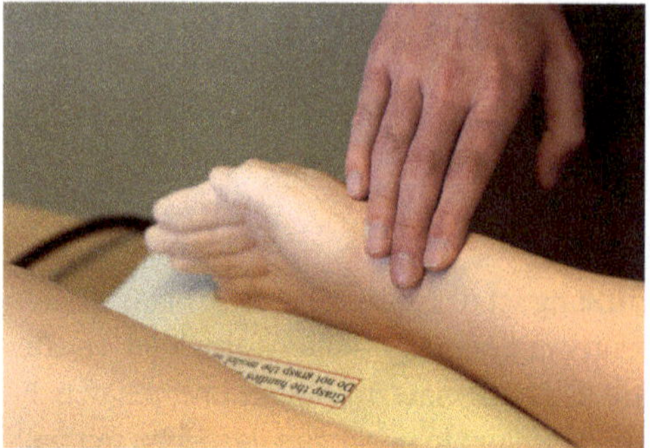

Abb. 2.4: Peripheres Pulstasten über der A. radialis

**2. Erb'sches Feld**

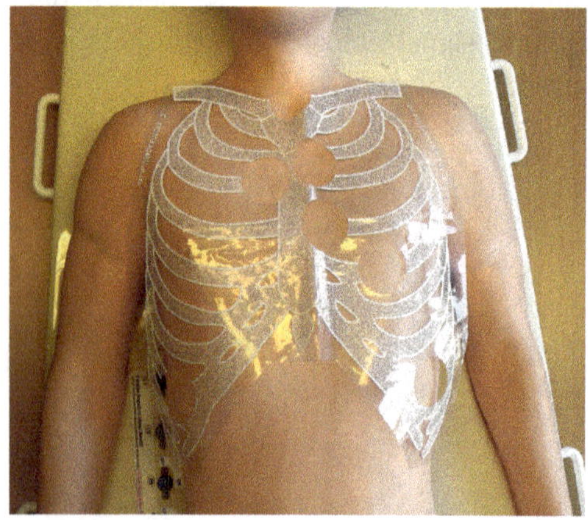

Abb. 2.5: „Mr. K." mit Rippenschablone

Zum Rekapitulieren der einzelnen Auskultationsfelder leistet die Rippenschablone gute Dienste (Abb. 2.5). Es empfiehlt sich nach einem festen Schema zu auskultieren, damit kein Auskultationsfeld vergessen wird. Die Reihenfolge ist dabei jedem Untersucher selbst überlassen. In unserem Beispiel beginnen wir mit dem Erb'schen Feld im 3. Interkostalraum (ICR) parasternal links (Abb. 2.6). Hier sind beide Herztöne gleich gut zu hören.
Der 1. HT entsteht durch den Segelklappenschluss, die Taschenklappenöffnung und die Ventrikelkontraktion während der Anspannungsphase.
Der 2. HT kommt durch den Schluss der Taschenklappen zustande. Außerdem sollte nach dem 3. und 4. HT „aktiv" gefahndet werden, da diese beim Erwachsenen pathologisch sind und Hinweise für ein erhöhtes Einstromvolumen in den Ventrikel oder eine Ventrikeldilatation sein können.

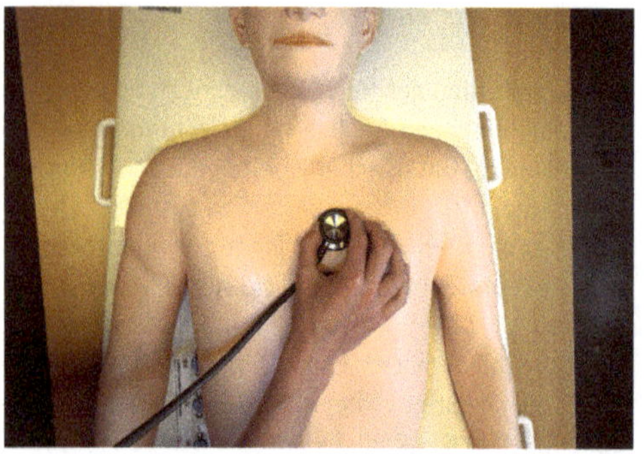

Abb. 2.6: Das Erb'sche Feld

**3. Aortenfeld**

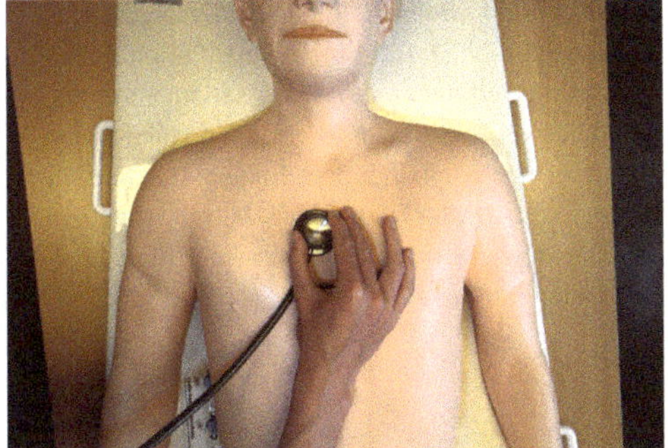

Abb. 2.7: Das Aortenfeld

Als nächstes wird das Aortenfeld (2. ICR parasternal rechts) auskultiert (Abb. 2.7). Wie auch über dem Pulmonalfeld ist hier der 2. HT lauter als der 1. HT. Bei einer Mitralklappenstenose kann durch die höhere Druckdifferenz zwischen linkem Atrium und linkem Ventrikel der 1. HT paukend und lauter als der 2. HT sein.

**4. Pulmonalfeld**

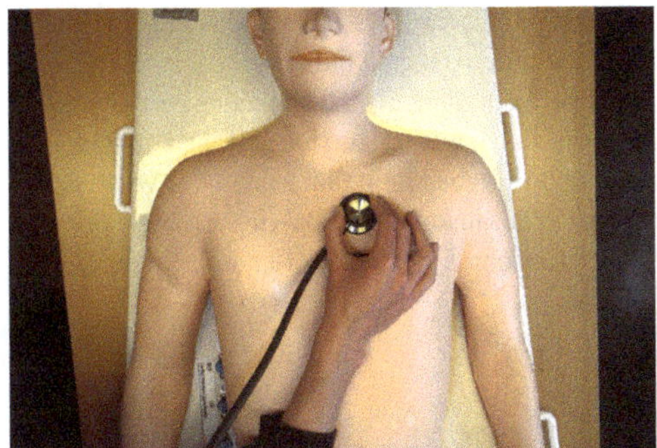

Abb. 2.8: Das Pulmonalfeld

Über dem Pulmonalfeld (2. ICR parasternal links) lässt sich die physiologische Spaltung des 2. HT während der Inspiration detektieren (Abb. 2.8). Sie kommt durch die kurzzeitige höhere Vorlast des rechten Ventrikels gegenüber dem linken Ventrikel und dem damit verbundenen späteren Schluss der Pulmonalklappe zustande. Ein Systolikum mit Punctum maximum über dem Aorten-/Pulmonalfeld entsteht durch eine Aorten-/Pulmonalklappenstenose, ein Diastolikum durch eine Aorten-/Pulmonalklappeninsuffizienz.

**5. Trikuspidalfeld**

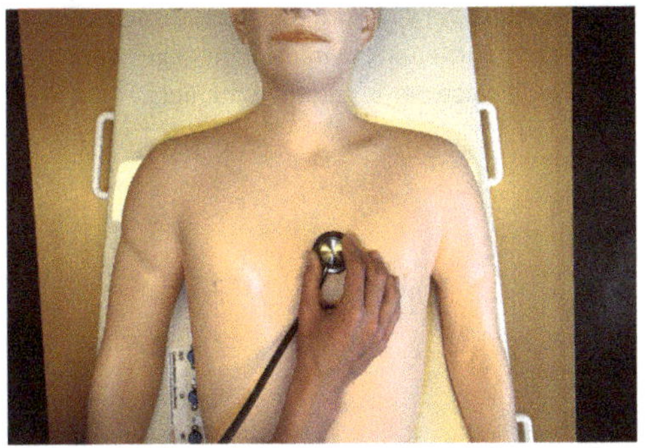

Abb. 2.9: Das Trikuspidalfeld

Das Trikuspidalfeld kann sowohl parasternal links als auch rechts im 4. ICR auskultiert werden. Bei „Mr. K" ist es links am besten zu detektieren (Abb. 2.9). Der 1. HT ist wie über dem Mitralfeld lauter als der 2. HT.

**6. Mitralfeld**

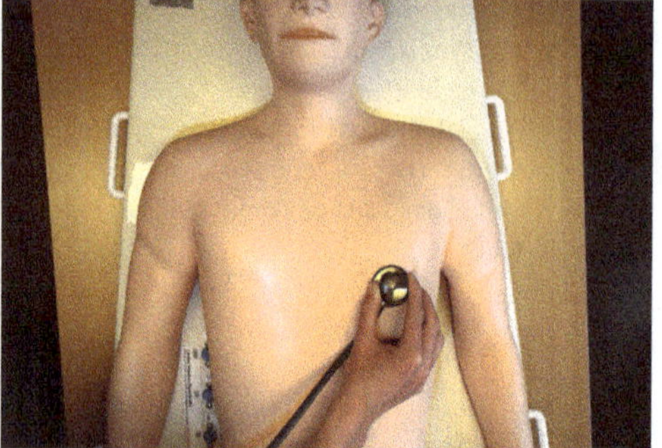

Abb. 2.10: Das Mitralfeld

Das Mitralfeld wird im 5. ICR medioklavikulär links auskultiert (Abb. 2.10). (Anm.: Beim Patienten kann durch Linksseitenlage das Auskultationsergebnis erheblich verbessert werden.) Ein Systolikum mit Punctum maximum über dem Trikuspidal-/Mitralfeld entsteht durch eine Trikuspidal-/Mitralklappeninsuffizienz, ein Diastolikum durch eine Trikuspidal-/Mitralklappenstenose.

**7. Fortleitungen**

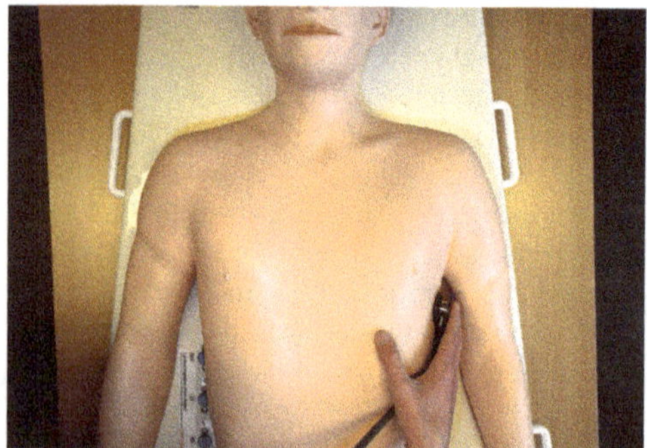

Abb. 2.11: Fortleitung in die Axilla

Wenn ein Herzgeräusch vorliegt, muss zusätzlich nach Fortleitungen gefahndet werden. In der linken hinteren Axillarlinie (Axilla) kann eine Fortleitung Hinweis auf eine Mitralklappeninsuffizienz sein (Abb. 2.11). Dabei fließt Blut vom linken Ventrikel zurück in das linke Atrium. Durch die Nähe des linken Herzohres zur Axilla wird die Fortleitung hörbar.

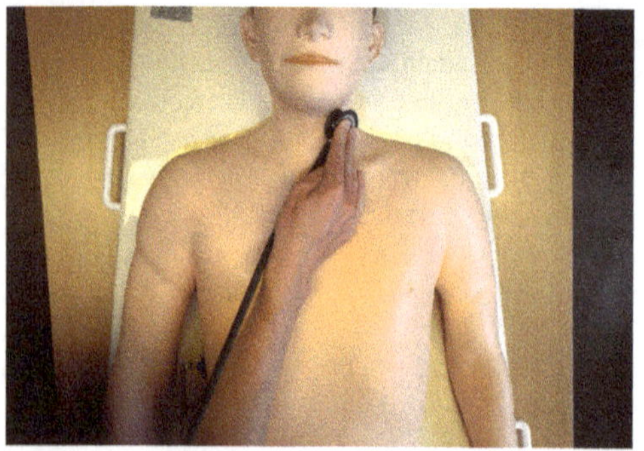

Abb. 2.12: Fortleitung in die Carotiden

Eine Fortleitung in beide Karotiden (Abb. 2.12) ist verdächtig auf eine Aortenklappenstenose. Ein einseitiges Fortleitungsgeräusch hingegen spricht für eine Stenose der A. carotis communis.

## Befundung

Die Befundung umfasst folgende Aspekte, die während der Auskultation beachtet und danach schriftlich dokumentiert werden:
Herzaktion:
- Rhythmus: regelmäßig/unregelmäßig
- Frequenz: normofrequent/bradykard/tachykard

Herztöne:
- 1. HT: beurteilbar? wenn ja, rein/unrein/gespalten?
- 2. HT: beurteilbar? wenn ja, rein/unrein/gespalten?
- 3./4. HT?

Herzgeräusche
Zeitliche Lage: Systolikum/Diastolikum
Dauer: holo-/meso-/früh-/spät-
- Punctum Maximum
- Lautstärke
- Fortleitung: Axilla/Karotiden
- Dynamik. crescendo/decrescendo/bandförmig
- Qualität: rau/gießend/rumpelnd
- Atem- und Lageabhängigkeit (nicht bei Mr. K.)
- Provozierbarkeit (nicht bei Mr. K.)

Normalbefund: rhythmische, normofrequente Herzaktion, 1. und 2. Herzton beurteilbar und rein, kein 3./4. Herzton, keine Herzgeräusche.

## Lernziele

Nach dem Kurs ist der Studierende in der Lage:
- das Stethoskop korrekt zu handhaben.
- eine vollständige Herzauskultation strukturiert durchzuführen.
- einen physiologischen und zwei pathologische Herzauskultationsbefunde zu erheben und schriftlich zu dokumentieren. Die besprochenen pathologischen Befunde sind: Aortenklappenstenose und Mitralklappeninsuffizienz.
- die pathophysiologischen Entstehungsmechanismen der jeweiligen Geräusche zu erklären.
- die klinischen Symptome der Patienten mit den vorgestellten Pathologien zu beschreiben.

## Take-Home-Message

- Die Ohroliven zeigen beim Einsetzen des Stethoskops stets nach vorn.
- Die Herzauskultation beginnt stets mit dem Tasten des Pulses, dies wird während der gesamten Untersuchung beibehalten.
- Durch Pulstastung kann zwischen systolischem und diastolischem Herzgeräusch unterschieden werden.
- Es werden Auskultationsfelder statt Auskultationspunkten auskultiert.

## Kursablauf

| Nr. | Zeit | Ziel | Inhalt | Methode | Material / Bemerkungen | Wer |
|---|---|---|---|---|---|---|
| | | **Die Teilnehmer (TN) ...** | | | | |
| 1 | 5 min | ... kennen das Ziel und den Ablauf des Kurses. Der Tutor ist über das Vorwissen der TN informiert. | Vorstellung Tutor und TN<br>Vorwissen abfragen<br>Kursablauf erläutern | Kurzreferat durch Tutor | Lernziele<br>Kreppband<br>Stifte<br>Namensschilder | Tutor, TN |
| 2 | 5 min | ... kennen den Aufbau und die Handhabung eines Stethoskops und wissen welche Vorbereitungen vor der Untersuchung zu treffen sind. | **Wofür brauche ich die Glocke/Membran?**<br>→ Glocke: tiefe Frequenzen, z. B. Fortleitung, 3./4. HT; Membran: tiefe Frequenzen herausgefiltert, weniger Störgeräusche<br>„Wie gehört das Stethoskop in die Ohren?“<br>→ Oliven zeigen nach vorn<br>„Welche Vorbereitungen trefft ihr vor der Auskultation?“<br>→ ruhige und warme Umgebung, 30° Oberkörperhochlagerung, vorher Inspektion, Palpation und Perkussion des Thorax | Interviewstil mit halboffenen Fragen, Demonstration am Stethoskop | Stethoskop | Tutor, TN |
| 3 | 5 min | ... kennen die Auskultationsfelder und Orte für Geräuschfortleitungen und können sie an „Mr. K“ auffinden. Die TN kennen ein mögliches Auskultationsschema. | **Auskultationsfelder**<br>– an „Mr. K“ von einem TN zeigen lassen, die anderen ergänzen, ggf. korrigieren<br>– Auskultationsfelder mithilfe Rippenschablone zeigen<br>– zusammenfassend Eselsbrücke an White Board schreiben: „Anton Pulmonalis trifft mich um 22:45“, Aortenfeld: 2. Interkostalraum (ICR) parasternal rechts; Pulmonalfeld: 2. ICR parasternal links; Trikuspidalfeld: 4. ICR parasternal rechts (links auch möglich!); Mitralfeld: 5. ICR Medioklavikularlinie (MCL) links; Erb’sches Feld: | Demonstration durch TN, Verbesserungen und Ergänzungen durch Tutor, Merkhilfe, Auskultationsschema | „Mr. K“<br>Rippenschablone<br>White Board | TN, Tutor |

| Nr. | Zeit | Ziel | Inhalt | Methode | Material / Bemerkungen | Wer |
|---|---|---|---|---|---|---|
| | | | 3. ICR parasternal links; Fortleitungen möglich über Carotiden bds. (bei Aortenklappenstenose) und hinterer linker Axillarlinie (bei Mitralklappeninsuffizienz)<br>– Auskultationsschema vorschlagen: Erb-A-P-T-M-Axillarlinie-Carotiden; motivieren „Felder“ statt „Punkten“ zu auskultieren. | | | |
| 4 | 5 min | ... beherrschen eine komplette Herzauskultation und wissen wie sich eine physiologische Herzaktion anhört. | **Ihr hört jetzt eine physiologische Herzaktion. Bitte auskultiert nach dem eben besprochenen Schema und versucht den 1. und 2. Herzton zu identifizieren!** | Jeweils ein TN auskultiert „Mr. K“, die anderen TN verhalten sich ruhig. | „Mr. K“ | TN |
| 5 | 10 min | ... können den 1. vom 2. Herzton mittels Pulstasten unterscheiden und haben nachvollzogen wie sich Lautstärke und Klang der Herztöne abhängig vom Auskultationsfeld ändern.<br>... wissen wie der 1. und 2. Herzton entsteht (3./4. Herzton). | **Welcher ist der 1., welcher der 2. Herzton? Wie könnt ihr sie voneinander unterscheiden?**<br>→ paralleles Pulstasten!,<br>einzelne Felder mittels Lautsprecher durchgehen und Veränderung der Herztöne besprechen<br>→ 1. HT lauter über Segelklappen, 2. HT lauter über Taschenklappen,<br>Entstehung der Herztöne<br>→ 1. HT: Segelklappenschluss, Taschenklappenöffnung, Kammerkontraktion = Beginn Systole; 2. HT: Schluss der Taschenklappen = Ende Systole, eventuell auf 3./4. Herzton eingehen<br>→ 3. HT: passive Ventrikelfüllung → Ventrikelschwingung, 4. HT: Vorhofkontraktion → ebenfalls Ventrikelschwingung | Physiologische Herzaktion über Lautsprecher. Mit TN Möglichkeiten der Differenzierung von 1. und 2. HT erörtern. Herzaktion mit 1. und 2. HT (3./4. HT) und Systole/Diastole anzeichnen. | Lautsprecher<br>White Board | TN, Tutor |

| Nr. | Zeit | Ziel | Inhalt | Methode | Material / Bemerkungen | Wer |
|---|---|---|---|---|---|---|
| 6 | 10 min | ... haben die Laufzeitdifferenz der Pulswelle nachvollzogen und können sie in die Herzaktion einordnen. | **Wann fühlt ihr die Pulswelle?**<br>→ A. carotis: Pulswelle vor 2. HT<br>→ A. radialis: Pulswelle synchron mit 2. HT<br>Zum selbst ausprobieren: „Tastet mit der rechten Hand eure linke A. carotis und mit der linken Hand eure rechte A. radialis.“ | Physiologische Herzaktion einstellen und Mikrophon laut (z. B. Aortenfeld).<br>Jeder TN sucht sich einen Puls und versucht den 1. und 2. HT zu identifizieren.<br>Pulswelle der A. carotis und A. radialis in Beziehung zu 1. und 2. HT anzeichnen. | „Mr. K“<br>Lautsprecher<br>White Board | TN, Tutor |
| 7 | 15 min | ... kennen die Checkliste für die vollständige Befundung einer Herzauskultation. | **Welche Aspekte gehören in die Befundung einer Herzauskultation?**<br>Unterschied zwischen Herzton und Herzgeräusch (=pathologisch) herausstellen und die wichtigsten drei Aspekte für Verdachtsdiagnose eines Herzgeräusches nennen:<br>– zeitl. Lage<br>– Punctum maximum<br>– Fortleitungen | TN aufzählen lassen und ergänzen. Checkliste als Zusammenfassung | White Board<br>Checkliste „Herz“<br>Befundzettel | TN, Tutor |
| 8 | 15 min | ... haben die Aortenklappenstenose gehört.<br>... können den Auskultationsbefund anhand der Checkliste beschreiben.<br>... haben die Pathophysiologie nachvollzogen und haben etwas zu Symptomen und Ursachen erfahren. | Auskultationsbefund s. Poster „Aortenklappenstenose“<br>„Warum höre ich bei der Aortenklappenstenose ein Systolikum?“<br>→ während Auswurfphase, Geräusch durch Turbulenzen des Blutstroms an der Klappe<br>„Was bedeutet Stenose/Insuffizienz?“<br>→ Klappe öffnet/schließt nicht richtig | Jeweils ein TN auskultiert, die anderen verhalten sich ruhig; auf simultanes Pulstasten und Auskultation von Feldern achten!<br>Eventuell laut nachhören lassen mit parallelen Pulstasten. | „Mr. K“<br>White Board<br>Herzmodell<br>Poster „Aortenklappenstenose“ | TN, Tutor |

| Nr. | Zeit | Ziel | Inhalt | Methode | Material / Bemerkungen | Wer |
|---|---|---|---|---|---|---|
| | | | „Ist dieser Befund häufig? Welche Ursachen, Symptome einer Aortenklappenstenose kennt ihr?“<br>→ heute der häufigste Klappenfehler<br>→ Ursachen: degenerativ/sklerotisch (v. a. im höheren Lebensalter), rheumatisches Fieber, bakt. Endokarditis,<br>angeboren (bikuspide Aortenklappe)<br>→ Symptome: Kurzatmigkeit, schnelle Ermüdbarkeit bei Belastung, Synkopen, pulmonale Hypertonie, Lungenödem, Pulsus mollus et tardus, konzentrische und später exzentrische Herzhypertrophie mit Linksherzverbreiterung und palpablem Herzspitzenstoß, Angina Peteris | Einen TN bitten Befund vorzustellen und die anderen ergänzen. Befundvorschläge können am White Board festgehalten werden.<br>Ursachen und Symptome im Interviewstil.<br>Herzmodell für Pathophysiologie.<br>Poster „Aortenklappenstenose“ als Zusammenfassung zeigen. | | |
| 9 | 15 min | ... haben die Mitralklappeninsuffizienz gehört.<br>... können den Auskultationsbefund anhand der Checkliste beschreiben.<br>... haben die Pathophysiologie nachvollzogen und haben etwas zu Symptomen und Ursachen erfahren. | Auskultationsbefund s. Poster „Mitralklappeninsuffizienz“<br>„Warum hört man eine Fortleitung in die linke Axilla?“<br>→ Blut strömt vom linken Ventrikel zurück in den linken Vorhof während der Systole; linkes Herzohr liegt nahe an Axilla<br>„Welche Ursachen, Symptome einer Mitralklappeninsuffizienz kennt ihr?“<br>→ Ursachen: Endokarditiden, Papillarmuskelabriss nach Myokardinfarkt, Herzhypertrophie, arterieller Hypertonus<br>→ Symptome: Luftnot, Leistungsknick, Herzrhythmusstörungen<br><br>Ev. kann hier auf die physiologische Spaltung des 2. HT eingegangen werden. | Jeweils ein TN auskultiert. Auf simultanes Pulstasten und Auskultation von Feldern achten!<br>Ev. über Lautsprecher gesamte TN Gruppe nachhören lassen mit parallelem Pulstasten.<br>Einen TN bitten Befund vorzustellen und die anderen ergänzen. | „Mr. K“<br>White Board<br>Herzmodell<br>Poster „Mitralklappeninsuffizienz” | TN,<br>Tutor |

| Nr. | Zeit | Ziel | Inhalt | Methode | Material / Bemerkungen | Wer |
|---|---|---|---|---|---|---|
| | | | | Befundvorschläge am White Board festhalten und Ursachen/Symptome im Interviewstil erarbeiten. Poster „Mitralklappeninsuffizienz“ als Zusammenfassung zeigen. | | |
| 10 | 5 min | Kursabschluss | TN fassen in 1–2 Sätzen zusammen, was sie aus dem Kurs mitnehmen. Verabschiedung. | Kurze Wiederholung<br>Offene Fragen klären<br>Blitzlicht | | TN, Tutor |

## ANHANG: Herzauskultation

### Checkliste „Herz“

| | | |
|---|---|---|
| **Allgemein** | Herzfrequenz | |
| | Rhythmus | |
| **1. Herzton** | beurteilbar? | rein/unrein/gespalten |
| **2. Herzton** | beurteilbar? | rein/unrein/gespalten |
| **3. und 4. Herzton** | vorhanden/ nicht vorhanden | |
| **Geräusch** | zeitliche Lage | Systole, Diastole |
| | Dauer | Früh... Meso... Spät... Holo... |
| | Punctum Maximum | |
| | Lautstärke | |
| | Dynamik | crescendo decrescendo spindelförmig bandförmig |
| | Qualität | rau, gießend, rumpelnd |
| | Fortleitung | Carotiden, hintere Axillarlinie |
| | Atemabhängigkeit | |
| | Lageabhängigkeit* | |
| | Provozierbarkeit* | |

* nicht bei Mr.K

## Poster „Aortenklappenstenose“

| | | |
|---|---|---|
| **Allgemein** | normofrequent | |
| | rhythmisch | |
| **1. Herzton** | nicht beurteilbar | |
| **2. Herzton** | nicht beurteilbar | |
| **3. und 4. Herzton** | ∅ | |
| **Geräusch** | zeitliche Lage | Systole |
| | Dauer | Holo |
| | Punctum Maximum | 2. ICR rechts, parasternal (Aortenfeld) |
| | Lautstärke | laut (z. B. 4/6) |
| | Dynamik | spindelförmig |
| | Qualität | rau |
| | Fortleitung | Carotiden |
| | Lageabhängigkeit* | Verstärkung beim Vornüberbeugen |

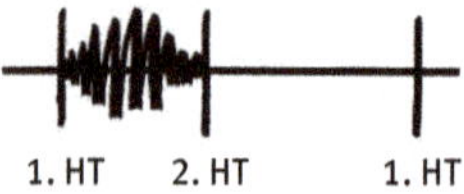


## Poster „Mitralklappeninsuffizienz“

| | | |
|---|---|---|
| **Allgemein** | normofrequent | |
| | rhythmisch | |
| **1. Herzton** | beurteilbar, rein | |
| **2. Herzton** | beurteilbar, rein, inspiratorisch gespalten (physiologisch) | |
| **3. und 4. Herzton** | ∅<br>3. Herzton häufig hörbar | |
| **Geräusch** | zeitliche Lage | Systole |
| | Dauer | Holo |
| | Punctum Maximum | 5. ICR links, medioclaviculär (Mitralfeld) |
| | Lautstärke | laut (z. B. 4/6) |
| | Dynamik | decrescendo |

| | |
|---|---|
| Qualität | gießend |
| Fortleitung | hintere Axillarlinie links |
| Lageabhängigkeit* | Verstärkung durch Linksseitenlage |

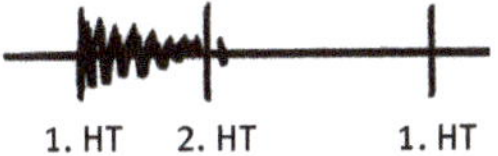


## 2.2 Lungenauskultation

Saskia Walter

### Simulator

„Lung Sound Auscultation Trainer LSAT", Fa. Kyoto Kagaku, Kyoto, Japan 612-8388

Mit dem „LSAT" Simulator können sowohl das physiologische Atemgeräusch als auch eine Vielzahl von pathologischen Atemgeräuschen demonstriert werden. Ziel des Kurses ist es, den korrekten Umgang mit dem Stethoskop zu erlernen, die Unterschiede zwischen den verschiedenen Auskultationsbefunden zu erkennen und diese dann auch für andere verständlich beschreiben zu können.

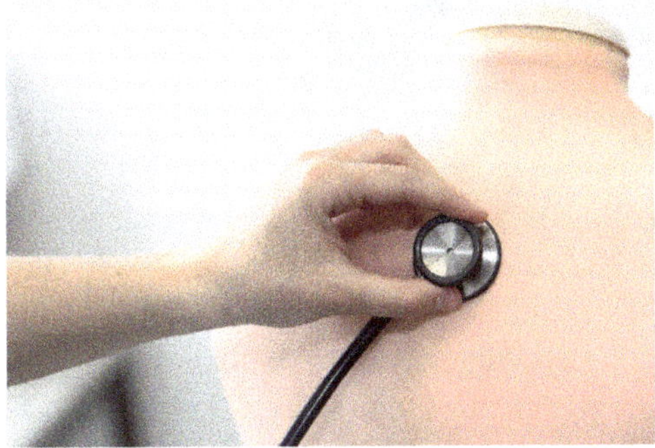

Abb. 2.13: Lungenauskultation am Simulator

| Vorteile | Nachteile |
| --- | --- |
| – unterschiedliche Pathologien im direkten Vergleich<br>– Hören des Geräusches auch über Lautsprecher möglich<br>– realistischer Auskultationsablauf durch lebensgroßen Thorax und mehrere Lautsprecher an verschiedenen Stellen im Simulator<br>– Lautstärkeregelung<br>– Phonogramm für jeden einzelnen Lautsprecher<br>– Rotation des Simulators um eigene Achse möglich | – Geräusche klingen z.T. nicht sehr lebensecht, wie die Lungenfibrose als Beispiel für das Knisterrasseln, welches viel zu grobblasig klingt<br>– die Auskultation kann immer nur von einer Seite erfolgen<br>– das Demonstrieren bzw. Üben der Perkussion ist nicht möglich |

## Anmerkungen

Die einzelnen Hörbeispiele besitzen jeweils eine Kennung bestehend aus einem Buchstaben und zwei Zahlen. Je nach Buchstabe sind die Beispiele somit in Kategorien aufgeteilt, d.h. dass z. B. unter „A“ nur physiologische AGs zu hören sind, während unter „C“ Beispiele für Rasselgeräusche zu finden sind. Die Zahlen dahinter sind lediglich eine Durchnummerierung in der jeweiligen Kategorie.

So steht für das physiologische AG die Kennung A01, für das abgeschwächte AG B02 und für das Giemen die Kennung E02.

## Indikation

Die Auskultation der Lunge sollte Bestandteil jeder vollständigen körperlichen Untersuchung sein. Das genaue Vorgehen bzw. die Ausführlichkeit ist dabei von Untersucher zu Untersucher unterschiedlich und abhängig von der Klinik des Patienten.

## Vorbereitung

Hat der Patient in die Untersuchung eingewilligt, wird er gebeten, seinen Oberkörper zu entkleiden, wobei bei Frauen auch das Ablegen des BHs zu empfehlen ist. Dabei sollte auf eine ruhige und wohltemperierte Umgebung geachtet werden. So wird die Privatsphäre des Patienten gewahrt und ein bestmögliches Auskultationsergebnis erzielt. Die Auskultation erfolgt idealerweise am stehenden Patienten. Bettlägerige Patienten müssen ggf. unter Zuhilfenahme einer weiteren Person auf die Seite gedreht werden, da eine Auskultation von ventral und dorsal essentiell ist. Während der Auskultation soll der Patient durch den offenen Mund ein- und ausatmen.

## Materialien

- Simulator „LSAT“
- Stethoskop

## Durchführung

### Korrekte Verwendung des Stethoskops

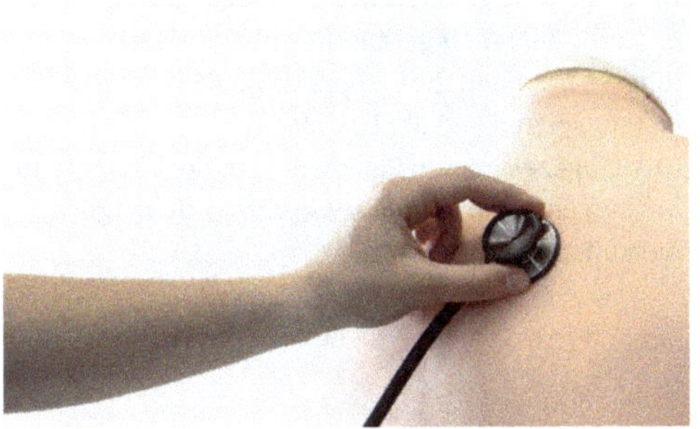

Abb. 2.14: Auskultation des LSAT

Die Auskultation erfolgt mit der Membranseite des Stethoskops. Es ist darauf zu achten, dass die Ohroliven nach vorne zeigen, also in Richtung des Gehörgangs.

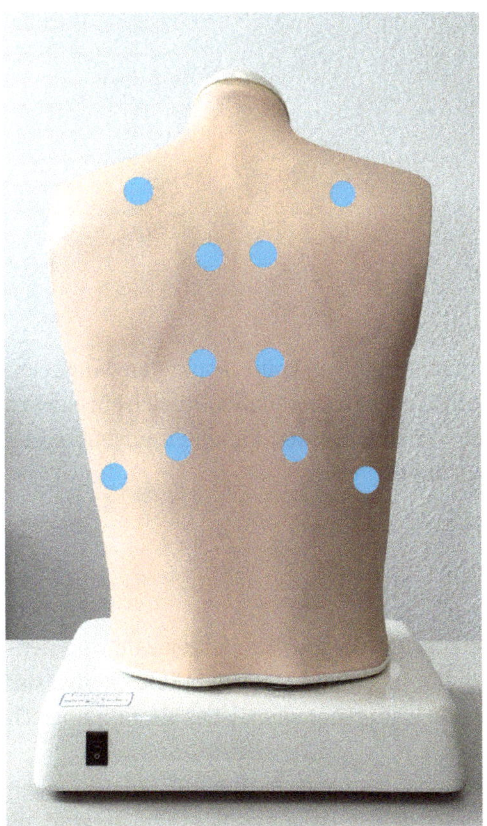

Abb. 2.15: Auskultationspunkte dorsal

Die Lungenauskultation sollte zum Ziel haben, sich ein ganzheitliches Bild über die Lunge und mögliche Pathologien zu verschaffen. Das bedeutet, dass zwischen den Punkten keine zu großen Areale übersprungen werden dürfen. So können z. B. dorsal fünf Punkte je Seite und lateral je zwei auskultiert werden.

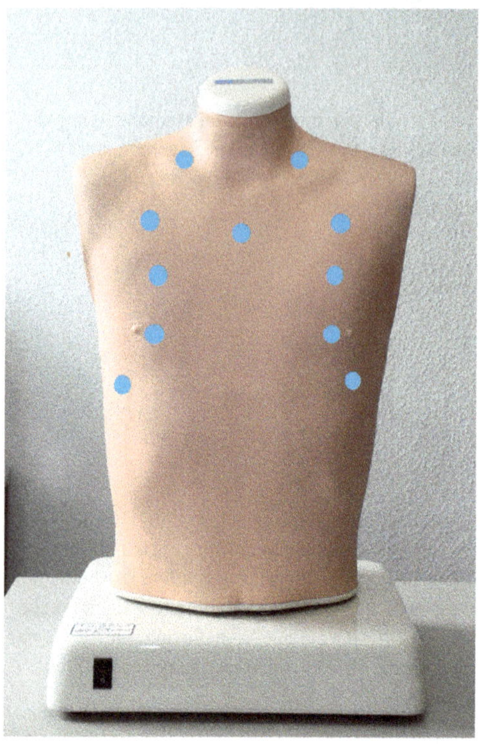

Die Lungenauskultation sollte immer von dorsal und ventral erfolgen. Im ventralen Brustbereich können z. B. vier Punkte je Seite abgehört werden. Zur Untersuchung gehören weiterhin das Auskultieren des zentralen Atemgeräusches über der Trachea (oberes Sternum), bds. supraklavikulär über den Lungenspitzen und der Lingula.
(Die eingezeichneten Punkte dienen der Veranschaulichung und sind lediglich Vorschläge für mögliche Auskultationsstellen.)

Abb. 2.16: Auskultationspunkte ventral

Für die genaue Reihenfolge der Auskultationspunkte gibt es keine konkreten Vorgaben, wichtig ist jedoch immer der direkte Seitenvergleich. Jeder Studierende sollte sich ein eigenes Schema des Untersuchungsablaufes entwickeln, welches für den Patienten angenehm ist und verhindert, dass wichtige Punkte vergessen werden.

### Befundung

Handelt es sich um ein physiologisches Atemgeräusch (AG), so wird das zentrale vom peripheren AG unterschieden. Das zentrale AG sollte nur in einem begrenzten Bereich über der Trachea auskultierbar sein. Wird es in der Peripherie wahrgenommen, ist es als pathologisch zu werten.

Beim pathologischen AG wird das abgeschwächte vom verschärften AG unterschieden und nach seiner Lokalisation und Ausprägung beschrieben. Das physiologische AG wird als vesikulär bezeichnet. Zusätzlich können Nebengeräusche auftreten, wie z. B. ein Giemen, Rasselgeräusche, Knistern oder das Lederknarren, die ebenfalls anhand Lokalisation und Ausprägung beschrieben werden.

| Physiologisches AG | Pathologische AGs | |
|---|---|---|
| | | Nebengeräusche |
| – zentrales/bronchiales AG<br>– peripheres/vesikuläres AG | – abgeschwächtes/ fehlendes AG<br>– verschärftes AG | – Giemen<br>– Rasselgeräusche<br>– Knistern<br>– Lederknarren |

## Lernziele

Der Studierende ist nach dem Kurs in der Lage:
- das Stethoskop korrekt zu handhaben.
- den Untersuchungsablauf der Lungenauskultation am Patienten zu beschreiben.
- die Auskultation am Simulator korrekt im Seitenvergleich durchzuführen.
- auskultatorisch ein physiologisches AG von häufigen pathologischen AGs (abgeschwächtes AG, Giemen, Rasselgeräusche) zu unterscheiden und diese für andere verständlich zu beschreiben.

## Take-Home-Message

- Die Ohroliven zeigen beim Einsetzen des Stethoskops stets nach vorn.
- Die Lungenauskultation erfolgt im Seitenvergleich.
- Am Simulator können verschiedene physiologische und pathologische Atemgeräusche auskultiert werden.
- Die korrekte Beschreibung der Geräusche ist entscheidend für die ärztliche Verlaufskontrolle!
- Die Lungenauskultation ist Bestandteil einer jeden vollständigen körperlichen Untersuchung!

## Kursablauf

| Nr. | Zeit | Ziel | Inhalt | Methode | Material / Bemerkungen | Wer |
|---|---|---|---|---|---|---|
| | | **Die Teilnehmer (TN) ...** | | | | |
| 1 | 5 min | ... kennen sich untereinander und den Tutor.<br>... sind über den Kursablauf und die Lernziele informiert.<br><br>**Ziel des Kurses:**<br>– Auskultationserfahrungen der Teilnehmer (TN) kennen<br>– Kursfahrplan kennen<br>– jeder TN hat ein Stethoskop | **Der Kurs soll vermitteln:**<br>– Wie höre ich richtig ab?<br>– Wie beschreibe ich das Gehörte?<br>– Kennen von physiologischem und zwei pathologischen Auskultationsbefunden (abgeschwächtes AG, Giemen)<br>– kurzes Besprechen interessanter klinischer Informationen und Entstehungsmechanismus<br>– Einführung in die Problematik der Terminologie<br>**Kursplan:**<br>– Einführung Stethoskop<br>– Vorbereitungen zur Auskultation<br>– Auskultationstechnik<br>– Auskultation physiologisches Atemgeräusch<br>– Theorie zur Beschreibung von Auskultationsbefunden<br>– zwei pathologische Bsp. (abgeschwächtes AG, Giemen) mit begleitender Theorie | **Blitzlicht**<br>(jeder TN schildert in 1–2 Sätzen seine Auskultationserfahrungen) | **Lernziele**<br>Kreppband<br>Markerstift Namensschilder | Tutor, TN |
| 2 | 3 min | ... kennen Glocke und Membran.<br>... wissen über die Verwendung von Glocke und Membran (Vorteile und Nachteile) | **Handhabung des Stethoskops**<br>Stethoskop: abgeschotteter Luftraum von Brust zum Ohr<br>Wie gehört das Stethoskop in die Ohren?<br>(Ohroliven zeigen nach vorn)<br>**Unterschied Glocke/Membran**<br>– Membran: tiefe Frequenzen herausgefiltert, weniger Störgeräusche<br>– Membran für Lungenauskultation wichtig | TN fragen und ergänzen | Stethoskop zur Demonstration | Tutor, TN |

| Nr. | Zeit | Ziel | Inhalt | Methode | Material / Bemerkungen | Wer |
|---|---|---|---|---|---|---|
| | | | – Glocke (v. a. für Herzauskultation)<br>– Vorteil Glocke gegenüber Membran bei behaarten Patienten | | | |
| 3 | 3 min | ... kennen die optimalen Bedingungen zur Auskultation.<br>... wissen, wie diese Voraussetzungen erreicht werden. | **Vorbereitung zur Auskultation**<br>Bei vollständiger körperlicher Untersuchung vorher Inspektion<br>Atemfrequenz, Verhältnis Inspiration/Exspiration<br>**Perkussion, Palpation**<br>Stimmfremitus! (leichtes, spürbares Vibrieren des Thorax bei der Aussprache von tiefen Tönen, z. B. 99 in tiefer Stimmlage) Möglichkeit simultan seitenvergleichend zu palpieren, ungefähre Bestimmung der Lungengrenzen, z. B. Abschwächung/ Verstärkung auf einer Seite spürbar<br>– angenehme räumliche Atmosphäre schaffen: ruhige Umgebung, Privatsphäre, Besucher hinaus bitten, Fenster schließen<br>– Patienten entkleiden: Bei Frauen auch den BH ausziehen lassen<br>– Position: wenn möglich immer stehend (größte Atemexkursion), alternativ sitzend (Kompression der Lunge durch Bauchorgane), liegend als Notvariante, wenn nötig dann am ehesten auf der Seite, Rückenlage extrem schwierig – kein Zugang zum Rücken, Problem Seitenlage: ein Lungenflügel kaum noch belüftet, Seitenvergleich nicht mehr möglich<br>– „Angaben zur Atmung machen?“ idealerweise zunächst keine Anweisungen geben (Patient soll nicht auf Atmung fokussieren – Atemgeräusch so natürlich wie möglich), später je nach Bedarf Atemanweisungen geben | TN Informationen sammeln lassen, durch Fragen lenken, ergänzen | | Tutor, TN |

| Nr. | Zeit | Ziel | Inhalt | Methode | Material / Bemerkungen | Wer |
|---|---|---|---|---|---|---|
| 4 | 5 min | ... kennen die Auskultationspunkte<br>... können die Auskultationspunkte praktisch finden | **Auskultationstechnik**<br>Wichtigstes Prinzip bei Lungenauskultation: Seitenvergleich<br>– dorsal: ca. fünf Punkte auf jeder Seite (möglichst auf gleicher Höhe)<br>**CAVE Schulterblatt**<br>Tipp: Patienten die Arme vor der Brust verschränken lassen<br>– lateral: zwei verschiedene Höhen (wichtig um auch Mittellappen re. gut auskultieren zu können)<br>– ventral: ca. drei Punkte auf jeder Seite<br>– (links: lateral am Herz vorbei, ca. Mamillenhöhe)<br>– oberhalb d. Claviculae (Lungenspitzen)<br>– auf dem Sternum für zentrales Atemgeräusch<br>– Lingula (schmales Lungenstück d. linken Lungenoberlappens über dem Herzen, häufige Lokalisation von Pneumonien)<br>Ein Punkt pro Exspiration/ Inspiration<br>Vorschlag zur körperlichen Untersuchung: dorsal beginnen, dann ventral und von dort gleich die Herzauskultation<br>→ Idealablauf für Anfänger | Ein TN zeigt die Punkte an „Mr. K", die anderen helfen & geben ihm Anweisungen wo sich diese befinden. | Stethoskop<br>„LSAT"<br>„Mr. K" | Tutor, TN |
| 5 | 25 min | ... kennen das normale Atemgeräusche.<br>... kennen des Verhältnisses zwischen Exspiration und Inspiration (auch Tonhöhe, Lautstärke) und wie sich das AG zur Peripherie hin verändert. | **Auskultation eines physiologischen Befundes**<br>**„Was habt ihr gehört?"**<br>– AG zentral lauter als peripher<br>– Verhältnis Inspiration/Exspiration verändert sich von zentral nach peripher<br>– zentral: Inspiration ≥ Exspiration, scharfer Klang, laut<br>– peripher: Inspiration >> Exspiration, verwaschener, tieffrequenter | Jeweils ein TN auskultiert „LSAT", die anderen TN verhalten sich ruhig.<br>(Hinweis, dass bei „LSAT" nur die Seite auskultierbar ist, die nach vorn gedreht ist) | „LSAT" (Kennung A01)<br>White Board für Abbildungen<br>Poster:<br>– „Physiologisches Atemgeräusch" | Tutor, TN |

| Nr. | Zeit | Ziel | Inhalt | Methode | Material / Bemerkungen | Wer |
|---|---|---|---|---|---|---|
| | | … kennen und können die Begriffe zentrales/bronchiales und peripheres/vesikuläres AG erklären.<br>… haben verstanden, wie die Atemgeräusche entstehen. | Nicht Dauer der einzelnen Teile der Atemaktion verändert sich, sondern deren Lautstärke<br>**„Warum ist das so?“**<br>**„Was passiert mit dem Atemgeräusch auf dem Weg durch die Lunge?“**<br>– Abschwächung des Geräusches auf dem Weg durch die Lunge (Dämpfungsfaktoren: Lungengewebe, Brustwand, Pleura)<br>– hohe Frequenzen werden stärker abgeschwächt, daher peripher tieferer Klang<br>**„Warum ist die Exspiration peripher so schlecht hörbar?“**<br>– Geräusche werden immer mit dem Medium, in dem sie entstehen, weitergeleitet → Fortleitung in Luftstromrichtung (also bei Exspiration zentralwärts)<br>– Verwaschener Klang, da Geräusch „kleckerweise“ in der Peripherie ankommt (Reflexionen am Übergang von einem Medium zum anderen = Alveole-Luft-Alveole)<br>**Verschiedene Arten des Atemgeräusches und deren Entstehung**<br>Terminologie:<br>Bronchiales=zentrales AG<br>Vesikuläres=peripheres AG | **Arbeitsauftrag**<br>„Wie verändert sich das Atemgeräusch von peripher nach zentral?“<br>Achtet auf:<br>– Lautstärke<br>– Tonhöhe<br>– Verhältnis Inspiration/Exspiration<br>– Klangschärfe<br>**Poster zeigen** | – „Verschärftes/ Abgeschwächtes Atemgeräusch“<br>– „Knisterrasseln“<br>– „Pfeifen, Giemen, Brummen, Stridor“<br>– „Rasselgeräusche“ | |

| Nr. | Zeit | Ziel | Inhalt | Methode | Material / Bemerkungen | Wer |
|---|---|---|---|---|---|---|
| | | | **„Wo und wie entsteht das zentrale AG?“**<br>– Entstehung in großen Bronchien, durch turbulente Luftströmung<br>– (Übergang laminar- turbulent abhängig von Flussgeschwindigkeit und Gesamtquerschnitt)<br>– in der Peripherie nimmt der Gesamtquerschnitt zu, die Flussgeschwindigkeit nimmt ab<br>**„Wie entsteht das periphere AG?“**<br>– durch Zunahme des Gesamtquerschnitts nimmt die Flussgeschwindigkeit so stark ab, dass eine quasi laminare Strömung → keine akustisch relevanten Geräusche<br>– peripheres AG entsteht wie zentrales AG in den großen Bronchien und wird in die Peripherie fortgeleitet<br>**„Welches von beiden ist physiologisch?“**<br>BEIDE, wenn sie sich an der richtigen Stelle befinden (Eine Pathologie bei diesem Bild: keine Herztöne, d.h. dass bei diesem Beispiel absichtlich auf die Herzgeräusche verzichtet wurde, um die Konzentration nur auf die Lunge richten zu können. In allen anderen Beispielen, lassen sich gleichzeitig auch Herztöne auskultieren) | | | |
| 6 | 20 min | **Abgeschwächtes AG links (Pneumothorax)**<br>... haben die Seitendifferenz in der Lautstärke gehört.<br>... wissen, wie man zwischen abgeschwächten und verschärften Atemgeräuschen unterscheiden kann (Vergleich mit zentral). | **„Was habt ihr gehört?“**<br>– Seitendifferenz links/rechts<br>– Tachypnoe (hier Frequenz 19/min)<br>– Normale Atemfrequenz 12–17/min<br>**„Ist das AG auf einer Seite abgeschwächt oder verschärft?“**<br>– Differenzierung durch Vergleich mit zentral | Jeweils ein TN auskultiert „LSAT“, die anderen TN verhalten sich ruhig.<br>Ein TN stellt den Auskultationsbefund vor, die anderen ergänzen. | „LSAT“ (B02)<br>Poster: „Verschärftes/ Abgeschwächtes Atemgeräusch“<br>Röntgenbild Lunge: Pneumothorax | Tutor, TN |

| Nr. | Zeit | Ziel | Inhalt | Methode | Material / Bemerkungen | Wer |
|---|---|---|---|---|---|---|
| | | … kennen einige Ursachen für abgeschwächte Atemgeräusche.<br>… wissen über Möglichkeiten zur DD zwischen Pneumothorax und Pleuraerguss.<br>… haben Röntgenbild Pneumothorax gesehen und einige radiologische Zeichen gefunden. | – Tipp: lateral auskultieren, größere Entfernung von zentral → mehr Unterschied<br>– Abgeschwächtes AG links<br>**„Was könnte ein abgeschwächtes AG für Ursachen haben?“**<br>– Hypoventilation (hier nicht, da beidseitig)<br>– Minderbelüftung<br>– Bronchusverlegung (Fremdkörper, Schleim, Tumor)<br>– „Silent chest“ bei akutem Asthmaanfall (hier nicht, da beidseitig)<br>Ursache: keine turbulente Strömung mehr (Bronchien eng), laminare Strömung da Strömungsgeschw. und Druck zu niedrig (gleich bleibende Luftmenge-Gesetz gilt nicht mehr)<br>– Emphysem? (normalerweise nie einseitig)<br>– Pleuraerguss<br>– Arten: Hämatothorax (Blut),<br>– Pyothorax/Pleuraempyem (Eiter), Chylothorax (Lymphflüssigkeit), Pseudochylothorax (milchig-trübe Flüssigkeit, nicht lymphatischen Ursprungs), Serothorax<br>– Pneumothorax<br>– Lungenteilresektion (Lobektomie)<br>**Häufigste von genannten Ursachen: Pneumothorax & Pleuraerguss**<br>– Differenzierung zwischen beiden | TN nochmal nachhören lassen.<br>TN fragen, aufzählen lassen.<br>Jeweils Fragen ob das genannte Krankheitsbild hier in Frage kommt.<br><br>Wand und Schrank perkutieren lassen: TN sagen, was jeweils wie ein Pneumothorax oder ein Pleuraerguss klingt.<br><br>Röntgenbild zeigen: die TN beschreiben was sie sehen. | | |

| Nr. | Zeit | Ziel | Inhalt | Methode | Material / Bemerkungen | Wer |
|---|---|---|---|---|---|---|
| | | | – Stimmfremitus & Bronchophonie bei beiden abgeschwächt (Bronchophonie: auskultierbare Weiterleitung/Dämpfung hoher Töne durch das Lungengewebe und die Brustwand, z. B. 66 in zischender, hoher Stimmlage)<br>– Lagemanöver: bei Pneumothorax unverändert, Pleuraerguss: Erguss läuft aus, Verbreiterung<br>– Sonographie gut geeignet für Erguss (bereits sehr geringe Flüssigkeitsmengen erkennbar)<br>– Röntgen<br>– Perkussion<br>**„Wer hat was?“**<br>Schrank= Pneumothorax (hypersonorer Klopfschall)<br>Wand= Pleuraerguss (hyposonorer Klopfschall)<br>**Radiologische Zeichen:**<br>– Gefäßzeichnung nicht bis Peripherie verfolgbar<br>– Zwerchfelltiefstand<br>– evtl. Grenzen des Pneumothorax lateral sichtbar<br>– Interkostalräume verbreitert (Abstände der Rippen größer)<br>Im Beispielbild zusätzlich kleine Spiegelbildung erkennbar, daher Diagnose: Seropneumothorax (Erguss + Pneumothorax)<br>**Procedere:**<br>Drainage<br>Kleinerer Pneu kann sich spontan zurückbilden, Drainage nicht | | | |
| 7 | 25 min | Giemen/Pfeifen<br>... wissen, wie Giemen klingt.<br>... kennen den Unterschied zwischen Pfeifen, Giemen, Brummen. | **„Was habt ihr gehört?“**<br>– Herzfrequenz 128/min → tachykard<br>– Pfeifen, Brummen, Giemen?<br>– Exspirium verlängert (bei Auskultation fast gleich laut hörbar) | Jeweils ein TN auskultiert „LSAT“, die anderen TN verhalten sich ruhig. | „LSAT“ (Kennung: E02)<br>Poster: „Pfeifen, Giemen, Brummen, Stridor“ | Tutor, TN |

| Nr. | Zeit | Ziel | Inhalt | Methode | Material / Bemerkungen | Wer |
|---|---|---|---|---|---|---|
| | | ... wissen, was ein Giemen verursacht.<br>... haben den Entstehungsmechanismus des Geräusches und physikalische Grundlagen verstanden.<br>... kennen die klinische Symptomatik eines akuten Asthmaanfalls.<br>... kennen die Sofortmaßnahmen zur Behandlung eines Status asthmaticus. | Pfeifen: hochfrequent<br>Giemen: zwischen Pfeifen und Brummen<br>Brummen: tieffrequent<br>Stridor (=Distanzgiemen): auch ohne Auskultation hörbar, meist als Inspirium beschrieben (Stridor teilweise auch als Bezeichnung für exspiratorisches Giemen verwendet)<br>**„Was könnte es sein?“**<br>**Asthmaanfall vs. COPD**<br>Entstehungsmechanismus des Geräusches:<br>Wie ist die Strömungsgeschwindigkeit an den Engstellen – höher oder niedriger?<br>→ Strömungsgeschwindigkeit nimmt zu<br>Was passiert mit dem Druck in strömenden Flüssigkeiten und Gasen?<br>→ Druck nimmt ab<br>Was passiert in den Bronchien?<br>Die Bronchien sind verengt → die Strömungsgeschwindigkeit nimmt zu und somit der Druck ab → Bronchien gehen zu → Strömungsgeschwindigkeit sehr klein → Druck groß → Bronchien gehen wieder auf (Zyklus von vorn)<br>Sowohl Asthma als auch chronisch obstruktive Lungenerkrankungen (COPD) v. a. exspiratorisches Giemen<br>**„Was gibt uns in diesem Fall bei der Auskultation den entscheidenden Hinweis?“**<br>→ Tachykardie spricht für Asthma, da es anfallsweise auftritt, Patienten mit COPD haben keine erhöhte Herzfrequenz, da es sich nicht um ein Anfallsleiden handelt | Ein TN stellt den Auskultationsbefund vor, die anderen ergänzen.<br>Auf dem Poster: „Pfeifen, Giemen, Brummen, Stridor“ zeigen<br>TN fragen<br>Rohr mit Engstelle malen<br>**Über einzelnen Papierstreifen pusten**<br>Der Tutor hält einen Papierstreifen mit der Hand an einem lange Ende fest, so dass die breite Seite nach oben bzw. unten zeigt. Dann pustet er leicht über den hängenden Papierstreifen, der nun durch den Druckabfall darüber angehoben wird.<br>**Modell mit 2 Papierstreifen**<br>Der Tutor nimmt beide Papierstreifen an jeweils einem langen Ende in die Hand und hält sie | Papierstreifenmodell für Unterdruck in strömenden Medien | |

| Nr. | Zeit | Ziel | Inhalt | Methode | Material / Bemerkungen | Wer |
|---|---|---|---|---|---|---|
| | | | „Warum ist die Inspiration noch besser möglich?"<br>Unterdruck bei Inspiration weitet Lunge und Bronchien<br>Bei Exspiration: Überdruck in Lunge und Bronchien, zusätzliche Verengung der Luftwege<br>**Klinik des akuten Asthmaanfalls**<br>**„Wie sieht so ein Patient wahrscheinlich aus?"**<br>– Dyspnoe<br>– Angst<br>– Erhöhte Herzfrequenz<br>– Kaltschweißigkeit<br>– Blässe/Gesichtsröte<br>– Einsatz der Atemhilfsmuskulatur (Kutschersitz)<br>Dies verschlechtert die Symptomatik durch zusätzlichen Überdruck bei der Exspiration<br>**Erste Maßnahmen:**<br>– Notruf absetzen<br>– ß2-Symphatomimetika als Spray geben<br>– Inhalative Kortikosteroide<br>– Lippenbremse: erhöht Druck in Mund und Bronchien → Luftwege werden bei Exspiration aufgedehnt, erleichterte Ausatmung<br>– psychosoziale Betreuung<br>**In Krankenwagen/Krankenhaus:**<br>Sauerstoff geben | dicht parallel nebeneinander, so dass sie sich die breiten Seiten leicht berühren und von ihm wegzeigen. Dann führt er die Enden, die er in der Hand hält, nah zum Mund und pustet kräftig durch den Spalt zwischen den Blättern hindurch. Dies sollte eine Art summendes Geräusch entstehen lassen.<br><br>**Kutschersitz**<br>(Aufstützen der Arme auf Oberschenkel im Sitzen, um Atemhilfsmuskulatur mir einsetzen zu können) vormachen (lassen)<br><br>**Lippenbremse vormachen** | | |
| 8 | 4 min | Wiederholung und Kursabschluss, Evaluation | kurze Wiederholung der bisher verwendeten Begriffe, zeigen auf Poster<br>offene Fragen klären<br>TN um Evaluation des Kurses bitten<br>Verabschiedung | Begriffe zeigen, auf Poster kurz wiederholen. | Poster: „Verschärftes/ Abgeschwächtes Atemgeräusch" | Tutor, TN |

## ANHANG: Lugenauskultation

### Röntgenbild

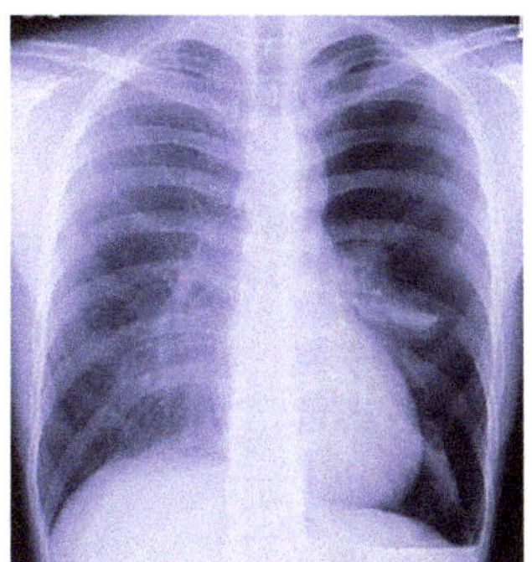

## Poster „Physiologisches Atemgeräusch"

# Physiologisches Atemgeräusch (AG)

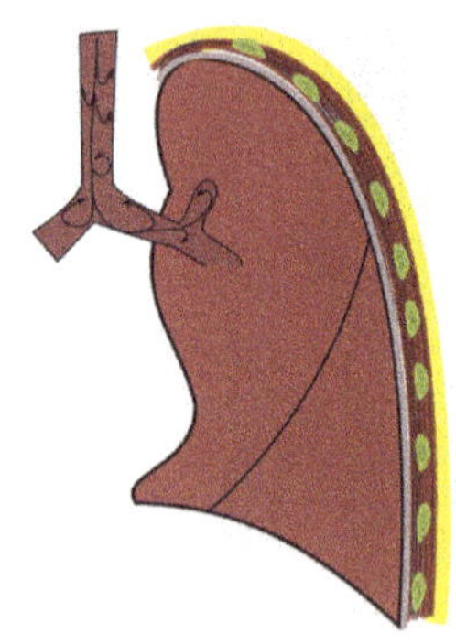

**Entstehung:**
- In der zentralen Zone führt die turbulente Strömung zum physiologischen AG
- In der Mantelzone herrscht laminare Strömung, die nicht hörbar ist (sog. stumme Zone)

**Zentrales/bronchiales AG**
- hörbar über den zentralen Atemwegen
- laut, mittel- und hochfrequent
- scharfer Geräuschcharakter

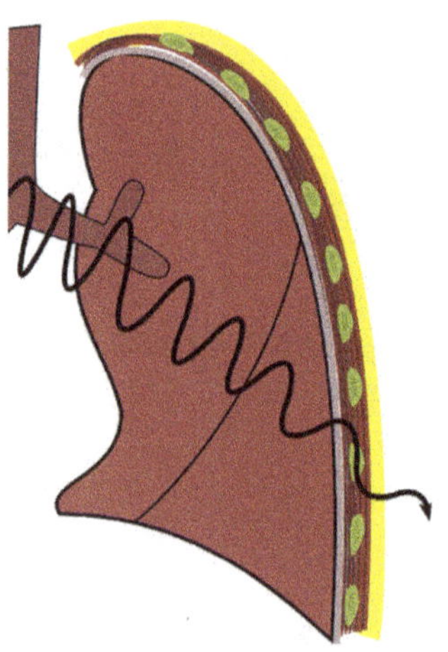

**Peripheres/vesikuläres AG**
- hörbar über den peripheren Atemwegen
- Fortleitung von zentral, da peripher nur laminare Strömung
- Gewebe vermindert Schallamplitude und filtert hohe Frequenzen weg
  ⇒ leise, tieffrequent
- verwaschener Geräuschcharakter (unterschiedliche Laufzeiten der Schallwellen)

Poster „Verschärftes/Abgeschwächtes Atemgeräusch"

# Verschärftes/Abgeschwächtes Atemgeräusch

**Ursache:**

- Abschwächung: Vergrößerung der Übertragungsdistanz zwischen turbulenter Luftströmung und Stethoskop oder Verstärkung der Dämpfungsfaktoren

- Verstärkung: Schallleitung des Lungengewebes durch Verminderung der Dämpfungsfaktoren verbessert

**Vorkommen:**

| Abschwächung | | |
|---|---|---|
| Verminderte Entstehung | Verminderte Weiterleitung | |
| | Verstärkung der Dämpfungsfaktoren | Vergrößerung der Übertragungsdistanz |
| - Pulmektomie<br>- Verschluss durch Tumor/Fremdkörper | - Pneumothorax<br>- Pleuraerguss<br>- Pleuraschwarte<br>- schwere Bronchopneumonie | - Überblähung der Lunge, z.B. Asthma bronchiale, Lungenemphysem |

| Verstärkung |
|---|
| Verminderung der Dämpfungsfaktoren |
| - Infiltration, z.B. Pneumonie<br>- Großflächiger Tumor |

Poster „Knisterrasseln“

# Knisterrasseln

**Zeitliche Lage:** endinspiratorisch

**Entstehungsmechanismus:**

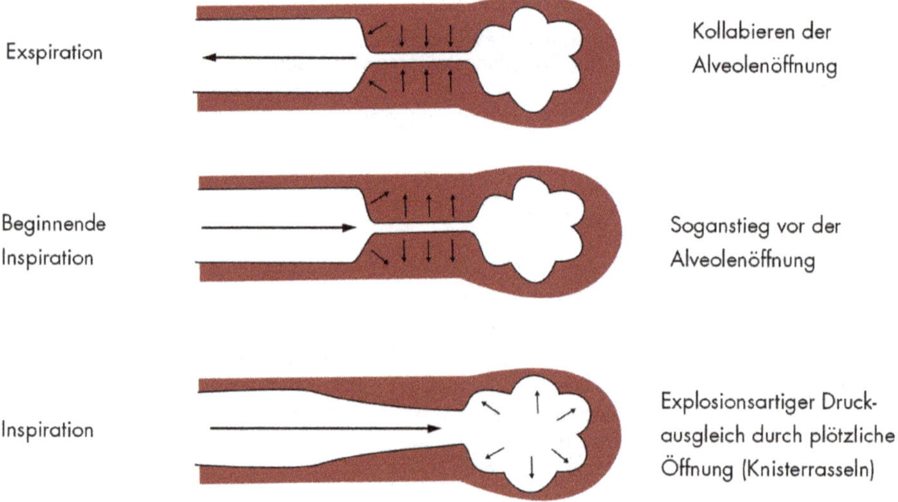


**Vorkommen:** Lungenfibrose
Interstitielles Lungenödem
Bronchiolitis obliterans

Poster „Pfeifen, Giemen, Brummen, Stridor“

# Pfeifen, Giemen, Brummen, Stridor

**Einteilung:**

| | | |
|---|---|---|
| **Einteilung:** | Pfeifen: | Hochfrequent |
| | Brummen: | Tieffrequent |
| | Giemen: | Exspiratorisches Zusatzgeräusch (Verengung der unteren Atemwege) |
| | Stridor: | Inspiratorisches Zusatzgeräusch (Verengung der oberen Atemwege) |

**Zeitliche Lage:** Inspiration und/oder Exspiration

**Entstehungsmechanismus:**

1) Kontur eines etwas verengten, aber dehnbaren Bronchialabschnittes bei unbewegter Luft

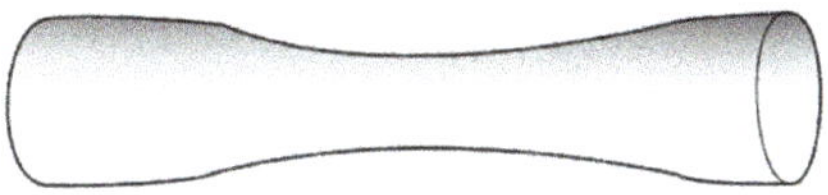

2) Luftströmung setzt ein; der Luftstrom ist in jedem Abschnitt gleich (raschere Durchströmung des Engpasses)
   - ⇒ Sog nach Innen
   - ⇒ Zusätzliche Verengung des Bronchus

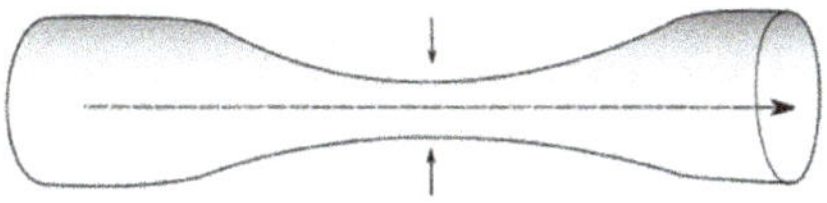

Venturi-Effekt

3) Verengung führt fast zum Verschluss des Bronchus; dadurch fließt kaum noch Luft
   - ⇒ Sog lässt nach
   - ⇒ Bronchus öffnet sich wieder
   - ⇒ Luft strömt wieder

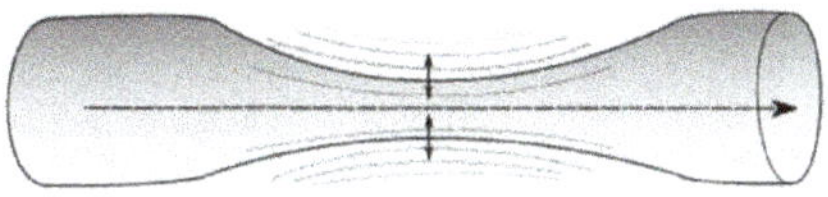

Wechsel führt zu Schwingungen der Wand
- ⇒ Giemen

**Vorkommen:** Chronisch obstruktive Lungenerkrankung (COPD)
Asthma bronchiale
Bronchitis (Verengung durch zähen Schleim)

Poster „Rasselgeräusche“

# Rasselgeräusche

**Einteilung:** grobblasig (zentral), mittel- und feinblasig (peripher)

**Zeitliche Lage:** Inspiration & Exspiration

**Entstehungsmechanismus:**

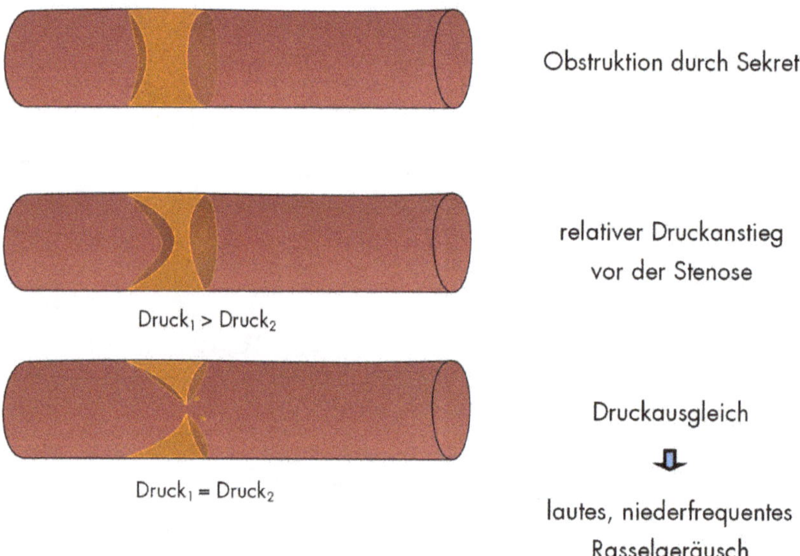


**Vorkommen:** Bronchopneumonie (grobblasig, da zentral)
Bronchitis
Lobärpneumonie (feinblasig, da peripher)
alveoläres Lungenödem

## 2.3 Otoskopie

Julia Löser

### Simulator

Ear Examination Simulator I, Modell M88, Fa. Kyoto Kagaku, Kyoto, Japan 612-8388

Der Simulator ermöglicht die Untersuchung des äußeren Gehörgangs und des Trommelfells. Zum Simulator gehören ein Simulatorkopf und ein Koffer mit austauschbaren Ohrpathologien. Zum Üben können zwei unterschiedlich weite Gehörgänge eingesetzt werden, die je nach Erfahrung der Studierenden ausgetauscht werden können. Weiterhin gibt es neun verschiedene pathologische Trommelfellbefunde, anhand derer die Otoskopie und die Befundbeschreibung geübt werden können. Es ist möglich, die Gehörgänge mit künstlichem Ohrenschmalz oder Fremdkörpern zu versehen.

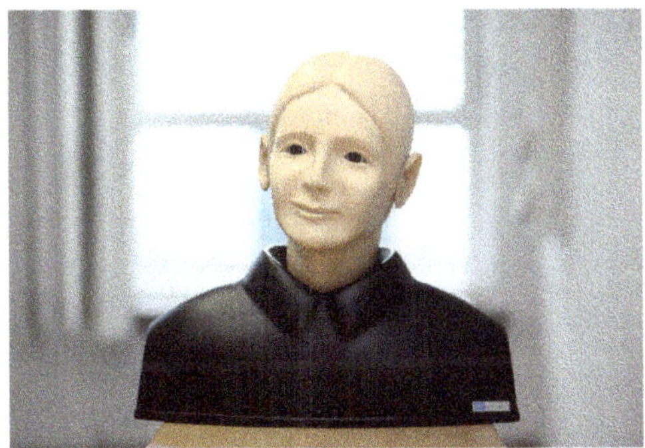

Abb. 2.17: Simulator von vorn mit eingesetzten Ohren

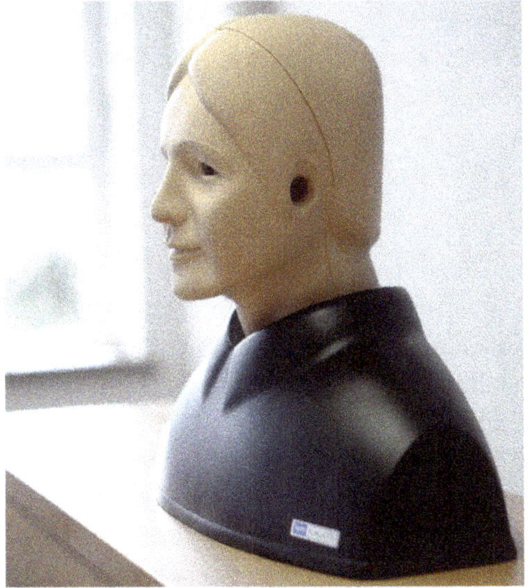

Abb. 2.18: Simulator von der Seite mit herausgenommenem Ohr

| Vorteile | Nachteile |
|---|---|
| – die neun Pathologien ermöglichen die Befundung der wichtigsten mittelohrspezifischen Befunde<br>– schnelle und einfache Austauschbarkeit der Simulations-Ohren | – korrektes und schmerzfreies Einbringen des Otoskops nicht kontrollierbar<br>– die Befunde sind nicht fotodokumentiert |

### Indikation

Die Otoskopie gehört zu jeder vollständigen körperlichen Untersuchung. Beim Haus- und Kinderarzt findet sie häufig Anwendung im Rahmen der Erstdifferenzierung von Hörstörungen und zur Diagnostik von Mittelohrentzündungen.

### Vorbereitung

Wie bei jeder körperlichen Untersuchung wird der Patient vorab kurz über den Ablauf aufgeklärt und sein Einverständnis eingeholt. Dabei ist vor allem wichtig, dass der Patient während der Otoskopie möglichst still sitzt, um eventuelle Verletzungen am Gehörgang zu vermeiden. Bei der Untersuchung von Kindern ist es deshalb ratsam, sie auf dem Schoß eines Elternteils sitzen zu lassen und mit der Untersuchung des gesunden Ohrs zu beginnen.

### Materialien

- Ohruntersuchungssimulator
- Koffer mit Mittelohrpathologien und weiterem Zubehör
- Otoskope (z. B. Modell EN100®, Fa. HEINE Optotechnik, 82211 Herrsching, Deutschland)
- Stimmgabeln

Verbrauchsmaterial:
- Otoskop-Aufsätze

### Durchführung Hörprüfung

Um sich vor der Otoskopie einen groben Eindruck über das Hörvermögen des Patienten zu verschaffen, können die Stimmgabelprüfungen nach Weber und Rinne durchgeführt werden. Diese Tests helfen dabei, Schalleitungs- von Schallempfindungsstörungen zu differenzieren. Während bei einer Schalleitungsstörung die Schallübertragung vom äußeren Ohr über das Mittelohr zur Hörschnecke gestört ist, liegt bei einer Schallempfindungsstörung ein Defekt der Hörschnecke oder des Hörnerven selbst vor.

Die Untersuchung beginnt mit dem Weber-Versuch. Der Untersucher schlägt die Stimmgabel an und positioniert sie auf dem Scheitel des Patienten. Der Patient soll nun angeben, ob er den Ton auf beiden Ohren als gleich laut empfindet. Ist dies nicht der Fall, so spricht man von einer Lateralisierung des Tones zu einer Seite. Ursache für eine Lateralisierung können sowohl eine Schalleitungsstörung auf der lateralisierten Seite als auch eine Schallempfindungsstörung auf der Gegenseite sein. Der Weber-Versuch liefert damit noch kein eindeutiges Resultat.

Deswegen fährt der Untersucher anschließend mit dem Rinne-Versuch fort. Hierbei wird die Stimmgabel erneut angeschlagen und auf das Mastoid, einen Knochenfortsatz hinter der Ohrmuschel, aufgesetzt. Hört der Patient den erzeugten Ton auf dem Mastoid nicht mehr, wird die Stimmgabel vor das Ohr derselben Seite gehalten und der Ton sollte wieder hörbar sein. Da Luftleitung effektiver ist als die Knochenleitung, ist der Rinne-Versuch physiologischerweise positiv. Bei einer Schallleitungsstörung hingegen würde der Rinne-Versuch negativ ausfallen.

Testet man beispielsweise einen Patienten, der im Weber-Versuch zur linken Seite lateralisiert und bei dem der Rinne-Versuch links negativ und rechts positiv ausfällt, so ist es möglich, den Verdacht auf eine linksseitige Schalleitungsstörung, wie zum Beispiel eine Mittelohrentzündung, zu stellen.

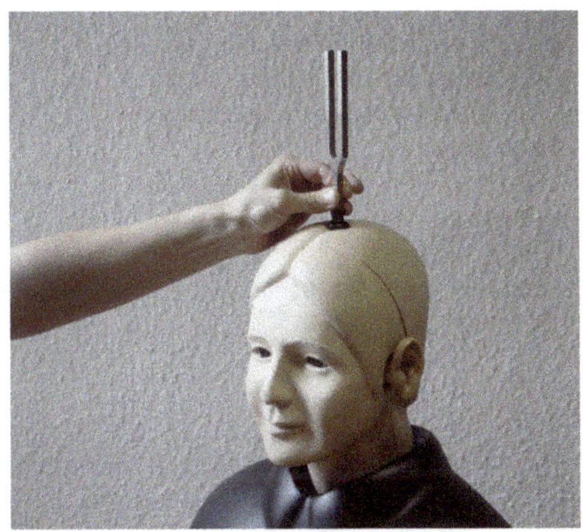

Stimmgabel wird mittig auf den Scheitel aufgesetzt und der Patient gebeten anzugeben, ob er den Ton ein- oder beidseitig über die Knochenleitung hört.

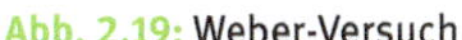

Abb. 2.19: Weber-Versuch

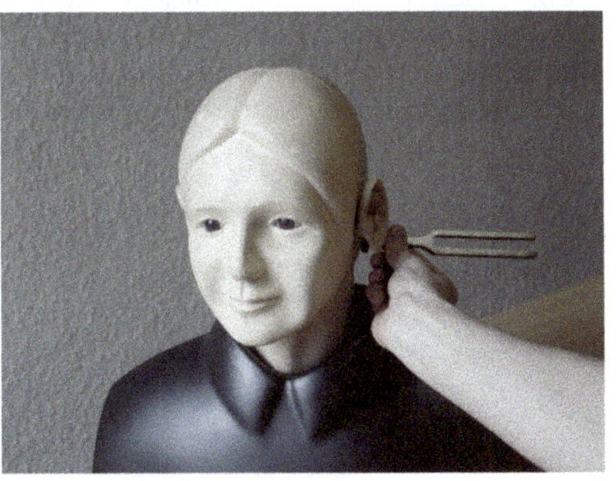

Stimmgabel wird auf das (hier linke) Mastoid aufgesetzt und der Patient gebeten anzugeben, wann er keinen Ton rechts mehr über die Knochenleitung hört.

Abb. 2.20: Rinne-Versuch Teil I

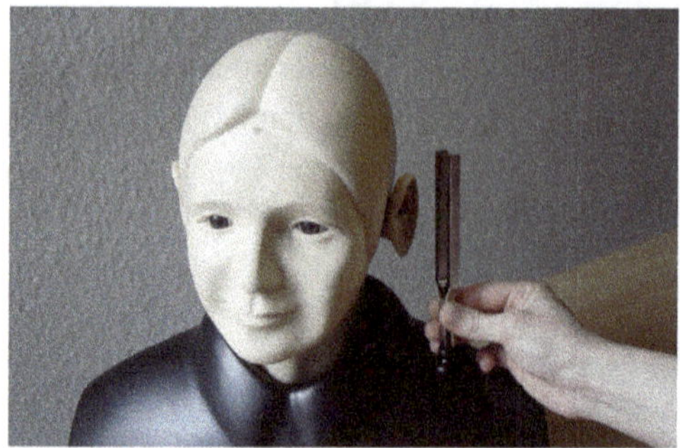

Abb. 2.21: Rinne-Versuch Teil II

Nachdem der Patient keinen Ton mehr über die Knochenleitung hört, wird die Stimmgabel vor das betreffende Ohr gehalten: Rinne-Versuch positiv bei erneutem Hören des Tons.

## Durchführung Otoskopie

**Inspektion der Ohrmuschel**

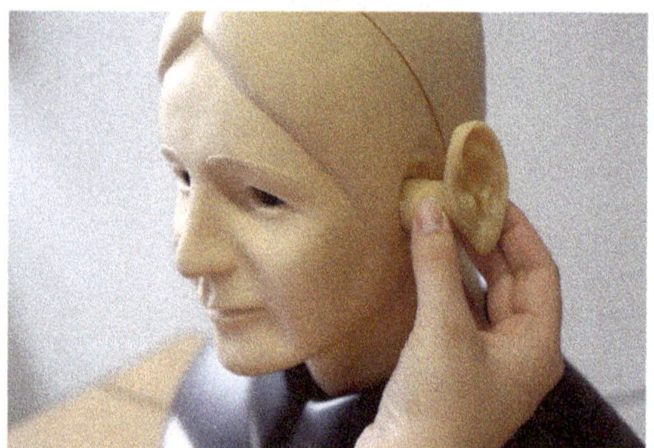

Abb. 2.22: Einsetzen des Ohrmodells

Bevor mit der Otoskopie begonnen wird, wird zunächst das äußere Ohr betrachtet:

- Ist die Ohrmuschel geschwollen und/ oder gerötet?
- Ist die Ohrmuschel normal ausgebildet oder fehlgebildet?
- Steht das Ohr ab?
- Läuft Sekret aus dem Gehörgang, z. B. Blut oder Eiter?

**Einführen des Otoskops**

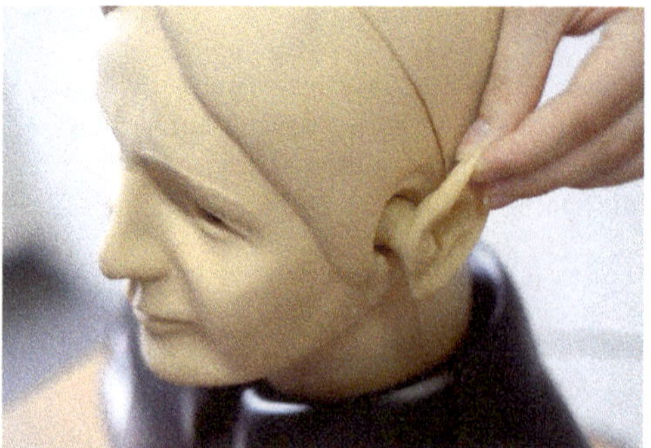

Abb. 2.23: Positionieren der Ohrmuschel

Um das Otoskop im Gehörgang zu platzieren, wird die Ohrmuschel mit einer Hand leicht nach hinten oben gezogen, so dass der Gehörgang begradigt wird. Mit der anderen Hand wird das Otoskop wie ein Stift gefasst und unter Sicht vorsichtig in den Gehörgang eingeführt.

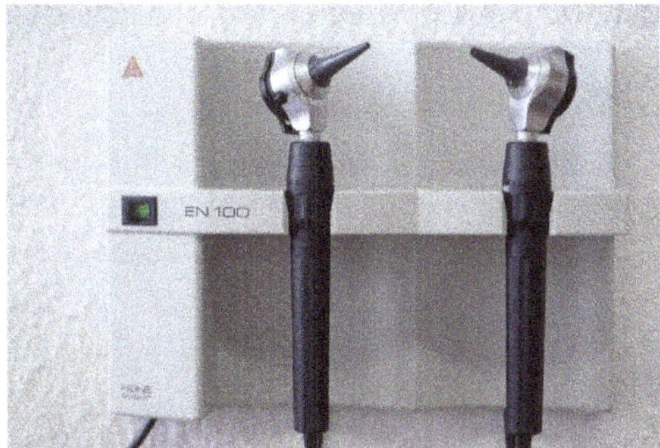


Abb. 2.24: Otoskope

**Inspektion des Trommelfells**

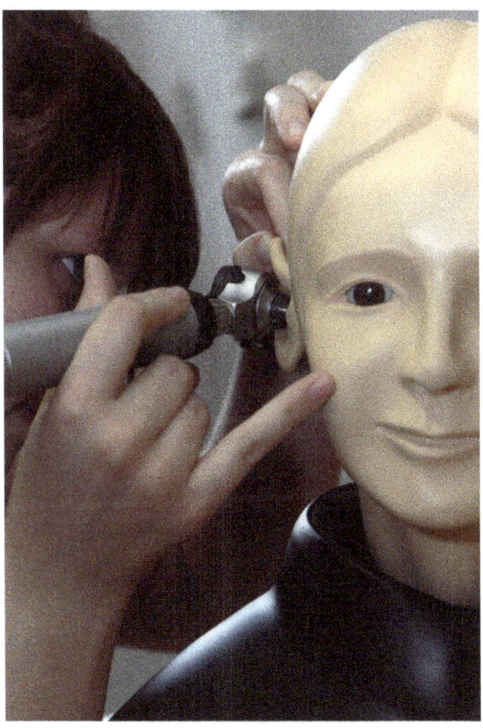

Durch vorsichtige Bewegung des Otoskops kann jetzt das gesamte Trommelfell eingesehen und beurteilt werden.

Abb. 2.25: Inspektion des Trommelfells

## Befundung

Ein unauffälliges Trommelfell sieht perlmuttfarben aus und ist intakt. Auf dem Trommelfell zeichnet sich der Hammergriff ab, anhand dessen das Trommelfell in Quadranten eingeteilt werden kann. Ist der Hammergriff sichtbar, wird das Trommelfell als „differenziert" bezeichnet. Im vorderen unteren Quadranten sollte ein Lichtreflex sichtbar sein (s. Abb. 2.27).

In den verschiedenen Ohren kann eine Rötung, eine Perforation oder Fremdkörper gefunden werden.

Anhand der Anamnese und des Otoskopiebefundes kann anschließend auf die zugrunde liegende Erkrankung geschlossen werden. Beispielweise lässt sich aus der Anamnese einer subjektiven einseitigen Hörminderung zusammen mit Ohrenschmerzen und einem stark geröteten, entdifferenzierten Trommelfell die Diagnose einer akuten Otitis media stellen.

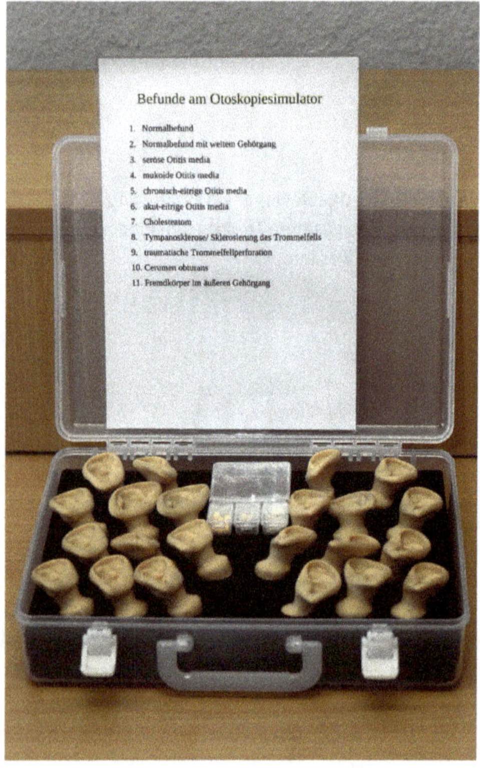


Abb. 2.26: Koffer mit den verschiedenen Ohrmodellen

## Folgende Trommelfellbefunde sind am Ohrsimulator einsehbar

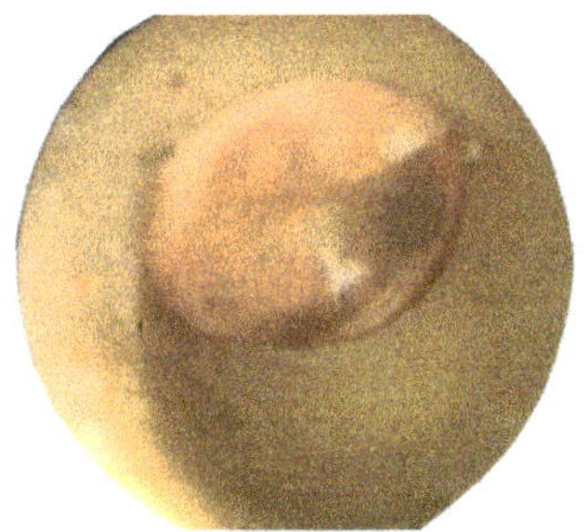

Das Trommelfell ist grau bis rosig, spiegelnd, differenziert und intakt.

Abb. 2.27: Normalbefund

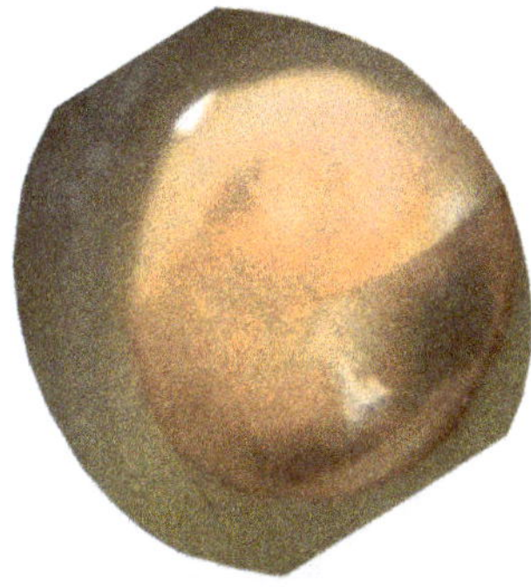

Der weite Gehörgang erleichtert den Studierenden das Einführen des Otoskops.

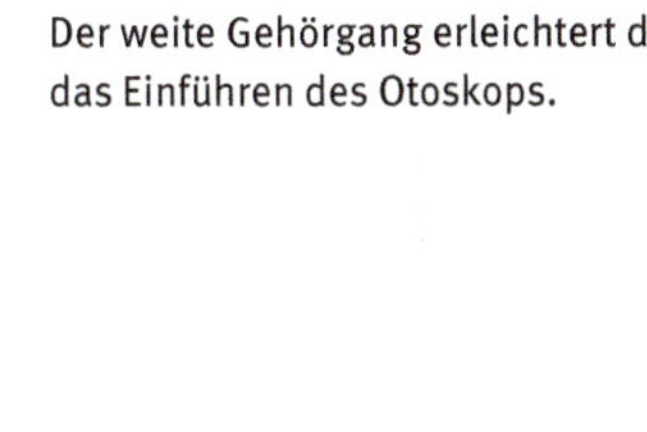

Abb. 2.28: Normalbefund mit weitem Gehörgang

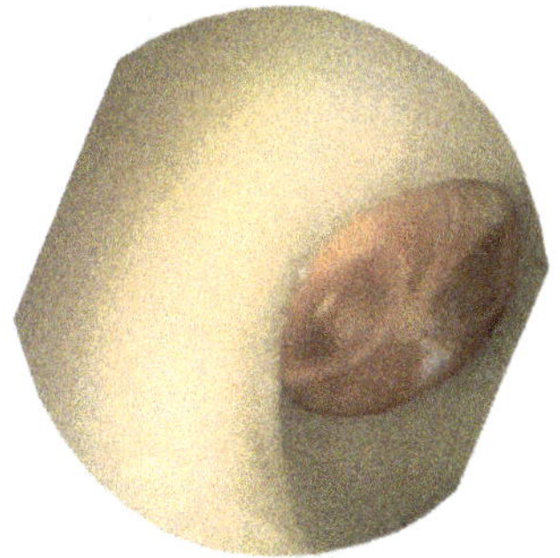

Das Trommelfell ist gerötet, retrahiert, spiegelnd, differenziert und intakt.

Abb. 2.29: Seröse Otitis media

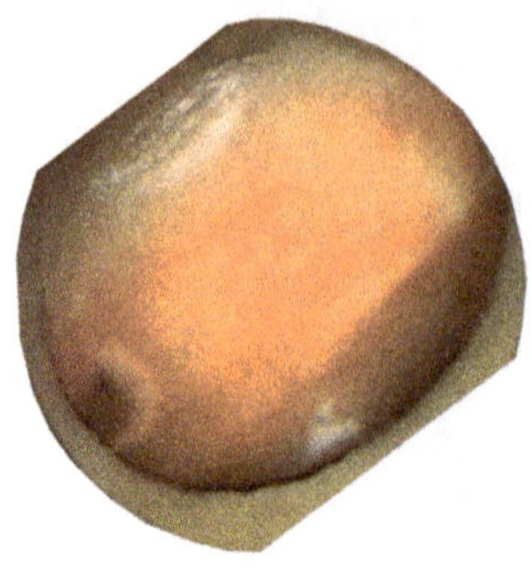

Das Trommelfell ist gerötet, spiegelnd, differenziert und intakt.

Abb. 2.30: Mukoide Otitis media

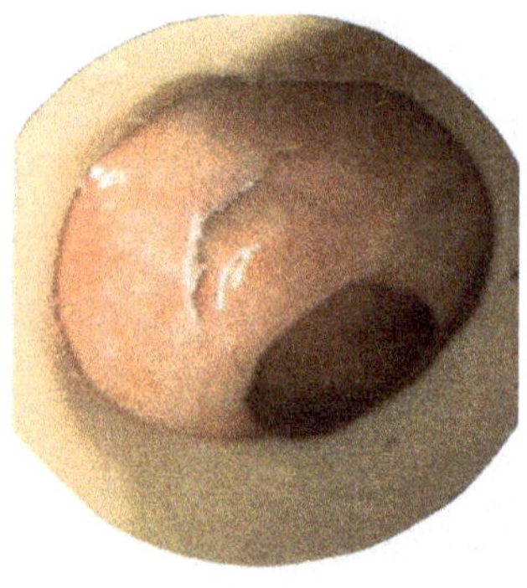

Das Trommelfell ist gerötet, vernarbt und perforiert. Der Lichtreflex ist nicht vorhanden und es ist entdifferenziert.

Abb. 2.31: Chronisch-eitrige Otitis media

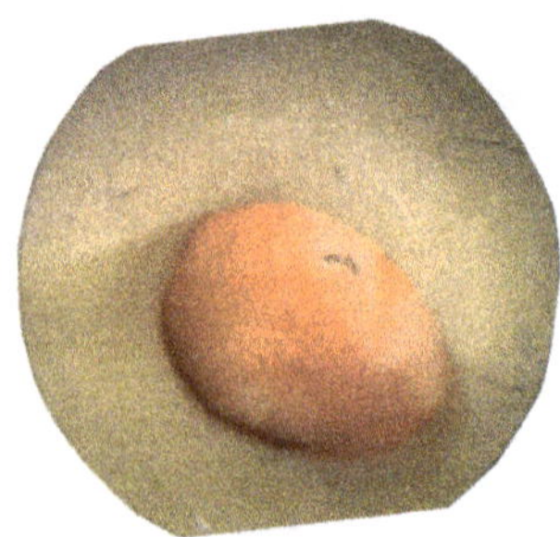

Das Trommelfell ist gerötet, vorgewölbt und intakt. Der Lichtreflex ist nicht vorhanden und es ist entdifferenziert.

Abb. 2.32: Akut-eitrige Otitis media

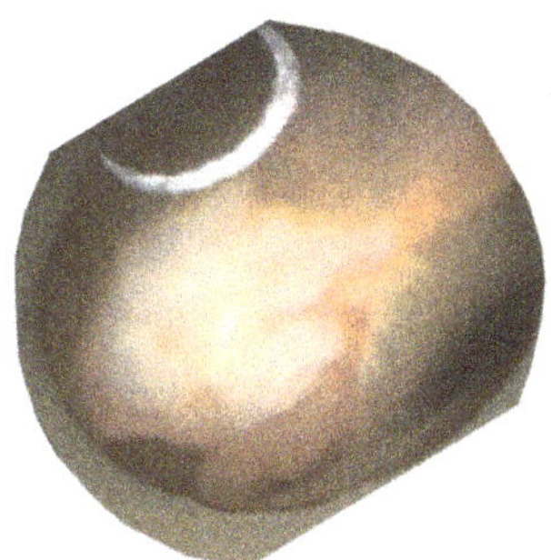

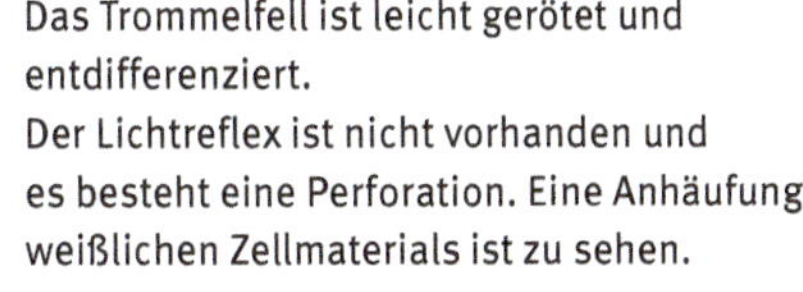

Das Trommelfell ist leicht gerötet und entdifferenziert.
Der Lichtreflex ist nicht vorhanden und es besteht eine Perforation. Eine Anhäufung weißlichen Zellmaterials ist zu sehen.

Abb. 2.33: Cholesteatom

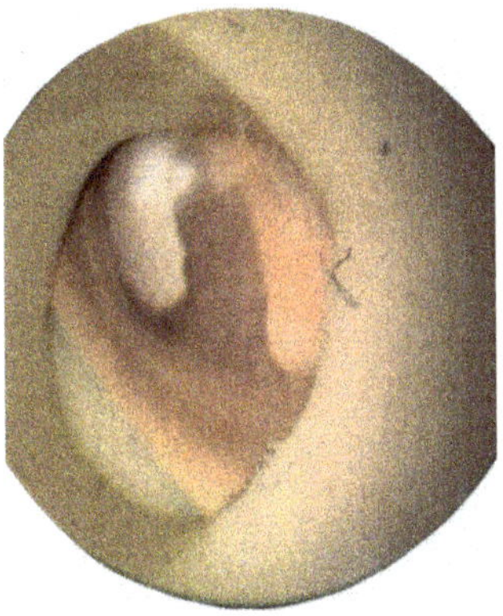

Das Trommelfell ist grau, spiegelnd und intakt.
In den hinteren Quadranten sind halbmondförmige weiße Kalkeinlagerungen zu sehen.

Abb. 2.34: Tympanosklerose

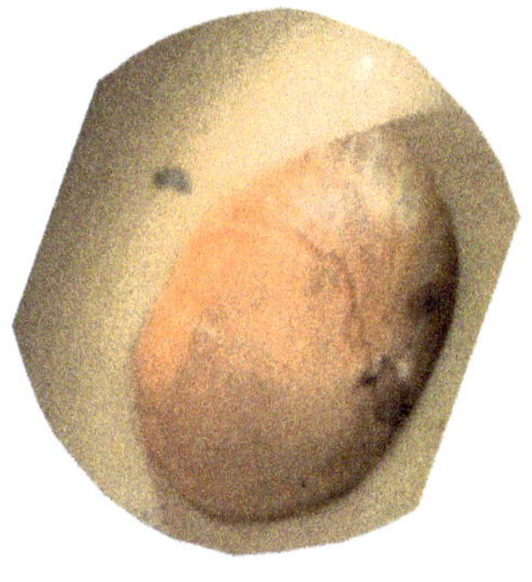

Das Trommelfell ist gerötet, differenziert und weist Perforationen mit ungleichmäßigen, blutigen Rändern auf.
Der Lichtreflex ist nicht vorhanden.

Abb. 2.35: Traumatische Trommelfellperforation

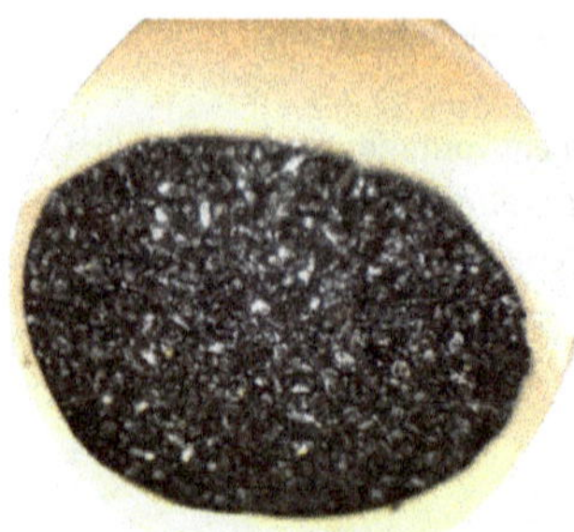
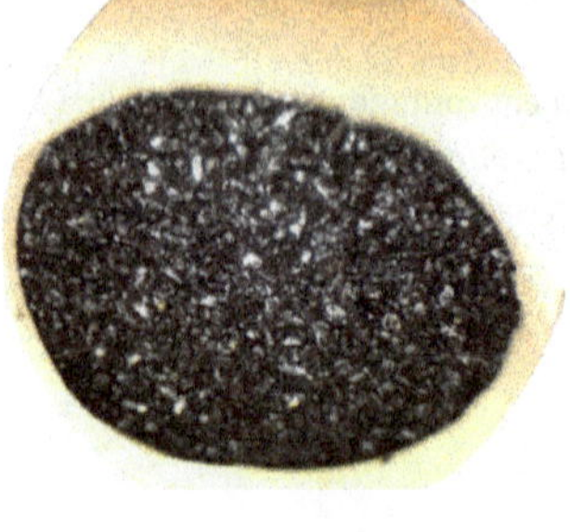

Abb. 2.36: Cerumen obturans

Aufgrund des Cerumens ist das Trommelfell nicht einsehbar.

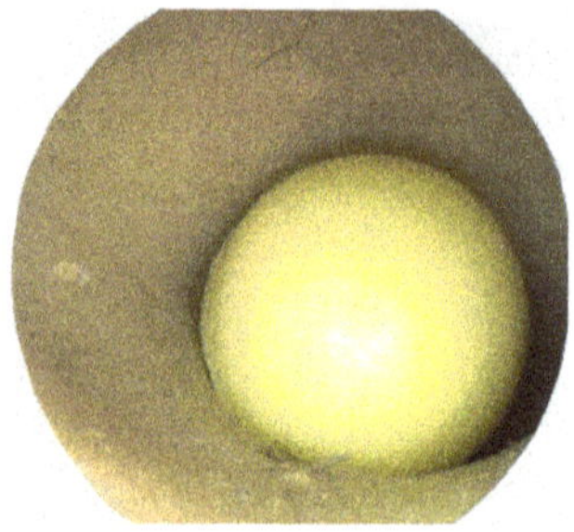

Abb. 2.37: Fremdkörper im Gehörgang

Der Gehörgang wird durch den Fremdkörper vollständig verlegt, so dass das Trommelfell nicht beurteilbar ist.

## Lernziele

Nach dem Otoskopiekurs sind die Studierenden in der Lage:
- eine komplette ohrspezifische Anamnese zu erheben.
- die Weber & Rinne Versuche korrekt durchzuführen und zu interpretieren.
- die Otoskopie am Simulator korrekt durchzuführen.
- einen unauffälligen Trommelfellbefund am Simulator als solchen zu erkennen und zu beschreiben.
- pathologische Trommelfellbefunde am Simulator zu erkennen, zu beschreiben und voneinander zu unterscheiden (chronisch eitrige Otits media, seröse Otitis media, Cholesteatom, Tympanosklerose, traumatische Trommelfellperforation, Cerumen obturans, Fremdkörper im äusseren Gehörgang).
- die wichtigsten Fakten (typische Anamnese, Pathogenese & Komplikationen) zu den besprochenen Krankheitsbildern wiederzugeben.

### Take-Home-Message

Die Otoskopie ist eine Untersuchung, die für den Patienten bei unsachgemässer Durchführung unangenehm und schmerzhaft sein kann. Am Simulator können sowohl Handhabung des Otoskops als auch die richtige Positionierung der Ohrmuschel geübt werden. Die Otoskopie ist Bestandteil einer jeden vollständigen körperlichen Untersuchung!

## Kursablauf

| Nr. | Zeit | Ziel | Inhalt | Methode | Material / Bemerkungen | Wer |
|---|---|---|---|---|---|---|
| | | **Die Teilnehmer (TN) ...** | | | | |
| 1 | 4 min | ...kennen sich untereinander und den Tutor.<br>... sind über den Kursablauf und die Lernziele informiert. | Tutor stellt sich vor und erklärt Kursablauf.<br>TN stellen sich vor und erzählen kurz, welche Erfahrungen sie schon mit Otoskopie gemacht haben. | Kurzreferat<br>Erfahrungsabfrage | Lernziele<br>Kreppband<br>Markerstifte<br>Namensschilder | Tutor, TN |
| 2 | 10 min | ... kennen die Inhalte der ohrspezifischen Anamnese.<br>... erkennen auffällige Befunde des Patienten.<br>... kennen die Verdachtsdiagnosen zu akuten Ohrenschmerzen. | **Pädiatrischer Fall**<br>– TN lesen den Fallbericht und tragen auffällige Befunde zu Anamnese, Inspektion und Palpation zusammen.<br>– Verdachtsdiagnosen werden abgeleitet<br>– Nach Ergänzungen zur ohrspezifischen Anamnese wird gefragt und am White Board aufgezeigt. | Einzelarbeit<br>Gesprächsrunde | Pädiatrischer Fall<br>White Board<br>Marker | Tutor, TN |
| 3 | 10min | ... können den Weber und Rinne Versuch korrekt durchführen.<br>... können zwischen Schalleitungs- und Schallempfindungsstörung differenzieren. | **Exkurs: Weber & Rinne**<br>– TN tragen Durchführung und Ziel von der Weber-Rinne-Untersuchung zusammen.<br>– Tutor demonstriert Versuche und fragt unterschiedliche Ergebnisse ab.<br>– TN üben an sich gegenseitig. | Gesprächsrunde<br>Demonstration<br>Partnerübung | Stimmgabeln | Tutor, TN |
| 4 | 10min | ... wissen, wie die Otoskopie durchgeführt wird.<br>... haben den Befund des Kindes (s. Pädiatrischer Fall) am Simulator gesehen. | **Otoskopie**<br>– Durchführung der Otoskopie von einem TN am Simulator zeigen lassen.<br>– Tutor korrigiert ggf. und begründet die Technik.<br>– Alle TN schauen den Otoskopie-Befund am Simulator an. | Demonstration<br>Gesprächsrunde<br>Üben | Ohrmodell<br>Simulator:<br>Ohren Nr. 2 (re.) Normalbefund + Nr. 6 (li) akute Otitis media (AOM) | Tutor, TN |

| Nr. | Zeit | Ziel | Inhalt | Methode | Material / Bemerkungen | Wer |
|---|---|---|---|---|---|---|
| | 3 min | ... kennen die Charakteristika des normalen Trommelfellbefundes. | **Normalbefund**<br>– TN identifizieren das rechte Ohr als Normalbefund und beschreiben diesen. | Gesprächsrunde | White Board | TN |
| | 3 min | ... können den pathologischen Befund richtig beschreiben und als akute eitrige Otitis media identifizieren. | **Pathologischer Befund**<br>– TN beschreiben den Befund.<br>– Tutor fasst an White Board zusammen.<br>– TN stellen die Diagnose. | Gesprächsrunde | White Board<br>Marker | Tutor, TN |
| | 5 min | ... kennen die Pathogenese der AOM und verstehen die Therapie. | **Pathogenese & Therapie**<br>– Tutor und TN erarbeiten die Pathogenese zur akut-eitrigen Otitis media gemeinsam (Erreger, Risikofaktoren, Häufigkeitsgipfel in der Kindheit, Komplikationen).<br>– TN schlagen Therapie vor. | Gesprächsrunde | | Tutor, TN |
| 5 | 35 min | ... haben die verschiedenen Krankheitsbilder am Simulator gesehen und die wesentlichen Merkmale erkannt.<br>... kennen die zugrunde liegenden Krankheitsbilder in Grundzügen. | **Krankheitsbilder am Simulator**<br>Otoskopie und Besprechen der Krankheitsbilder nach folgendem Schema:<br>– Fallvorstellung durch den Tutor.<br>– TN otoskopieren den Befund.<br>– TN beschreiben den Befund.<br>– Gemeinsam wird die Diagnose abgeleitet.<br>– Pathogenese, Komplikationen und Therapie werden in Grundzügen besprochen. | Fallvorstellung<br>Üben<br>Gesprächsrunde | Simulator:<br>Ohren Nr. 3, 5, 7–11<br>White Board<br>Marker | Tutor, TN |
| | | | **Chronisch eitrige Otitis media** | | Ohr Nr. 5 | |
| | | | **Seröse Otitis media** | | Ohr Nr. 3<br>Paukenröhrchen | |
| | | | **Cholesteatom** | | Ohr Nr. 7 | |
| | | | **Tympanosklerose** | | Ohr Nr. 8 | |

| Nr. | Zeit | Ziel | Inhalt | Methode | Material / Bemerkungen | Wer |
|---|---|---|---|---|---|---|
| | | | **Traumatische Trommelfellperforation** | | Ohr Nr. 9 | |
| | | | **Cerumen obturans** | | Ohr Nr. 10 | |
| | | | **Fremdkörper** | | Ohr Nr. 11<br>Häkchen, Ösen (Instrumente für Extraktion) | |
| 6 | 5 min | ... haben ein gesundes Trommelfell am Simulator gesehen.<br>... sind sich bewusst, dass Otoskopie für den Patienten unangenehm sein kann und deshalb Vorsicht geboten ist. | | Partnerübung | Otoskope mit Trichtern | TN |
| 7 | 5 min | ... haben ihren Lernertrag reflektiert und dem Tutor eine Rückmeldung zum Kurs gegeben. | **Abschluss**<br>– offene Fragen klären<br>– Blitzlicht: Bitte beendet folgende Satzanfänge:<br>Im Otoskopiekurs habe ich gelernt ...<br>Zum Kurskonzept möchte ich sagen ...<br>– Tutor schreibt Blitzlichtgedanken mit. | Blitzlicht | vorbereiteter Satzanfang auf White Board | Tutor, TN |

## 2.4 Ophthalmoskopie

Marie-Christin Frank

### Simulator

„Eye Examination Simulator“, Modell M82, Fa. Kyoto Kagaku, Kyoto, Japan 612-8388

Der „Eye Examination Simulator“ ist für die Spiegelung des Augenhintergrundes im Rahmen des praktischen Studierendenunterrichts konzipiert. Es gibt 10 verschiedene Dias mit physiologischen und pathologischen Retinaabbildungen (wie z. B. diabetische Retinopathie, glaukomatöse Optikusatrophie oder der retinale Venenverschluss), die man in den Bildhalter des „Eye Examination Simulator“ einstecken kann.

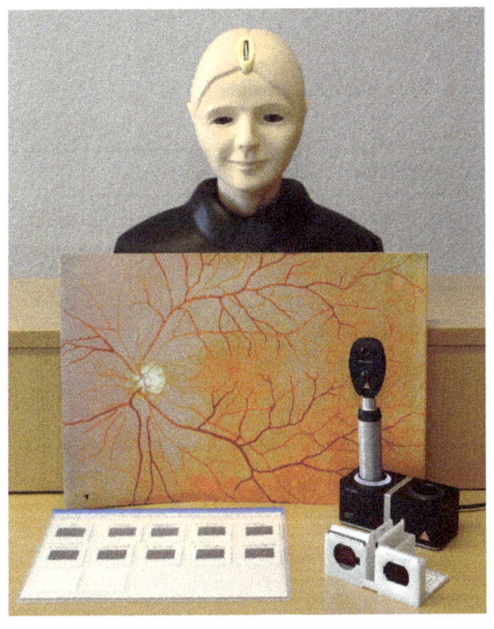

Abb. 2.38: Eye Examination Simulator mit Zubehör

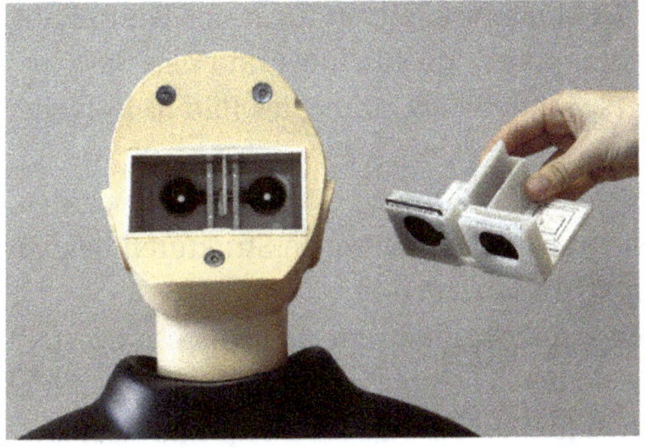

Abb. 2.39: Halterung für die Dias mit weißer Unterlegpappe

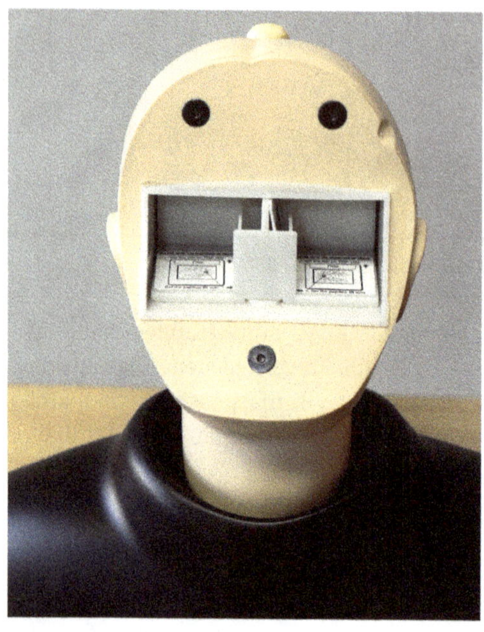

Abb. 2.40: Einsatz am Simulator

| Vorteile | Nachteile |
|---|---|
| – 9 verschiedene Pathologien<br>– Möglichkeit, die Pupille auf drei verschiedene Weiten einzustellen<br>– Simulation der Untersuchung und der Pathologien sehr realistisch<br>– schnelle Erfolge für die Studierenden im Gegensatz zur Untersuchung am Patienten (Auffinden der Papilla n. optici oder Verfolgen der Gefäße in die Peripherie) | – Spiegelung anstelle der Macula lutea, sodass die Studierenden die Macula-Pathologien nicht richtig erkennen können<br>– Magnetverschluss des Kopfteils löst sich leicht |

## Anmerkungen

Es handelt sich hierbei um die direkte Augenspiegelung, bei der man sehr dicht (10 cm Abstand) vor dem Patienten sitzt. Das direkte Ophthalmoskopieren dient der Beurteilung des Augenhintergrundes mit der Retina, Papilla n. optici, Macula lutea und den Gefäßen. Dabei wird der Augenhintergrund für den Untersuchenden als aufrechtes Bild in 16-facher Vergrößerung sichtbar.

Beim Einsetzen der Dias muss auf die richtige Ausrichtung der Bilder geachtet werden, da die Studierenden sonst Probleme beim Aufsuchen der anatomischen Strukturen bekommen (Papille immer nasal und die Macula temporal einsetzen).

Am „Eye Examination Simulator“ kann die Pupillengröße unterschiedlich eingestellt werden, indem das weiße Rad an der Stirn des Modells nach oben gedreht wird. Sie reicht von 2 mm über 3,5 mm bis zu 5 mm. Die beste Sicht für Studierende wird bei 5 mm erreicht.

### Indikation

Jeder Patient mit Diabetes mellitus oder Hypertonie sollte regelmäßig und prophylaktisch zur Spiegelung des Augenhintergrundes gehen. Viele weitere Pathologien stellen ebenfalls Indikationen für eine Ophthalmoskopie dar, z. B. Infektionen, Erhöhung des Augeninnendrucks oder Hirndrucks und Netzhautablösungen. Einblutungen und Arteriosklerose können gut sichtbar wahrgenommen werden, da mit der Spiegelung des Augenhintergrundes nicht-invasiv und direkt Gefäße beobachtet werden können.

### Vorbereitung

Für die Ophthalmoskopie wird – wie bei jeder ärztlichen Intervention – der Patient über den Untersuchungsablauf aufgeklärt und seine Einwilligung eingeholt. Bei der Aufklärung ist besonders auf Vorerkrankungen des Patienten zu achten, die mit einer bereits vorhandenen Erhöhung des Augeninnendrucks einhergehen und im Falle einer Weitstellung der Pupillen einen akuten Glaukomanfall auslösen könnten. Weiterhin benötigt man für die Durchführung der Augenspiegelung Augentropfen (z. B. Tropicamid), die zu einer Mydriasis der Pupille führen. Dabei sollte der Patient informiert werden, dass durch die Weitstellung sein Sehvermögen stark eingeschränkt wird und er deshalb kein Fahrzeug führen darf. Der Patient sollte in einem abgedunkelten Raum vor dem Arzt sitzen. Eventuell vorhandende Sehhilfen müssen vor dem Ophthalmoskopieren abgenommen werden.

### Materialien

- „Eye Examination Simulator“
- Ophthalmoskop Beta 200® der Fa. Heine Optotechnik, Herrsching, Deutschland
- Vergrößerungen der Dias im Posterformat
- White Board mit Markern
- Weiße Blätter, Stifte, Magnete
- Text mit Erklärungen zu den einzelnen Pathologien
- Ausgedruckte Anleitungen zum Ablauf der Ophthalmoskopie
- Anatomisches Augenmodell CS 2/2® der Fa. Somso Modelle GmbH, Coburg, Deutschland

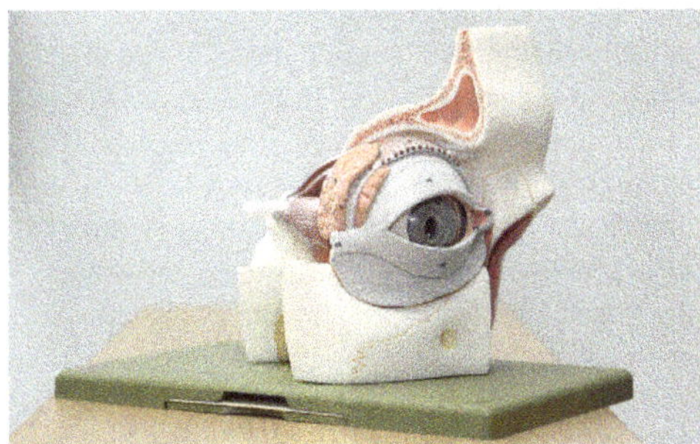

Abb. 2.41: Somso Augenmodell CS

## Durchführung

### Vorbereitung des Ophthalmoskops

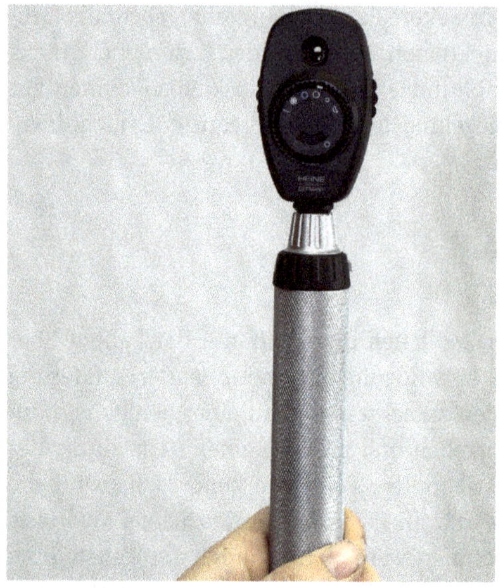

Abb. 2.42: Recoss-Scheibe und Lichtmodus

Zuerst wird das Ophthalmoskop richtig eingestellt. Dafür das untere Drehrad auf eine mittlere Lichtstärke justieren. Danach das rückseitige Rad auf den richtigen Lichtmodus einstellen (großer Kreis). Zum Schluss wird bei Bedarf mittels Recoss-Scheibe (Drehrad am Ophthalmoskop zur Dioptrien-Einstellung) die eigene Fehlsichtigkeit ausgeglichen, da ohne Brille ophthalmoskopiert wird. Dafür seitlich am geriffelten Rad drehen und die entsprechende Zahl für die eigenen Dioptrien einstellen. Rot entspricht dabei konkaven Linsen für Kurzsichtigkeit, grün entspricht konvexen Linsen für Weitsichtigkeit.

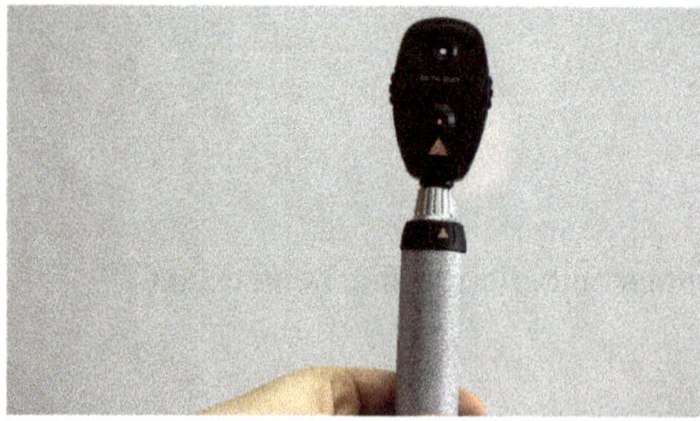

Abb. 2.43: Einstellung der Dioptrien

### Rahmenbedingungen

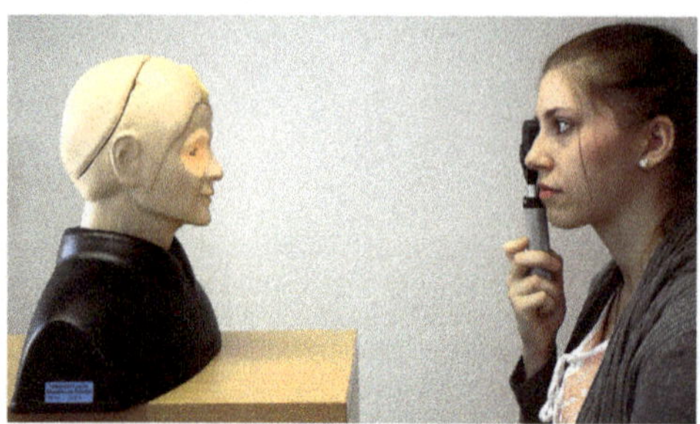

Abb. 2.44: Ausgangsposition

Auf eine Armeslänge vom Patienten entfernt hinsetzen und durch das Ophthalmoskop den Patienten betrachten. Der zu Untersuchende sollte dabei die Augen öffnen, zielgerichtet geradeaus blicken und nicht direkt in die Lichtquelle schauen, um spontane Augenbewegungen zu reduzieren. Hierbei wird so untersucht, dass das rechte Auge des Patienten vom rechten Auge des Untersuchers gespiegelt wird und umgekehrt, um eine gegenseitige Nasenberührung zu vermeiden.

**Durchführung**

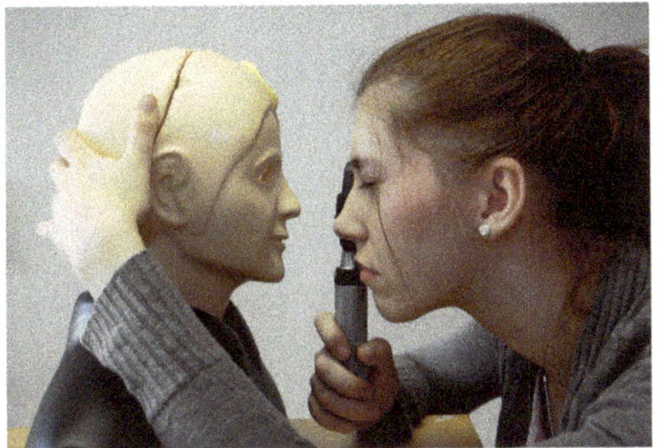

Abb. 2.45: Annäherung an den Patienten und Spiegelung des Augenhintergrundes

Der Arzt beleuchtet das zu inspizierende Auge des Gegenübers. Dabei schaut der Untersucher durch das Auge des Patienten hindurch ohne einen bestimmten Fixationspunkt festzulegen. Damit wird ein Überlagerungseffekt erzeugt, wodurch es zu einer Dopplung des Patientenauges kommt. Infolgedessen reflektiert eines der Augen mit dem entsprechenden Pupillenreflex rötlich. Diesem Auge nähert sich der Untersucher, wobei er sein Auge schließt, welches nicht durch das Ophthalmoskop schaut. Um die Peripherie des Augenhintergrundes gut erkennen zu können, kann der Kopf des Patienten bewegt werden oder er wird gebeten, nach oben, unten, links oder rechts zu schauen.

## Befundung

Eine physiologische Retina kann rötlich-orange bis braun je nach Hauttyp erscheinen. Zuerst wird nasal die Papilla n. optici, welche auch als „blinder Fleck“ bekannt ist, aufgesucht. Sie erscheint als gelblich umrandete Scheibe, wobei die Excavatio retinae, eine Einsenkung für die Zentralgefäße, gut beobachtet werden kann. Von der Papille aus werden die restlichen Gefäße in die Peripherie verfolgt. Dabei ist es wichtig auf Intaktheit sowie Kreuzungsphänomene der Gefäße zu achten und Einblutungen oder harte/weiche Exsudate zu erkennen. Arterielle Gefäße erscheinen hellrot, während venöse Gefäße wesentlich breiter und dunkelrot imponieren.

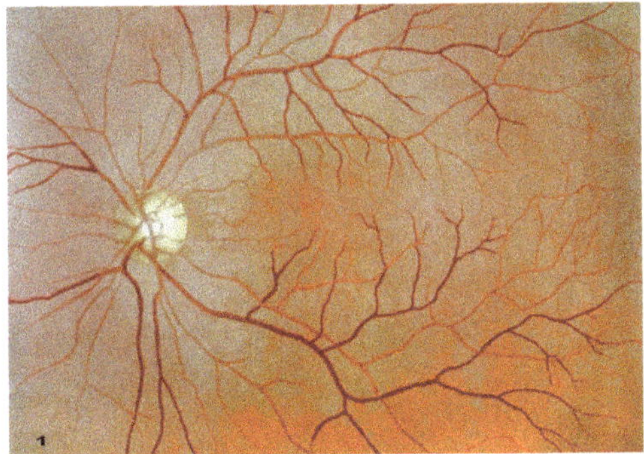

Abb. 2.46: Physiologische Retina im „Eye Examination Simulator“

Anschließend wird die Macula lutea, der „gelbe Fleck“, im temporalen Bereich der Retina aufgesucht. Da sich dort keine Arterien oder Venen befinden sollten, ist sie als gefäßfreie, flache Vertiefung sichtbar. Dadurch erklärt sich auch ihre große Bedeutung als Ort des schärfsten Sehens in der Netzhaut, da sich in ihrer Mitte, der Fovea centralis, ausschließlich Zapfen befinden und das Licht direkt und ohne Streuung auf die Photorezeptoren fällt.

## Pathologien und deren Kennzeichen

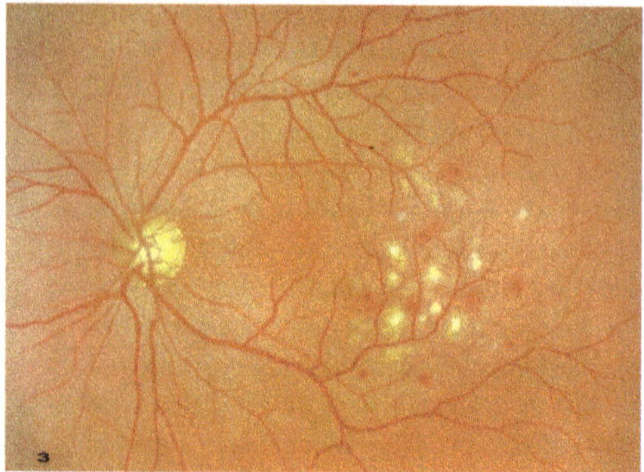

- harte Exsudate
- punktförmige Blutungen
- Mikroinfarkte

Abb. 2.47: Diabetische Retinopathie

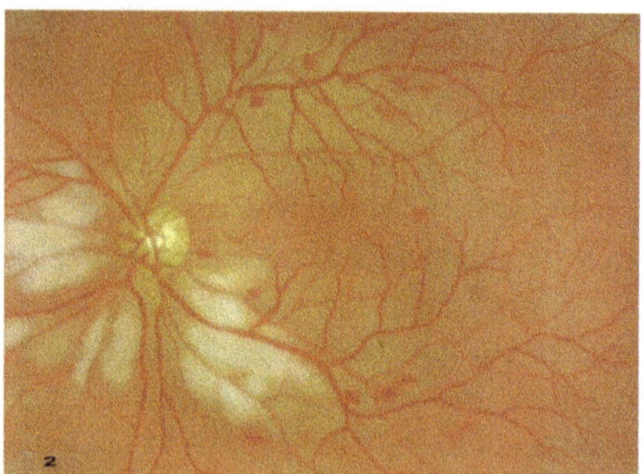

- weiche Exsudate
- Blutungen
- Kreuzungsphänomen von Venen/Arterien

Abb. 2.48: Hypertensive Retinopathie

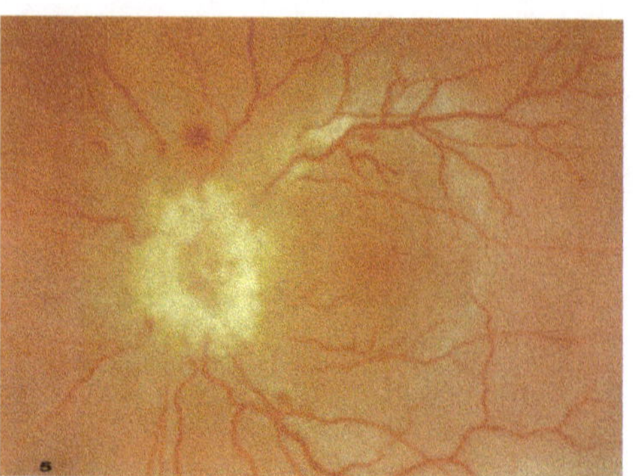

- vergrößerte/unscharfe Papille und Exkavation
- Blutungen

Abb. 2.49: Akute Stauungspapille

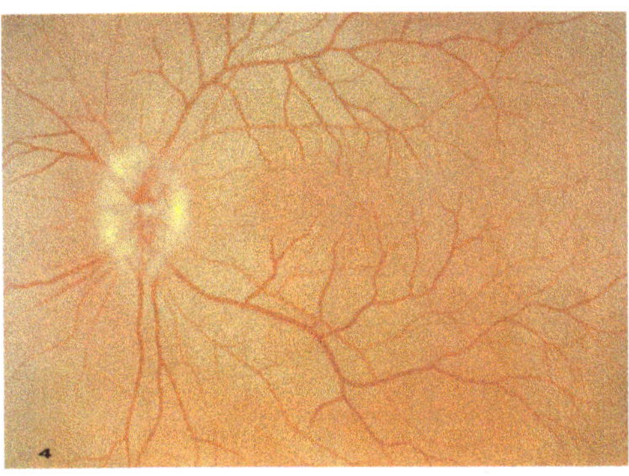

- unscharfe Papille nicht mehr ganz so stark vergrößert
- kaum Blutungen

Abb. 2.50: Chronische Stauungspapille

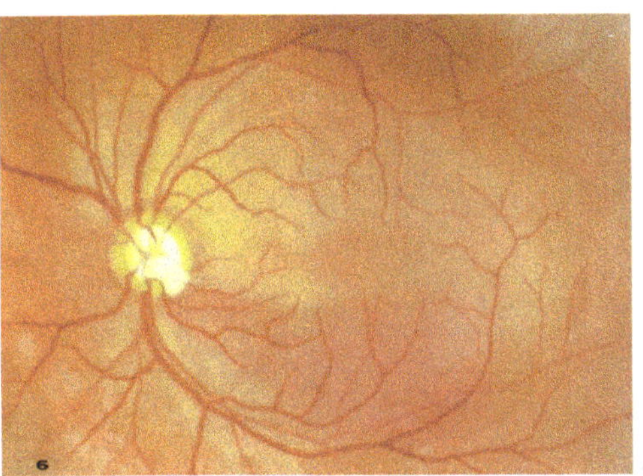

- vergrößerte und unscharfe Excavatio papillae

Abb. 2.51: Glaukomatöse Optikusatrophie

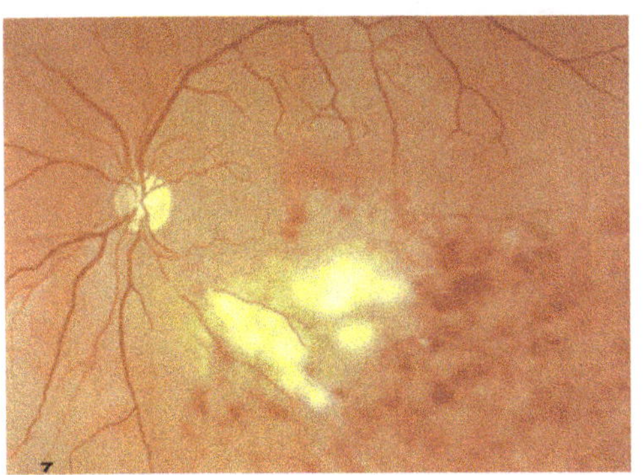

- großflächige Blutungen venöse Stenosen

Abb. 2.52: Akuter retinaler Venenverschluss

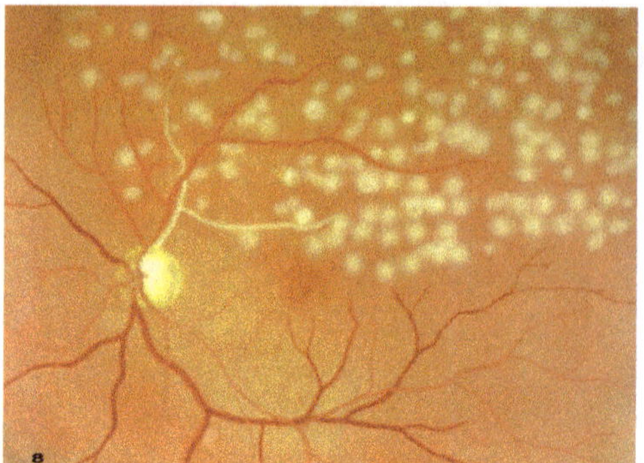


- Zustand nach Laserbehandlung

Abb. 2.53: Therapierter retinaler Venenverschluss

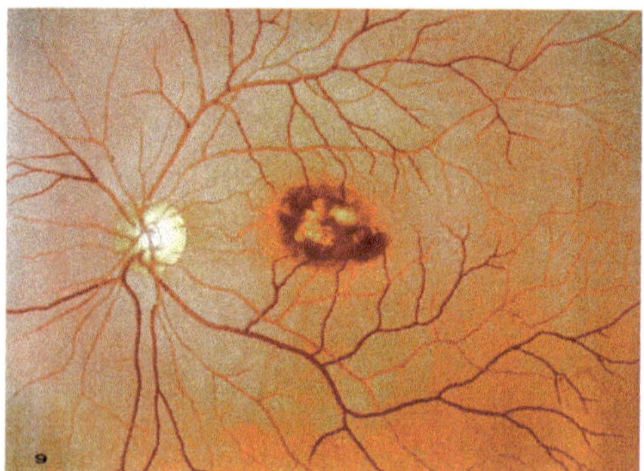


- Chorioretinitis
- Knotige Struktur in der Macula lutea

Abb. 2.54: Toxoplasmose

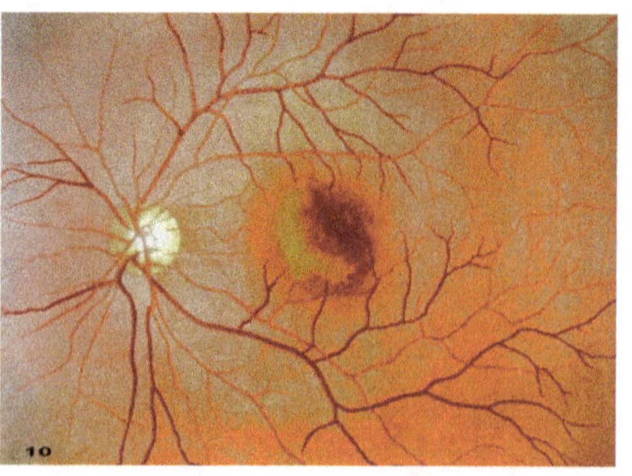


- Exsudate
- Blutungen

Abb. 2.55: Altersbedingte Makuladegeneration

### Lernziele

Die Studierenden sind nach dem Kurs in der Lage:
- die Indikationen für eine Spiegelung des Augenhintergrundes aufzuzeigen.
- den anatomischen Aufbau der Retina zu erläutern.
- geeignete Rahmenbedingungen für eine augenärztliche Untersuchung zu beschreiben.
- mit dem Ophthalmoskop am Simulator umzugehen (richtige Einstellung wählen und eigene Fehlsichtigkeit ausgleichen können).
- wichtige Pathologien an der Retina zu erkennen (Diabetes, Hypertonie, Glaukom).

### Take-Home-Message

Das Ophthalmoskopieren ist eine wichtige Kernkompetenz der ärztlichen Tätigkeit. Mit dieser Methode ist es möglich, einerseits wichtige Erkrankungen wie Diabetes mellitus oder Bluthochdruck zu erkennen, andererseits akut lebensbedrohliche Zustände wie erhöhten intrakraniellen Druck festzustellen. Die Spiegelung des Augenhintergrundes ist Bestandteil einer jeden vollständigen körperlichen Untersuchung!

### Kursablauf

| Nr. | Zeit | Ziel | Inhalt | Methode | Material / Bemerkungen | Wer |
|---|---|---|---|---|---|---|
| 0 | 10 min | | **Vorbereitung** | | Raum vorbereiten:<br>– 2 Eye Examination Simulatoren<br>– 2 Ophthalmoskope anatomisches Augenmodell<br>– Einsatzdias<br>– Vergrößerungen der Dias im Posterformat<br>– Texte mit Pathologien<br>– White Board und Magnete | Tutor |
| | | **Die Teilnehmer (TN) ...** | | | | |
| 1 | 10 min | ... kennen sich und den Tutor, Motivationen/ Erfahrungen wurden ausgetauscht, Methode wurde erklärt und Kursablauf mitgeteilt. | Habt Ihr Erfahrungen bei der Augenspiegelung?<br>Kursablauf erklären<br>Was ist Ophthalmoskopieren? | Vorstellungsrunde | Lernziele<br>Kreppband<br>Markerstifte<br>Namensschilder | Tutor, TN |
| 2 | 10 min | ... kennen die theoretischen Grundlagen zum Ophthalmoskopieren. | Was ist am unauffälligen Augenhintergrund zu sehen?<br>– Papilla n. optici (nasal, gelblich, Nervenaustritt)<br>– Macula lutea (temporal, gefäßfrei, Fovea centralis)<br>– Gefäße (Arterien hellrot, Venen dunkelrot und dick)<br>– rötliche Farbe (braun bei stark pigmentierter Hautfarbe)<br>Welche Pathologien kennt Ihr?<br>– Zuordnung zu den 4 Strukturen<br>– Papille: ↑ Hirndruck (Stauungspapille), ↑ Augeninnendruck (Glaukom) | Kurzreferat und halboffene Fragen → Ergebnisse anschreiben und anhand physiologischem Retinabild erklären | White Board<br>Markerstifte<br>Bild der physiologischen Retina<br>Magnete | Tutor, TN |

| Nr. | Zeit | Ziel | Inhalt | Methode | Material / Bemerkungen | Wer |
|---|---|---|---|---|---|---|
| | | | – Macula: altersbedingte Makuladegeneration<br>– Gefäße: Diabetes mellitus, Hypertonie, Stenose, Mikroaneurysmen<br>– Farbe: Netzhautablösung | | | |
| 3 | 25 min | ... kennen Rahmenbedingungen, können mit Ophthalmoskop umgehen. | **Unterschied direktes/indirektes Ophthalmoskopieren (hier: direkt)**<br>Was wird zur Vorbereitung benötigt?<br>– Aufklärung und Einverständnis (Verkehrstüchtigkeit, Glaukom als Vorerkrankung → Glaukomanfall)<br>– Mydriatikum (Parasympatholytikum: Atropin und Tropicamid → unterschiedliche Wirkdauer (Atropin bis 1 Woche, Tropicamid bis 3–4 Stunden))<br>– Patient soll vor dem Untersucher sitzen, geradeaus schauen und einen Punkt fixieren<br>**Funktionsweise des Ophthalmoskops erklären**<br>– mittlere Lichtstärke und richtigen Lichtmodus (Kreis) einstellen<br>– eigene Fehlsichtigkeit ausgleichen → Recoss-Scheibe auf entsprechende Dioptrie einstellen (rot = Plusgläser, grün = Minusgläser) → Brille absetzen<br>**Durchführung erklären**<br>– mit geöffneten Augen durch Ophthalmoskop blicken, Patientenauge beleuchten, durch Patienten hindurchschauen und nichts fixieren<br>– Überlagerungseffekt mit 2 Augen entsteht, eins davon reflektiert rot, diesem Auge wird sich angenähert<br>– dicht (10 cm) an den Patienten gehen und zuerst die Papille aufsuchen (schräg von unten nach nasal blicken) | Kurzreferat und halboffene Fragen, anschließend Demonstration und selbstständiges Üben | Ophthalmoskop und Augenmodell | Tutor, TN |

| Nr. | Zeit | Ziel | Inhalt | Methode | Material / Bemerkungen | Wer |
|---|---|---|---|---|---|---|
| | | | – Gefäße in die Peripherie verfolgen<br>– versuchen, Macula zu finden (auf Fehler am Modell hinweisen: Reflexion)<br>– wenn rechtes Auge des Patienten untersucht wird, dann schaut auch Untersucher durch rechtes Auge, anderes wird geschlossen (sonst Nasenberührung)<br>– Patientenkopf nach oben, unten, rechts, links bewegen (Hand an Stirn)<br>Nun zum selbstständigen Üben auffordern (es wird das physiologische Retina-Dia in Modelle eingelegt, dabei TN korrigieren und Tipps geben) | | | |
| 3 | 45min | ... kennen verschiedene Pathologien und üben Ophthalmoskopieren. | Es werden verschiedene Pathologien in die Simulatoren eingelegt.<br>TN sollen Pathologien anhand der Poster erkennen und richtig zuordnen (aufschreiben). | Selbstständiges Üben | Ophthalmoskope<br>Augensimulatoren<br>Dias mit unterschiedlichen Pathologien<br>Markerstifte<br>Papier | TN |
| 4 | 15 min | ... kennen Merkmale der einzelnen Pathologien und können diese den Postern zuordnen. | **Es werden für jede Abbildung die einzelnen Pathologien besprochen**<br>– Diabetische Retinopathie (harte Exsudate, punktförmige Blutungen, Mikroinfarkte)<br>– Hypertensive Retinopathie (weiche Exsudate, Blutungen, Kreuzungsphänomen von Venen/Arterien)<br>– Stauungspapille (vergrößerte/unscharfe Papille, Blutungen)<br>– Glaukomatöse Optikusatrophie (vergrößerte Excavatio papillae)<br>– Retinaler Venenverschluss (großflächige Blutungen) | Kurzreferat und offenes Gespräch | Abbildungen der Pathologien<br>Kärtchen mit Pathologien | Tutor, TN |

| Nr. | Zeit | Ziel | Inhalt | Methode | Material / Bemerkungen | Wer |
|---|---|---|---|---|---|---|
| | | | – Toxoplasmose (Chorioretinitis, Knoten in der Macula lutea)<br>– altersbedingte Makuladegeneration (Exsudate, Blutungen) | | | |
| 5 | 5 min | ... kennen Lernziele, Abschlussgespräch, Evaluation. | Lernziele klar formulieren, Take-Home-Message, offene Fragen klären<br>„Aus dem heutigen Kurs nehme ich mit ...“<br>Kursevaluation | Gesprächsrunde<br>Blitzlicht | | Tutor, TN |

## 2.5 Sonographie der Leber

Nicole Geuthel

### Simulatoren

Fast/Acute Abdomen Phantom „FAST/ER FAN“ (Simulator 1)
Ultrasound Examination Training Model „ECHOZY“ mit dazugehörigem anatomischen Modell des Oberbauchs (Simulator 2)
Fa. Kyoto Kagaku, Kyoto, Japan 612-8388

Beide Simulatoren eignen sich sehr gut, um einen ersten Eindruck in die Komplexität der Ultraschalluntersuchung der Leber zu gewinnen. Schon unter den optimierten Bedingungen im Simulator wird deutlich, wie anspruchsvoll die vollständige Untersuchung des Organs ist. Dabei ist die Leber sehr realitätsnah mit all ihren Gefäßstrukturen dargestellt, diese können bis zu ihrem Ursprung verfolgt werden. An einer weiteren Variante des Simulators 2 können auch Pathologien der Leber untersucht und die Befundbeschreibung geübt werden. Im Kurs wird allerdings eher Wert auf eine strukturierte Untersuchung der Leber gelegt.

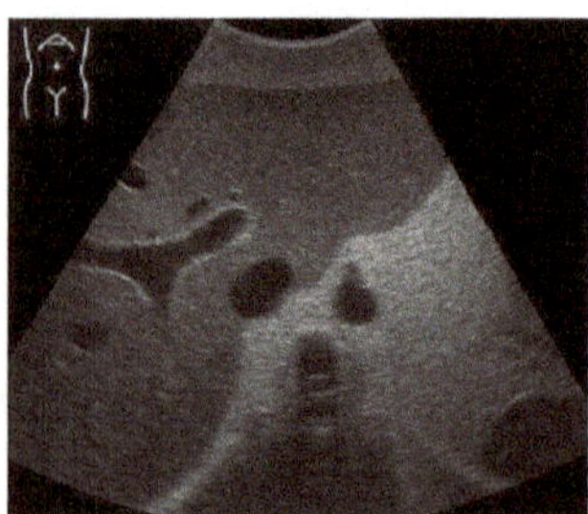

Abb. 2.56: Oberbauch-Querschnitt

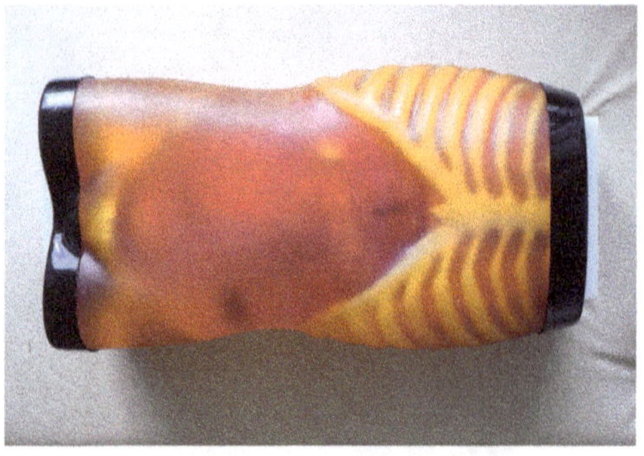

Abb. 2.57: Fast/Acute Abdomen Phantom „FAST/ER FAN“ (Simulator 1)

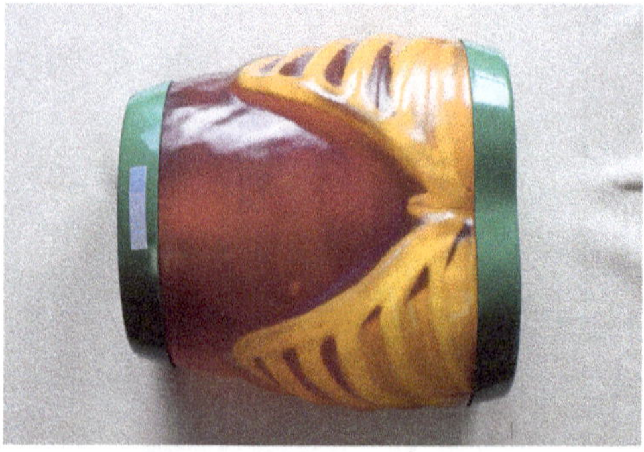

Abb. 2.58: Ultrasound Examination Training Model „ECHOZY“ (Simulator 2)

Ultrasound Examination Training Model „ECHOZY“ und „ABDFAN“

| Vorteile | Nachteile |
|---|---|
| – Erlernen der einzelnen Untersuchungsschritte in Ruhe möglich<br>– realitätsnahe Darstellung relevanter physiologischer Strukturen<br>– Wiederholung anatomischer Lagebeziehungen gut möglich<br>– verschiedene Pathologien sichtbar Variante Simulator 2<br>– leichte Reinigung<br>– vereinfachte Schallbedingungen | – viel Druck mit Schallkopf auf Simulatoren für gute Bildqualität nötig<br>– Untersuchung des Unterbauches nicht möglich (Blase, Geschlechtsorgane und zuführende Gefäße nicht vorhanden)<br>– Vierkammerblick am Herzen nicht möglich, da nicht angelegt<br>– Arteria mesenterica inferior fehlt |

## Anmerkungen

Die Simulatoren eignen sich gut für eine Einführung in die Lebersonographie. Um den Einfluss von Atmung und Lagerung des Patienten auf die Schallbildqualität zu erfassen, schallen sich die Teilnehmer in diesem Kurs auch gegenseitig.

## Indikation

Die Oberbauchsonographie liefert schnell, nicht-invasiv und kostengünstig wesentliche Hinweise zu wichtigen Lebererkrankungen. Sie wird für Diagnostik und Verlaufskontrolle eingesetzt. Oft manifestieren sich auch Störungen anderer Organe, sowie systemische Erkrankungen in der Leber. Deshalb ist eine eindeutige klinische Fragestellung für eine zielführende Untersuchung hilfreich.

## Vorbereitung

Die Ultraschalluntersuchung sollte in einem abgetrennten Bereich oder einem separaten Raum stattfinden, um die Privatsphäre des Patienten zu wahren. Es ist hilfreich, eine ruhige Untersuchungsatmosphäre zu schaffen, in welcher der Patient Atemaufforderungen gut folgen kann, wodurch sich bei der Lebersonographie die Untersuchungsbedingungen erheblich verbessern. Zu Beginn wird der Patient in Rückenlage untersucht. Im Verlauf kann eine Lagerung in Linksseitenlage notwendig werden, um die Schallbedingungen zu verbessern. Auch die Einstellungen des Ultraschallgerätes sollten zu Beginn der Untersuchung überprüft werden. Das Bild kann optimiert werden, indem Helligkeit, Eindringtiefe, Bildauflösung, etc. dem Patienten angepasst werden (weiteres s. Anhang: Poster „Geräteeinstellungen“). Eine schriftliche Aufklärung ist für eine Ultraschalluntersuchung in der Regel nicht notwendig.

Sollte zusätzlich Kontrastmittel benötigt oder eine Punktion in Betracht gezogen werden, muss der Patient jedoch schriftlich einwilligen.

## Materialien

- Simulatoren 1 und 2
- Ultraschallgerät mit Konvexschallkopf
- Baumwolltücher zum Abwischen
- Kaffeefiltertüte zum Verdeutlichen der Schnittebenen
- Präsentation (s. Anlage „Präsentation Lebersonographie")
- Untersuchungsliegen

Verbrauchsmaterial:
- Ultraschallgel
- Reinigungstücher für Schallköpfe (z. B. Cleanisept Wipes, Fa. Dr. Schumacher GmbH, Melsungen, Deutschland)

## Durchführung

### Untersuchung des linken Leberlappens

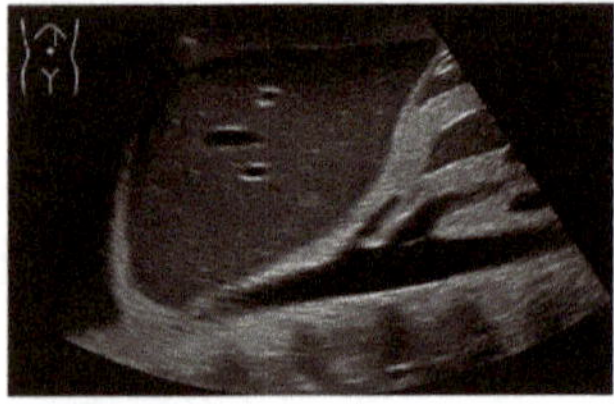

Abb. 2.59: Linker Leberlappen im Sagittalschnitt

Zur Untersuchung des linken Leberlappens wird der Schallkopf sagittal im Epigastrium aufgesetzt:
- Anschließend wird er nach links bis zum Rippenbogen verschoben und leicht nach kranial geschwenkt, um möglichst den gesamten Leberlappen einzusehen.
- Danach wird der Schallkopf um 90° gedreht und der linke Leberlappen im Transversalschnitt komplett, d.h. „vom Nichts ins Nichts", durchgemustert.

### Untersuchung des rechten Leberlappens

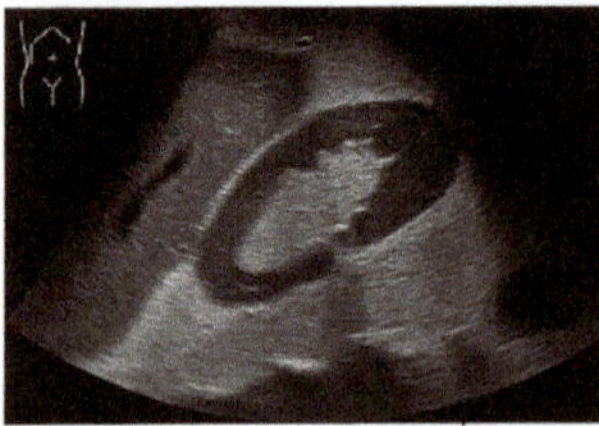

Abb. 2.60: Leberparenchym im Vergleich zur Echogenität der Niere

Ähnlich geht man bei der Untersuchung des rechten Leberlappens vor:
- Dabei wird der Schallkopf vom Ausgangspunkt im Epigastrium im Sagittalschnitt nach rechts verschoben und die Leber durchmustert.
- Anstelle der Transversalschnitte werden hier Subkostalschnitte erstellt. Der Schallkopf wird unterhalb des rechten Rippenbogens parallel dazu aufgesetzt und nach kranial geschwenkt. Dann wird er um Schallkopfbreite versetzt und der nächste Abschnitt durchfächert.

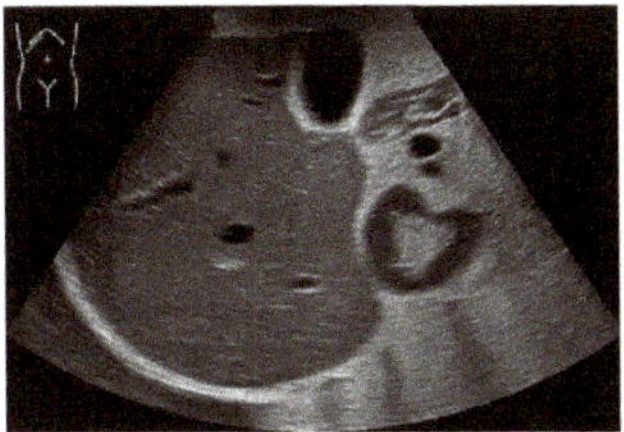

Abb. 2.61: Rechter Leberlappen im Transversalschnitt mit Gallenblase und Niere

- Da besonders die kranialen Abschnitte des rechten Leberlappens gut vom Rippenbogen geschützt sind, werden zusätzlich Interkostalschnitte zur Untersuchung genutzt.

## Befundung

Bei der Durchmusterung der beiden Leberlappen wird auf Größe, Form, Kontur und Organparenchym geachtet. Die Größe der Leber ist schwieriger zu bestimmen als bei anderen Organen. Eine gute Orientierung ergibt die Messung sagittal in der Medioklavikularlinie (anterior-posteriorer Abstand ca. 12–15 cm). Eine Verkleinerung oder Vergrößerung der Leber kann pathologisch sein.Auch die Form der Leber kann sich im Verlauf einiger Erkrankungen verändern. In höheren Stadien der Leberverfettung ist der Leberrand nicht mehr spitzwinklig, sondern abgerundet und das gesamte Organ erscheint plump. Bei einer Zirrhose kann die physiologisch glatte Oberfläche wellig bis höckrig verändert sein. Beim Parenchym wird Echogenität (echonormal/echoreich/echoarm) und Struktur (homogen/inhomogen/vergröbert) beurteilt. Das gesunde Nierenparenchym wird zum Vergleich der Echogenität der Leber herangezogen. Diese sollte etwa gleich sein. Fokale oder diffuse Veränderungen sind ebenfalls in der Ultraschalluntersuchung darstellbar. Dabei werden häufig Hämangiome oder Zysten als gutartige fokale Veränderungen im Leberparenchym sichtbar. Rundherde sollten unter Beachtung der folgenden Kriterien beschrieben werden: Größe, Form, Lage (welches Lebersegment?), Echogenität, Struktureindruck, Abgrenzung zur Umgebung (scharf/unscharf, gibt es einen Halo-Effekt? (Halo=echoarmer Saum um eine Raumforderung). Zysten fallen dabei durch typische Kriterien auf. Sie sind echofrei und scharf begrenzt, haben eine dorsale Schallverstärkung und häufig ein Ein- und Austrittsecho. Zur Untersuchung der Leber gehört die sonographische Darstellung der Organumgebung. Bei Lebererkrankungen kann Aszites nachweisbar sein; nach Traumata kann sich Flüssigkeit im Morison-Pouch (Raum zwischen Leber und Niere) sammeln.

**Darstellung des Lebervenensterns**

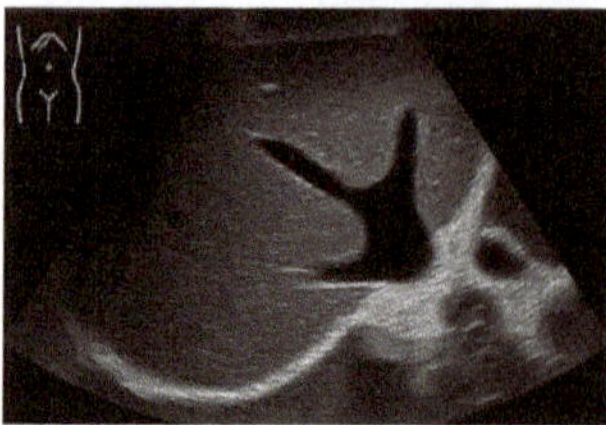

Abb. 2.62: Lebervenenstern im Subkostalschnitt

Die Untersuchung der Lebervenen erfolgt im Subkostalschnitt im Bereich des Epigastriums:
- Dabei muss der Schallkopf zusätzlich nach kranial geschwenkt werden.
- Ziel ist es, alle (meist) drei Lebervenen und ihre Mündung in die Vena cava inferior darzustellen.

## Befundung

Bei der Darstellung der Lebervenen wird auf den Durchmesser und das Lumen geachtet. Eine Rechtsherzinsuffizienz kann z. B. zur Erweiterung der Lebervenen führen oder das Lumen kann durch einen Thrombus verlegt sein.

**Darstellung des Leberhilus**

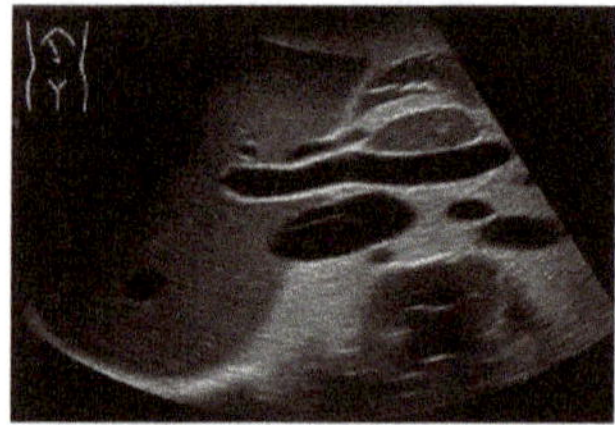

Abb. 2.63: Leberhilus im Schulter-Nabel-Schnitt

Der Leberhilus ist im Schulter-Nabel-Schnitt, d.h. in einer gedachten Linie zwischen rechter Schulter und Nabel, darstellbar. Auch eine transkostale Untersuchung der Leberpforte ist möglich.
Im Leberhilus befinden sich Arteria hepatica propria, Vena portae und Ductus hepatocholedochus (DHC) auf engstem Raum nebeneinander:
- Dabei verlaufen Pfortader und Gallengang nahezu parallel.
- Die Arterie ist in diesem Bereich eher geschlängelt, sodass sie im Bild oft nur punktförmig angeschnitten wird.

Bei Unsicherheiten lassen sich die Strukturen mit Hilfe ihres Verlaufs differenzieren (DHC führt zum Pankreaskopf, die Arterie entspringt aus dem Truncus coeliacus).

## Befundung

Bei der Untersuchung des Leberhilus sollte auf Durchmesser und Lumen der Gefäße geachtet werden. Im Rahmen einer Leberzirrhose sind die zentralen Gefäße (Pfortader und Pfortaderäste) häufig gestaut. In der Peripherie erscheinen sie rarefiziert und unregelmäßig berandet. Häufig kann auch ein erweiterter Gallengang beobachtet werden. Dieser sollte physiologisch maximal 7 mm breit sein. Bei cholezystektomierten Patienten ist eine Erweiterung bis 10 mm möglich. Ursache für eine pathologische Erweiterung des Gallengangs sind häufig Steine.

## Lernziele

Der Studierende ist nach diesem Kurs in der Lage:

- das Ultraschallbild am Monitor des Gerätes vor der Untersuchung richtig einzustellen (Einstellung von Helligkeit, Eindringtiefe und Bildausschnitt).
- sich im Ultraschallbild entsprechend der Konvention zu orientieren.
- die in der Durchführung beschriebenen Schritte am Simulator korrekt zu zeigen und zu erläutern.
- typische Pathologien der Leber zu erkennen und zu beschreiben.

## Take-Home-Message

Vor Untersuchungsbeginn sind die Orientierung und die Optimierung des Ultraschallbildes wichtig.
Die Ultraschalluntersuchung der Leber ist eine dynamische Untersuchungstechnik, die am Simulator ohne Artefakte durch Bewegung oder Luft geübt werden kann.

## Kursablauf

| Nr. | Zeit | Ziel | Inhalt | Methode | Material / Bemerkungen | Wer |
|---|---|---|---|---|---|---|
| | | **Die Teilnehmer (TN) ...** | | | | |
| 1 | 5 min | ... kennen die Kursstruktur. | **Vorstellung Tutor und TN**<br>– Vorstellung der Kursstruktur<br>– einführende Präsentation zu den Grundlagen und Untersuchungsschritten<br>– Übungszeit an 2 Stationen in 2 Gruppen mit Aufgabenblättern und Handout<br>– gemeinsame Abschlussrunde zusammen mit beiden Gruppen<br>Erfahrungen der TN in Hinblick auf Ultraschall erfragen. | Kurzreferat<br>Vorstellungsrunde | | 2 Tutoren, TN |
| 2 | 30 min | ... kennen die Grundlagen und Untersuchungsschritte der Lebersonographie. | **Präsentation**<br>Grundlagen und wichtigste Schritte zur Untersuchung der Leber | Lehrgespräch | PC und Beamer mit Präsentation „Lebersonographie“ | Tutor, TN |
| | | | **Grundlagen**<br>– richtige Schallkopfwahl (begründet durch die Eigenschaften); Schnittebenen (Orientierung im Transversal- und Sagittalschnitt)<br>– Übersicht über die wichtigsten Begriffe der Befundbeschreibung (auf Lage, Größe, Echogenität, Homogenität, Kontur, Gefäße achten)<br>– Untersuchung linker Leberlappen in zwei Schnitten (transversal/sagittal)<br>– Untersuchung rechter Leberlappen in mehreren Schnitten (sagittal/subkostal)<br>– Lebervenenstern im Subkostalschnitt<br>– Leberhilus im Schulter-Nabel-Schnitt | Interaktives Lehrgespräch | | |

| Nr. | Zeit | Ziel | Inhalt | Methode | Material / Bemerkungen | Wer |
|---|---|---|---|---|---|---|
| | | | – transkostales Schallfenster.<br>– Tipps und Tricks für die Untersuchung (s. Präsentation). | | | |
| 3 | 50 min | ... üben Teile einer Ultraschalluntersuchung der Leber am anatomischen Modell bzw. gegenseitig. | Jeder TN erhält vom Tutor ein Handout mit den einzelnen Untersuchungsschritten und mit konkreten Aufgaben.<br>Die Aufteilung erfolgt in zwei Gruppen → 2–3 TN:<br>– Zu Beginn erfolgt eine kurze technische Einführung durch den Tutor am jeweiligen Gerät. Es wird an zwei Stationen geübt: eine Station mit Simulator 1 oder 2, eine Station „Lebendschall“ am jeweils anderen TN.<br>– Nach 20 min wird gewechselt. | Üben unter Supervision der Tutoren | 4 Ultraschallgeräte<br>4 Untersuchungsliegen<br>Simulatoren 1 und 2<br>Desinfektionstücher<br>Sonogel<br>Baumwolltücher<br>2 laminierte Aufgabenblätter („Station 1 am Patienten, „Station 2 am Simulator“) | 2 Tutoren, TN |
| 4 | 5 min | ... haben die Möglichkeit Fragen zu klären und zu rekapitulieren, was sie heute gelernt haben. | Fragenklärung<br>Die wichtigsten Inhalte werden rekapituliert. | Blitzlicht | | 2 Tutoren, TN |

## ANHANG: Sonographie der Leber

### Präsentation „Lebersonographie“

**Folie 1**

Abdomen-Sonografie - Welcher Schallkopf ?

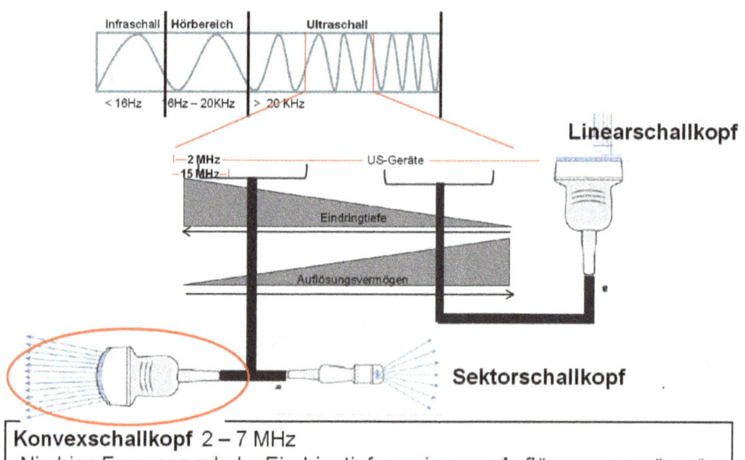


**Konvexschallkopf** 2 – 7 MHz
„Niedrige Frequenz = hohe Eindringtiefe, geringeres Auflösungsvermögen“

**Folie 2**

Was sehe ich wo?

Sagittalschnitt
kranial
rechts
links
kaudal
Transversalschnitt

Bildschirm
Sagittalschnitt
kranial
kaudal
Transversalschnitt
rechts
links

| **Merke:** | Per Konvention liegen beim Längsschnitt die kranialen, beim Querschnitt die rechten Anteile des Untersuchungsgebietes links im Bild. |
|---|---|

**Folie 3**

**„Durchmustern" des linken und des rechten Leberlappens**

1. Sagittalschnitt paramedian links (epigastrisch) und drehen in den Transversalschnitt zur Untersuchung des linken Leberlappens

2. Untersuchung des rechten Leberlappens in verschiedenen Schnitten:

   Sagittalschnitt
   Subcostalschnitt(e)
   transcostales Fenster

**Ziel: das komplette Organ sehen!**

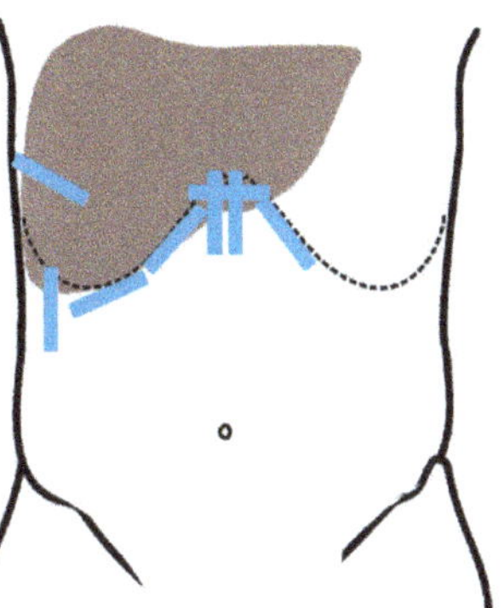

**Folie 4**

**„Ich sehe nur Schneegestöber" - Tipps und Tricks für eine gute Sicht**

✓ Geräteeinstellungen
Überprüfe die Gesamtverstärkung (Gain- „Helligkeit"), die Eindringtiefe und die Frequenz

✓ Atemmanöver
durch tiefe Inspiration gelangt die Leber weiter nach kaudal und ins Schallfenster

✓ Lagerung
In Linksseitenlage liegt die Leber näher an der Thorax-/Bauchwand

## Poster „Geräteeinstellungen“

# GERÄTEEINSTELLUNGEN

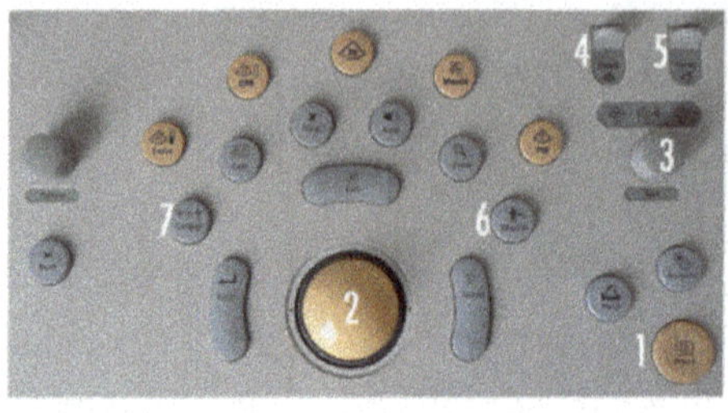


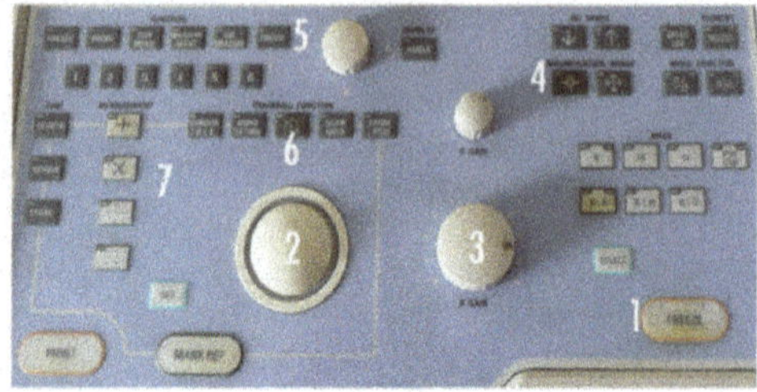


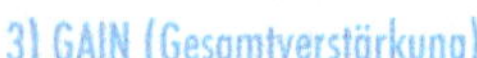

1) FREEZE
friert das momentane Bild ein, weitere Bearbeitung möglich

2) TRACKBALL
steuert den Curser, bspw. zur Vermessung

3) GAIN (Gesamtverstärkung)
legt fest, wie sehr die empfangenen Signale verstärkt werden

4) BILDTIEFE
reguliert die Eindringtiefe der Wellen, durch Einstellung der Wartezeit des Empfängers auf eingehende Echos

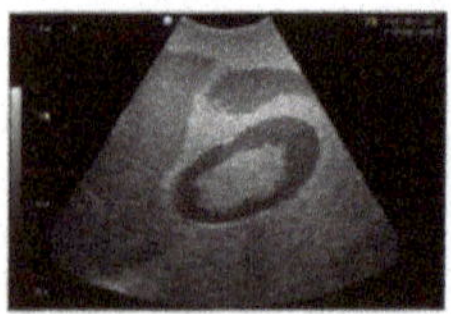

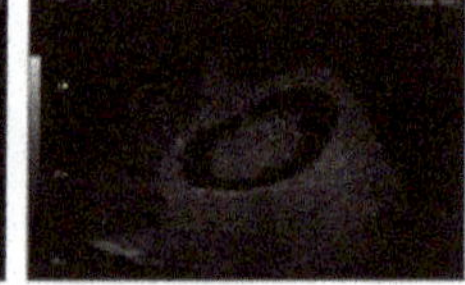

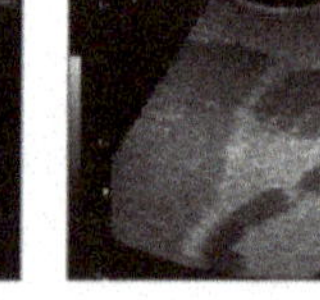

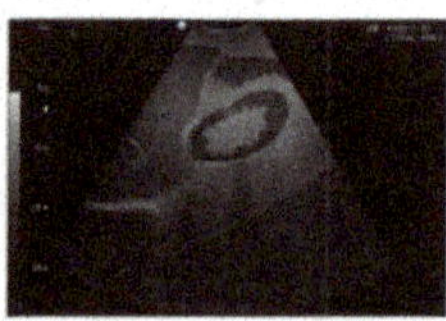

5) FOCUS
tiefenabhängige Schärfeeinstellung

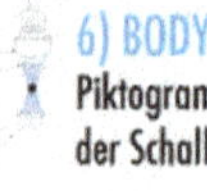

6) BODYMARKER
Piktogramm zum Eintragen der Schallkopfposition

7) MESSUNG
Organmaße
Achsen senkrecht zueinander

8) tiefenabhängiger GAIN
Empfangsempfindlichkeitseinstellung pro Tiefenschicht

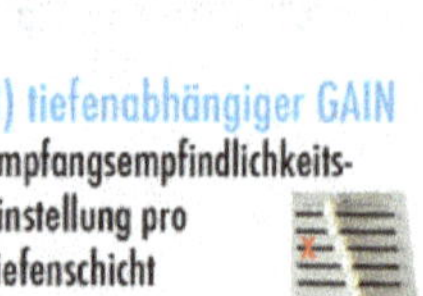

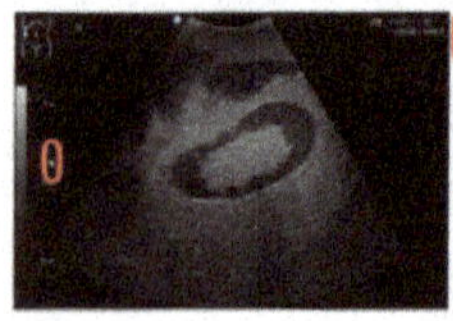

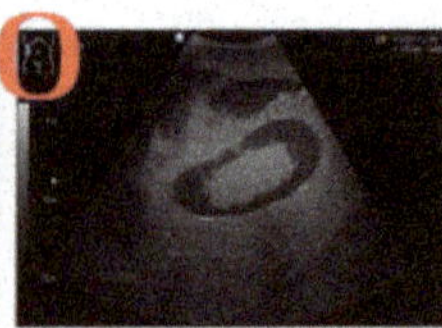

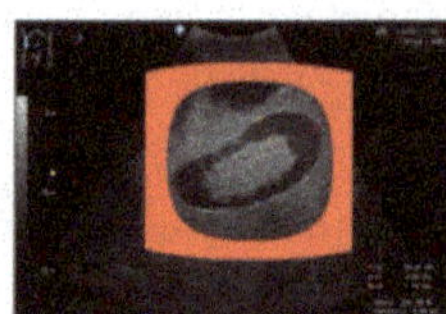

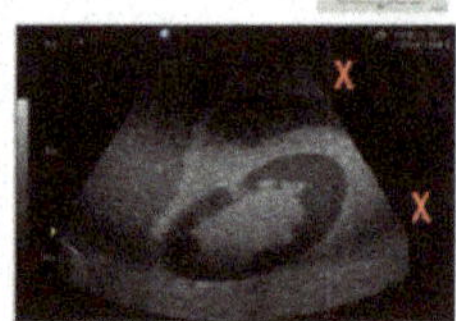


SCHALLKOPFTYPEN

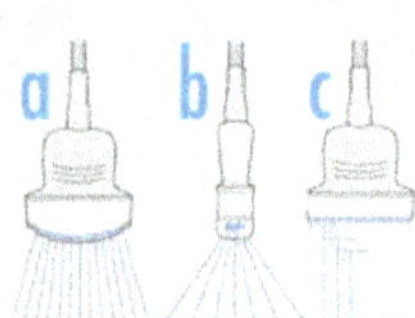


a) Konvexschallkopf
b) Sektorschallkopf
c) Linearschallkopf

## Aufgabenblatt 1 „Station 1 am Patienten“

**Aufgabe 1: Der linke Leberlappen**
Stelle dir den linken Leberlappen im Sagittalschnitt, ventral der Aorta ein, beurteile das Parenchym und miss dessen Längs- und Tiefendurchmesser aus!

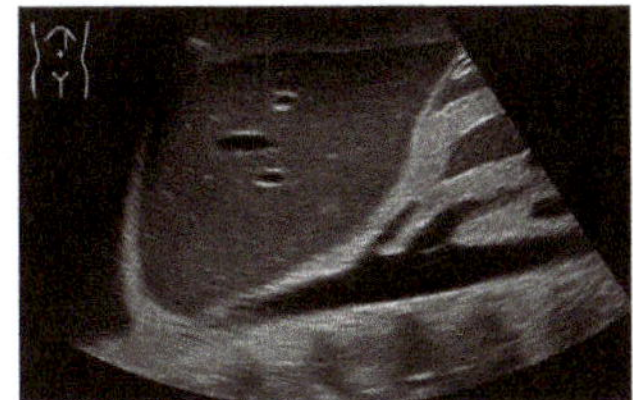

**Aufgabe 2: Der Lebervenenstern**
Stelle den Lebervenenstern ein, benenne die Gefäße und beurteile deren Größe und Lumen!
*(Antwort: Die dargestellten Gefäße sind Lebervene und Vena cava inferior.)*
Wie heißt die Schnittebene, um ihn aufzufinden?
*(Antwort: Subkostalschnitt)*

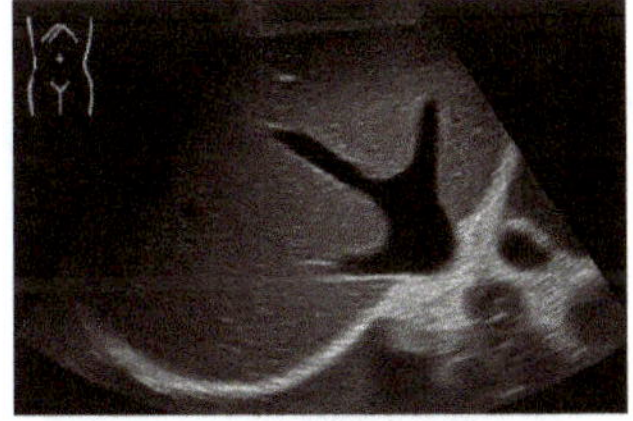

**Bildeinstellungen**

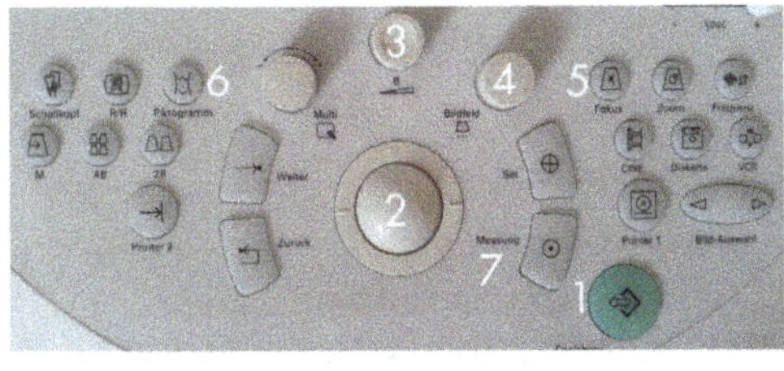


1 Freeze-Taste
2 Cursor bewegen mit Trackball
3 Bildverstärkung: Gain (legt fest, wie sehr die empfangenen Signale verstärkt werden) einstellen
4 Bildgröße ändern
5 Focus verändern
6 Bodymarker einstellen
7 Messung

## Aufgabenblatt 2 „Station 2 am Simulator“

**Aufgabe 1: Der rechte Leberlappen**
Stelle im Sagittalschnitt den rechten Leberlappen so ein, dass man seine Echogenität mit einer anderen Struktur vergleichen kann!
Welche anatomische Struktur ist dafür geeignet?
*(Antwort: Die rechte Niere.)*
Welchen diagnostischen Wert kann man daraus ableiten?
*(Antwort: Durch den Vergleich mit der Nierenrindenechogenität ist bei höhere Echogenität des Leberparenchymes die Diagnose einer Leberverfettung (Steatosis) möglich.)*

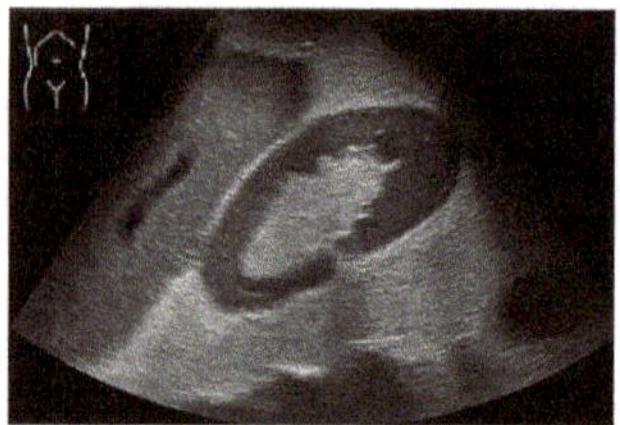

**Aufgabe 2: Der Leberhilus**
Suche den Leberhilus auf und identifiziere die drei Gefäße!
Wie heißt die spezielle Schnittebene, um ihn aufzufinden?
*(Antwort: Schulter-Nabel-Schnitt.)*
Vermiss den Ductus hepatocholedochus!

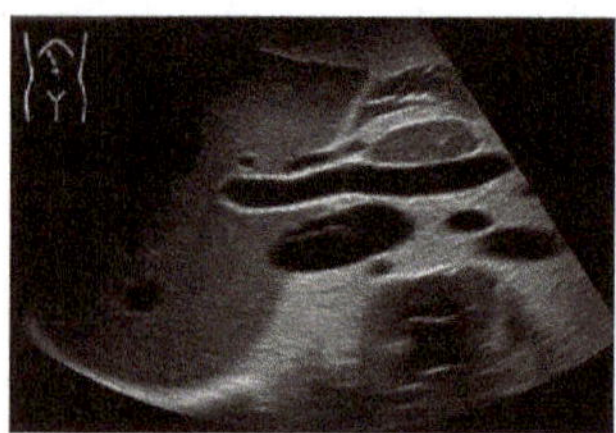

**Bildeinstellungen**

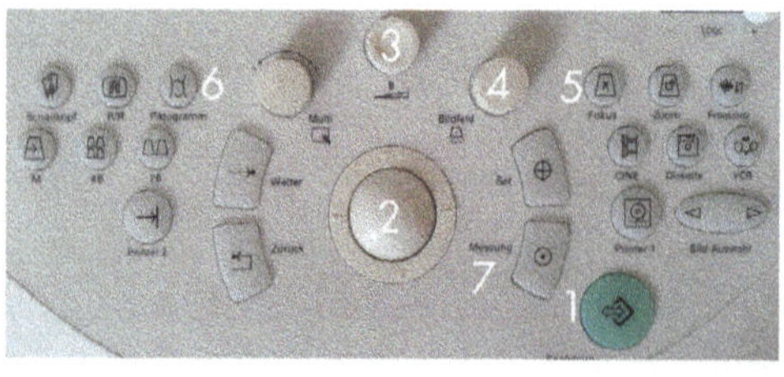


1 Freeze-Taste
2 Cursor bewegen mit Trackball
3 Bildverstärkung: Gain (legt fest, wie sehr die empfangenen Signale verstärkt werden) einstellen
4 Bildgröße ändern
5 Focus verändern
6 Bodymarker einstellen
7 Messung

# 3 Rund ums Punktieren ...

## 3.1 Punktionstechniken beim Erwachsenen und geriatrischen Patienten

Saskia Walter

### Simulatoren

Strap-on Venipuncture Trainer, Modell M87, Fa. Kyoto Kagaku, Kyoto, Japan (1)
Simulator für subkutane, intradermale oder intramuskuläre Injektion, Modell 00310, Fa. Limbs and Things, Bristol, UK (2)
Simulator für intramuskuläre Injektion, Modell LM 057, Fa. Koken, Tokyo, Japan (3)
Übungsarm intravenöse Injektion (Erwachsenen-Modell), Modell LF01121U, Fa. Nasco, Fort Artkinson, WI 53538-9987, USA (4)
Geriatrischer intravenöser Trainingsarm, Modell No.610, Fa. Simulaids, Saugerties, NY 12477, USA (5)

Der „Venipuncture Trainer" ist ein einfaches Modell um intravenöse Punktionstechniken zu erlernen, wie z. B. die Blutentnahme oder das Legen einer Venenverweilkanüle. Durch ein Schlauchsystem läuft Kunstblut, so dass 3 verschiedene Venen punktiert werden können. Beim Einsatz in kombinierten Kursen zum Skills- und Kommunikationstraining kann der „Venipuncture Trainer" auch an den Arm eines Simulationspatienten befestigt werden.

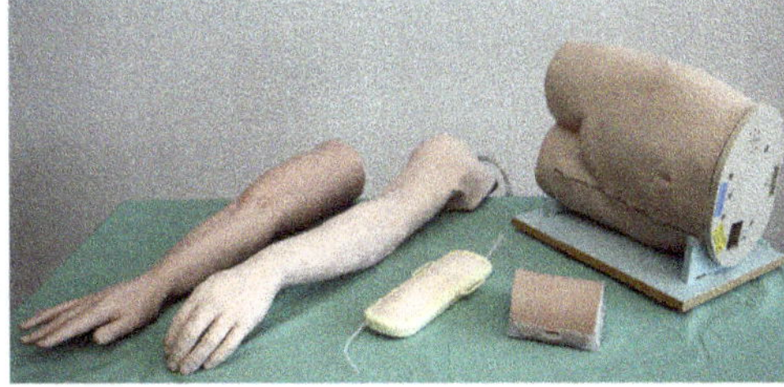

Abb. 3.1: Verschiedene Simulatoren zum Trainieren von Punktionstechniken

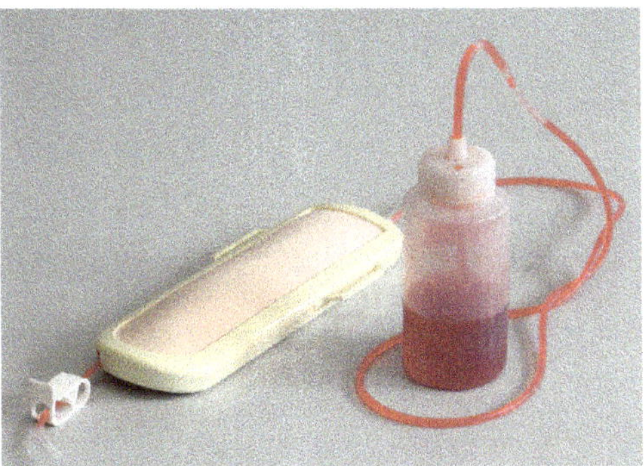

Abb. 3.2: Simulator 1 „Strap-on Venipuncture Trainer"

Am Simulator 2 kann die subkutane, intradermale und intramuskuläre Injektion trainiert werden. Der Simulator besteht aus künstlicher Haut, Fettgewebe und Muskulatur und ermöglicht so eine realitätsnahe Übung. Das Modell kann ebenfalls an Arm oder Bein eines Simulationspatienten befestigt werden zum kombinierten Training von praktischen Fertigkeiten und Arzt-Patient-Kommunikation.

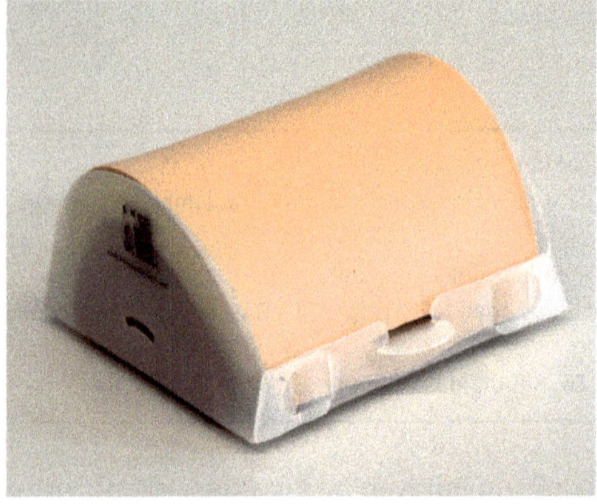

Abb. 3.3: Simulator 2 für s. c.- oder i. m.-Injektion

Am Simulator 3 können nicht nur einfache Injektionen, sondern auch wichtige Techniken zur Vermeidung von Nervenverletzungen geübt werden, da anatomische Strukturen zu sehen und zu tasten sind.

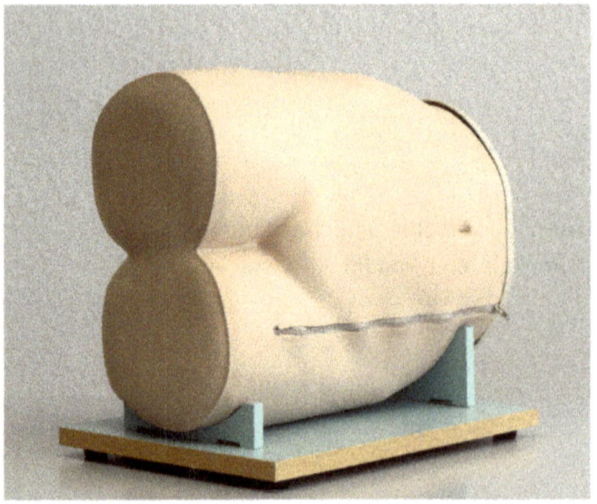

Abb. 3.4: Simulator 3 für i. m.-Injektion gluteal

Am Simulator 4 können genau wie am Simulator 1 die Blutentnahme und das Legen peripher venöser Zugänge geübt werden. Im Vergleich erzeugt dieser Übungsarm rein optisch ein realeres Bild, so dass das Üben deutlich lebensechter wirkt.

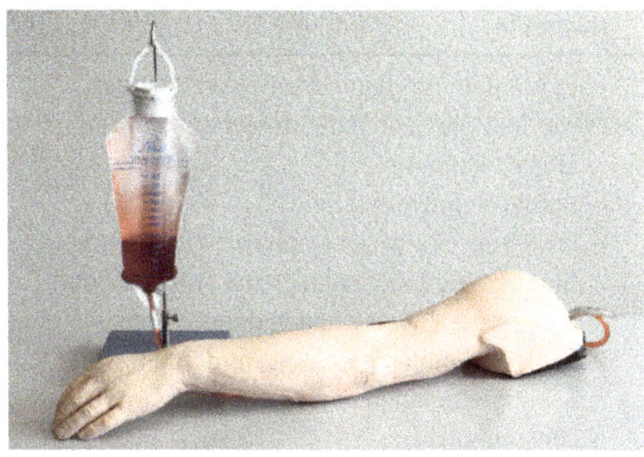

Abb. 3.5: Simulator 4 „Übungsarm" für i. v.-Injektion beim Erwachsenen

Simulator 5 ist genauso aufgebaut wie das Erwachsenen-Modell, Haut und Gefäßstatus entsprechen jedoch dem eines geriatrischen Patienten. Durch die Verwendung dünnerer Schläuche wird der Schwierigkeitsgrad beim Punktieren deutlich erhöht.

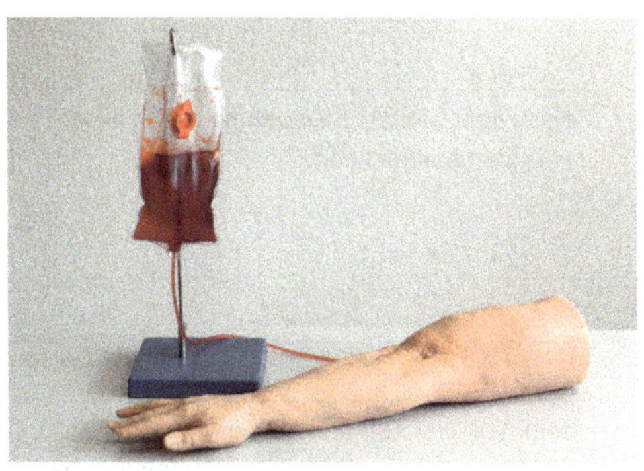

Abb. 3.6: Simulator 5 „Übungsarm" für i. v.-Injektion am geriatrischen Patienten

| Vorteile | Nachteile |
|---|---|
| – sicheres Üben ohne Schmerzen oder Infektionsgefahr für Patienten<br>– unbegrenzte Wiederholungsmöglichkeiten<br>– Erlernen des grundlegenden Ablaufs und der Hygienevorschriften<br>– Angstreduktion vor echter Blutentnahme/Injektion | – zeitintensive Kursvorbereitung |
| **Strap-on Venipuncture Trainer** | |
| – Kann an den Arm eines Simulationspatienten befestigt werden, um gleichzeitig die Arzt-Patienten-Kommunikation zu trainieren (Hybrid Simulation). | – Relativ schnelle Leckage (bereits nach den ersten Punktionen bleibt ein sichtbarer Stichkanal zurück). |

| Vorteile | Nachteile |
|---|---|
| | – Es können nur dünne Kanülen verwendet werden, die beim Patienten eher selten zum Einsatz kommen.<br>– derber Gefäßwiderstand<br>– Fehlender Blutdruck erschwert Blutentnahme.<br>– Stauung mit Stauschlauch hat keinen Effekt.<br>– Simulatoren müssen nach dem Gebrauch immer gründlich gereinigt werden (Pilz- und Schimmelbefall in nicht desinfizierten Schläuchen möglich!). |
| **Simulator für subkutane, intradermale oder intramuskuläre Injektion** | |
| – Verschiedene Punktionstechniken können an einem Simulator geübt werden.<br>– schneller Auf- und Abbau<br>– Lange Haltbarkeit, da kaum sichtbare Stichkanäle zurückbleiben. | – Nach jedem Gebrauch muss das Modell wieder auseinander gebaut werden, um auszutrocknen. |
| **Simulator für intramuskuläre Injektion** | |
| – Darstellung anatomischer Strukturen<br>– Training des Aufsuchens der korrekten Injektionsstelle, um Nervenverletzungen zu vermeiden.<br>– Signalton bei Einstich in Gebiet mit Verletzungsgefahr von wichtigen Nervenfasern.<br>– schneller Auf- und Abbau | – Nach dem Gebrauch Entnahme des Schwammes zum Austrocknen. |
| **Übungsarm intravenöse Injektion (Erwachsenen-Modell)** | |
| – Training wirkt lebensecht. | – zeitintensiver Auf- und Abbau<br>– Schläuche lassen sich schlecht reinigen bzw. ersetzen. |
| **Geriatrischer intravenöser Trainingsarm** | |
| – Training wirkt lebensecht.<br>– Erhöhter Schwierigkeitsgrad der Punktion durch dünne, sich wegdrehende Schläuche (Simulation von „Rollvenen“). | – zeitintensiver Auf- und Abbau<br>– Schläuche lassen sich schlecht reinigen bzw. ersetzen. |

### Indikation

Eine **Blutentnahme** erfolgt meist zu diagnostischen Zwecken, jedoch auch als Verlaufskontrolle unter einer medikamentösen Therapie. Sie kann auch zur Früherkennung pathologischer Befunde eingesetzt werden, z. B. bei der Bestimmung des prostata-spezifischen Antigens (PSA). Auch bei der Vollblut- und Plasmaspende kommt sie regelmäßig zum Einsatz.

Ein **peripher-venöser Zugang** (Venenverweilkanüle) wird gelegt, wenn dauerhafte Gefäßzugänge notwendig sind, z. B. bei wiederholter Medikamentengabe, Flüssigkeitszufuhr, zur Narkoseeinleitung, bei der Gabe von Kontrastmittel oder auch in Notfallsituationen um einen sicheren Zugang zu haben.

Die **subkutane Injektion** wird für Substanzen gewählt, die langsam resorbiert werden sollen wie z. B. Insulin oder Heparin. Dabei wird eine längere Wirkung bei einer kleineren Maximalkonzentration erreicht. Der Wirkungseintritt erfolgt später als bei intramuskulärer Injektion.

Die **intramuskuläre Injektion** wird ebenfalls für Substanzen genutzt, bei denen eine längere Wirkung durch langsamere Resorption gewünscht ist. Hier werden z. B. Impfstoffe oder Depotpräparate, wie Analgetika oder Hormone (Östrogene, Gestagen) appliziert.

### Vorbereitung

Eine Aufklärung und Einwilligung des Patienten ist dringend notwendig, da das Vorgehen als Körperverletzung gilt. Für die Blutentnahme oder das Legen einer Flexüle sollte der Patient eine sitzende Position einnehmen, in der er den Arm entspannt und leicht angewinkelt auflegen kann. Bei vielen Patienten bietet es sich an, die Punktion von vornherein im Liegen durchzuführen, falls sie „kein Blut sehen können" oder eine Kreislaufinstabilität droht. Die Position bei subkutaner oder intramuskulärer Injektion ist abhängig vom Ort der Injektionsstelle.

Unmittelbar vor der Punktion/Injektion sollte nochmals kontrolliert werden, dass diese auch am richtigen Patienten stattfindet und es nicht zu einer Verwechslung kommt. Die Materialien werden griffbereit zurechtgelegt und es erfolgt eine hygienische Händedesinfektion.

### Materialien „Blutentnahme/Venenverweilkanüle legen"

- „Strap-on Venipuncture Trainer" Trainer, Modell M87 (bestehend aus Punktions-Pad, Plastikrahmen zur besseren Fixierung, Schlauchsystem, Flasche mit Kunstblut)
- Stauschlauch
- Abwurfbehälter für scharfe/blutkontaminierte Gegenstände
- Tablett zum Tragen aller Materialien

Verbrauchsmaterial:
- Kanüle/Butterfly oder Flexüle
- Monovetten
- Hautdesinfektionsmittel
- unsterile Handschuhe
- (Flexülen-) Pflaster
- Tupfer
- Blutkulturflaschen

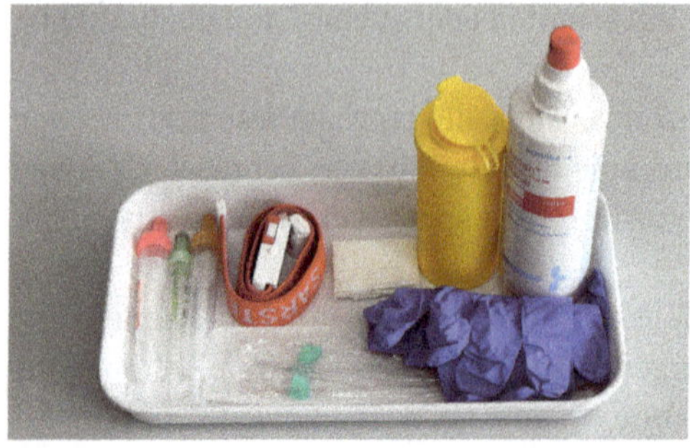

Abb. 3.7: Materialien Blutentnahme

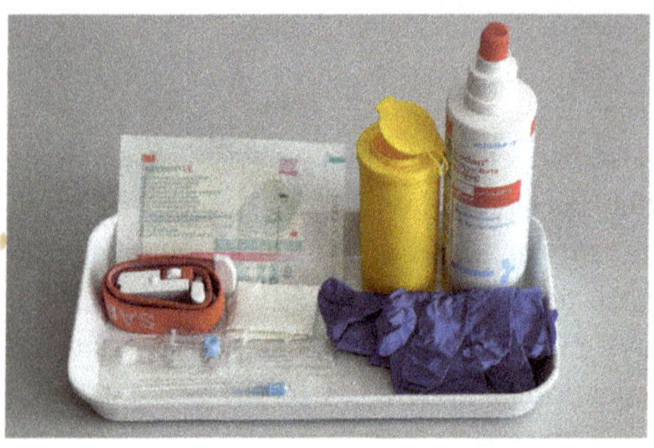

Abb. 3.8: Materialien Venenverweilkanüle legen

### Materialien „Subkutane/intramuskuläre Injektion"

- Simulator 2 für subkutane, intradermale oder intramuskuläre Injektion (Modell 00310)
- Simulator 3 für intramuskuläre Injektion (Modell LM 057)

Verbrauchsmaterialien
- Tupfer
- Desinfektionsmittel
- Handschuhe
- Spritze mit aufgezogenem Medikament
- Kanüle
- Abwurf
- Pflaster

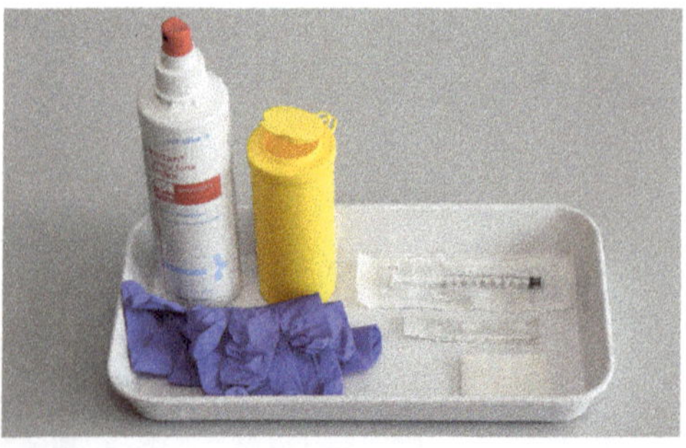

Abb. 3.9: Materialien subkutane Injektion

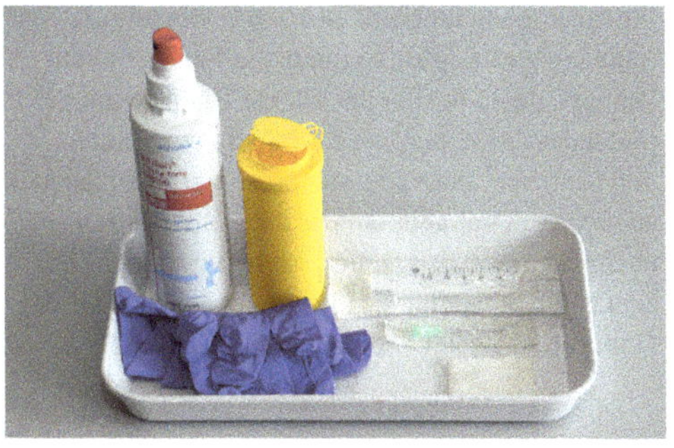

Abb. 3.10: Materialien intramuskuläre Injektion

## Durchführung „Blutentnahme“

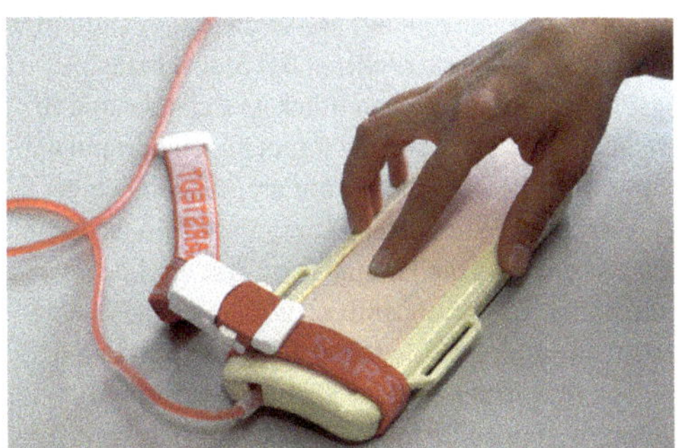

Abb. 3.11: Punktionsstelle suchen

Die Blutentnahme erfolgt meist in der Ellenbeuge aus der Vena mediana cubiti/ Vena basilica. Die Vene sollte dabei als federnder weicher Widerstand mit den Fingern palpierbar sein. Um die Venen besser darzustellen, wird der Stauschlauch ca. 10 cm oberhalb der gewünschten Punktionsstelle angelegt. Die Stauung sollte jedoch nicht länger als 2 min dauern, da es sonst zur Hämolyse und so zu falsch hohen Kalium und LDH-Werten kommen kann.

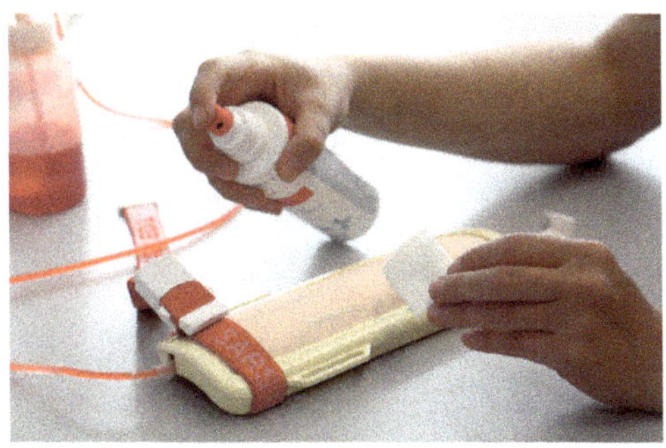

Abb. 3.12: Desinfektion

Ist eine geeignete Punktionsstelle gefunden, wird diese großflächig mit dem Hautdesinfektionsmittel eingesprüht. Nach mindestens 15 s wird die Stelle mit einem Tupfer einmal vom desinfizierten Bereich in den nicht desinfizierten Bereich abgewischt. Keinesfalls sollte mit demselben Tupfer mehrfach über die Punktionsstelle gefahren werden, da die Keime sonst immer wieder in den desinfizierten Bereich eingebracht werden. Danach erfolgt eine zweite Desinfektion. Hier sollte das Desinfektionsmittel mindestens 15 s einwirken, besser wäre jedoch zu warten, bis es an der Luft getrocknet ist. In dieser Zeit können die Handschuhe angezogen und das Material ausgepackt werden. Die Punktionsstelle darf nun nicht mehr berührt werden.
Die Einwirkzeiten können in Abhängigkeit vom Desinfektionsmittel variieren.

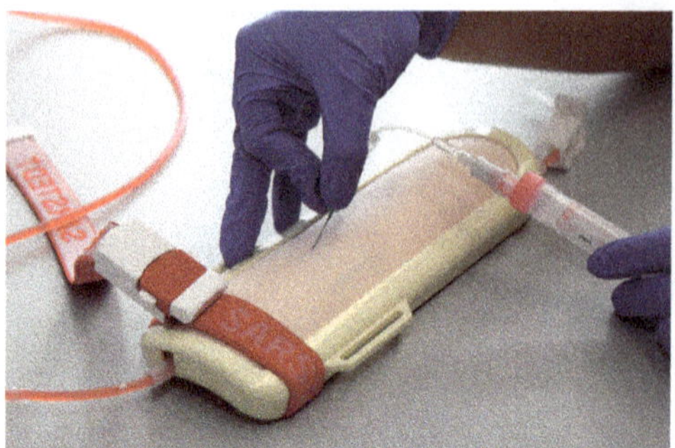

Abb. 3.13: Punktion

Die Punktionsnadel wird im 10–45° Winkel zur Haut angesetzt. Je kleiner und oberflächlicher die Vene ist, desto flacher der Winkel. Hat man mit der Nadel das Gefäß punktiert, so läuft etwas Blut in den Schlauch. Die Nadel wird mit einer Hand fixiert, während mit der anderen Hand die Monovetten nacheinander durch zurückziehen des Kolbens bis zum Einrasten gefüllt werden. Auch der Wechsel der Monovetten erfolgt einhändig.

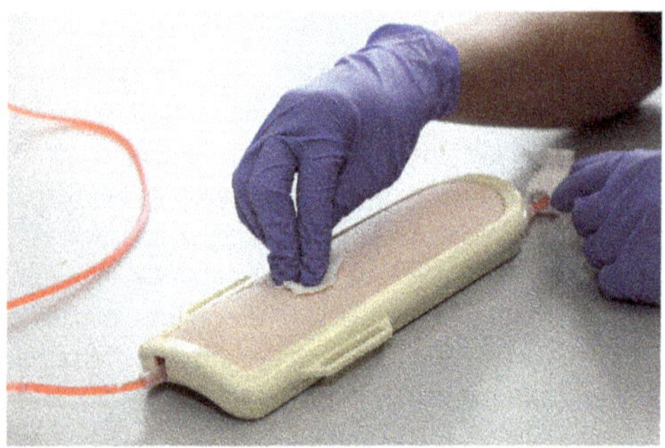

Abb. 3.14: Nadel entfernen und Kompression

Ist die letzte Monovette gefüllt, so wird diese abgedreht und beiseite gelegt. Bevor die Nadel entfernt werden kann, muss zunächst der Stauschlauch geöffnet werden, um den Druck im Gefäßsystem zu reduzieren. Dann kann die Nadel mit einer Hand entfernt werden, während die andere Hand mit einem Tupfer die Punktionsstelle komprimiert. Es ist darauf zu achten, dass die Kompression erst erfolgt, wenn die Nadel vollständig entfernt wurde, um das Gefäß nicht zu verletzen. Die Nadel wird gesichert und in den Abwurfbehälter für Stichmüll entsorgt. Die Kompression sollte für 2–3 min bei gestrecktem Arm erfolgen. Ist der Arm während der Zeit gebeugt, kann sich der zuvor gebildete Thrombus bei einer Streckung wieder lösen und es bilden sich Hämatome.

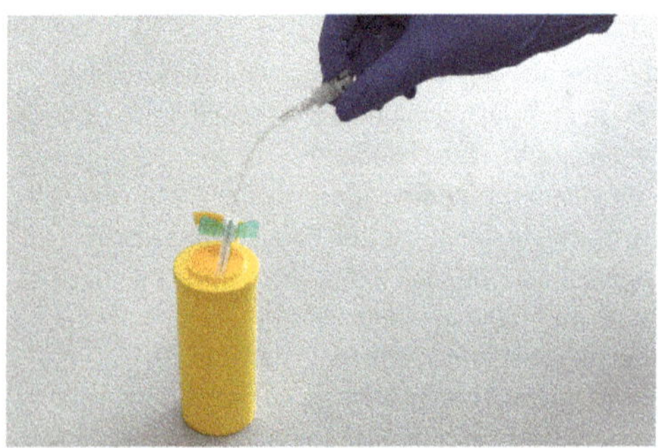

Abb. 3.15: Entsorgen im Stichmüllabwurfbehälter

## Durchführung „Peripher venöser Zugang“

### Punktionsstelle suchen

Flexülen sollte nicht über Gelenken liegen, da dies für den Patienten unangenehm ist und sie leicht abknicken können. Daher bietet sich am Arm der Handrücken oder der Unterarm an. Das Legen einer Flexüle sollte möglichst weit distal begonnen werden. Sind mehrere Versuche nötig kann man sich nach proximal vorarbeiten, da in diese Richtung noch ein sicherer Abfluss mit dem Blutstrom gewährleistet ist.

### Desinfektion

Ist eine geeignete Punktionsstelle gefunden, wird diese großflächig mit dem Hautdesinfektionsmittel eingesprüht. Nach mindestens 15 s wird die Stelle mit einem Tupfer einmal vom desinfizierten Bereich in den nicht desinfizierten Bereich abgewischt. Keinesfalls sollte mit demselben Tupfer mehrfach über die Punktionsstelle gefahren werden, da die Keime sonst immer wieder in den desinfizierten Bereich eingebracht werden. Danach erfolgt eine zweite Desinfektion. Auch hier sollte das Desinfektionsmittel mindestens 15 s einwirken, besser wäre jedoch zu warten, bis es an der Luft getrocknet ist. In dieser Zeit können die Handschuhe angezogen und das Material ausgepackt werden. Die Punktionsstelle darf nun nicht mehr berührt werden. Die Einwirkzeiten können in Abhängigkeit vom Desinfektionsmittel variieren.

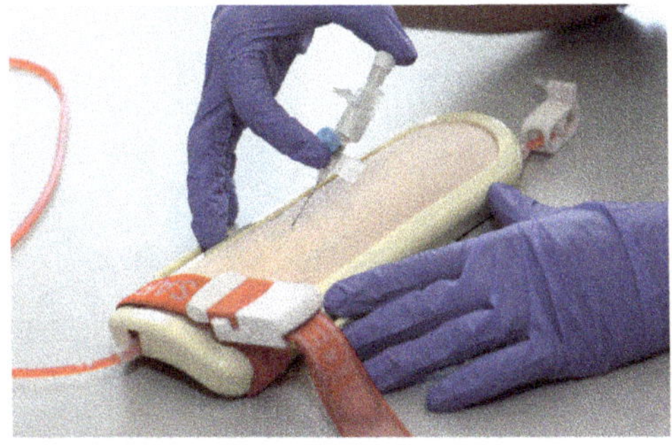

Abb. 3.16: Punktion peripher-venöser Zugang

Die Punktion erfolgt ähnlich wie bei der Blutentnahme. Die Flexüle wird zwischen Daumen und Zeigefinger gehalten, was jedoch individuell variieren kann. Hat man die Vene punktiert, tritt Blut in das Sichtfenster am Ende der Flexüle. Der vordere Teil der Flexüle wird nun so weit wie möglich Stück für Stück weiter in das Gefäß geschoben, während man durch Zug am hinteren Teil die Nadel langsam zurückzieht. Das Vorschieben und Zurückziehen kann abwechselnd oder als gleichzeitige gegenläufige Bewegung erfolgen.

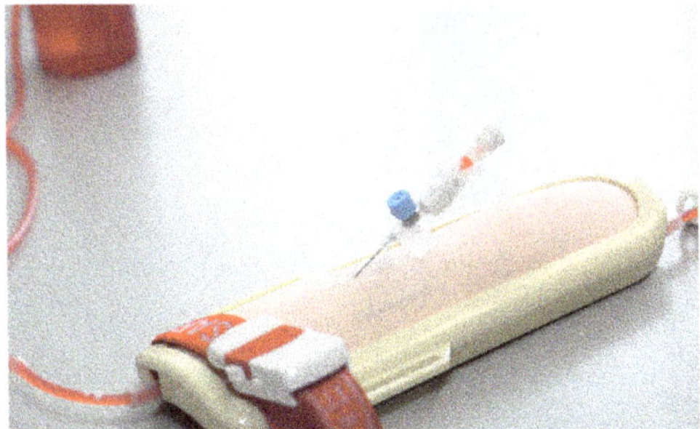

Abb. 3.17: Blutgefüllte Venenverweilkanüle

**Nadel entfernen**

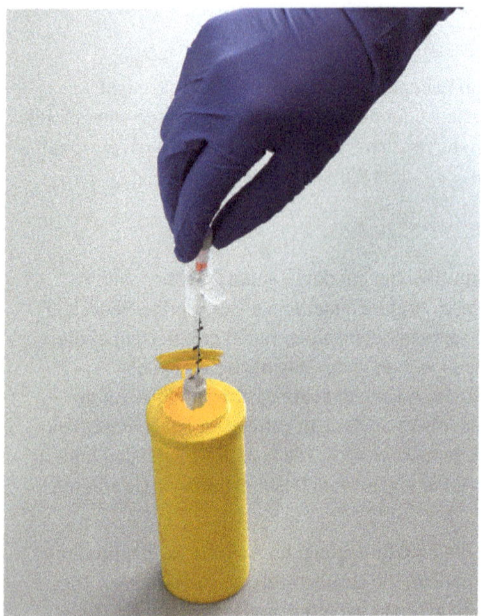

Abb. 3.18: Stichmüll peripher-venöser Zugang

Bevor die Nadel vollständig herausgezogen wird, wird unter die liegende Flexüle ein Tupfer gelegt. Auch hier muss vorher der Stauschlauch geöffnet werden. Mit einer Hand wird das Gefäß proximal der Flexüle komprimiert, mit der anderen Hand wird die Nadel aus der Flexüle gezogen und in den Stichmüll entfernt.

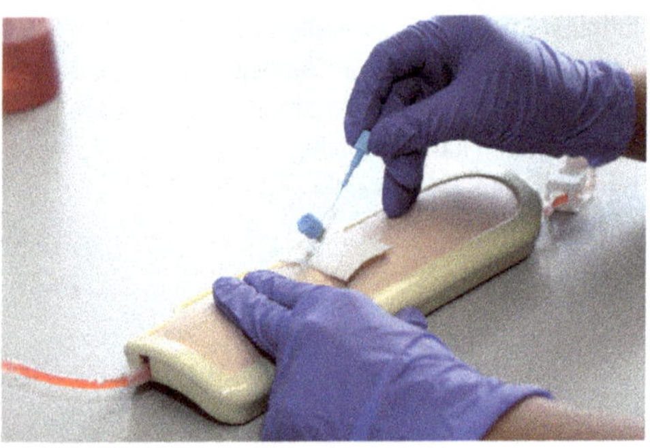

Abb. 3.19: Mandrin einfügen

Anschließend wird ein Mandrin zum Verschließen wieder eingeführt.

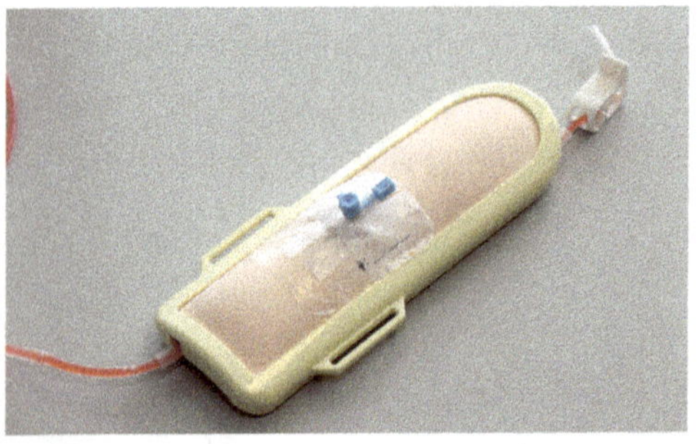

Abb. 3.20: Liegende Flexüle mit Pflaster

Zum Schluss wird die Flexüle mit einem Flexülenpflaster fixiert.

## Durchführung „Subkutane Injektion“

**Punktionsstelle suchen**

Am besten geeignet ist hierfür eine Region unterhalb und hufeisenförmig um den Bauchnabel herum, in einem Abstand von 2 cm. Der ventrolaterale Oberschenkel, eine handbreit über dem Knie, bietet sich ebenfalls an. Voraussetzung ist eine ausreichend dicke subkutane Fettschicht. Daher ist z. B. der Oberarm eher ungeeignet.

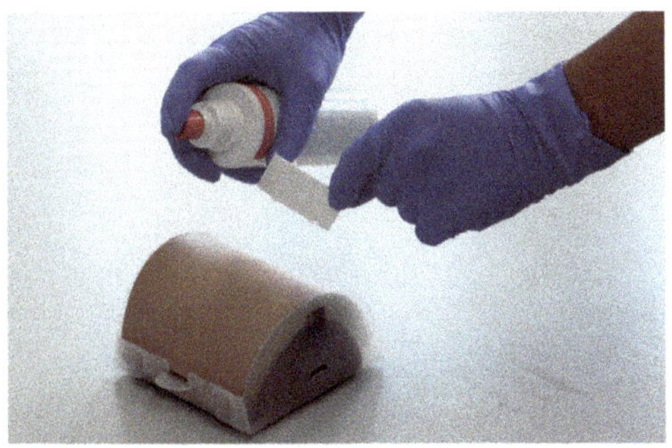

Abb. 3.21: Desinfektion

Die Injektionsstelle wird großzügig mit Hautdesinfektionsmittel eingesprüht und nach 15 s Einwirkzeit mit einem Tupfer abgewischt. Dabei sind (unsterile) Handschuhe zu tragen.

**Injektion**

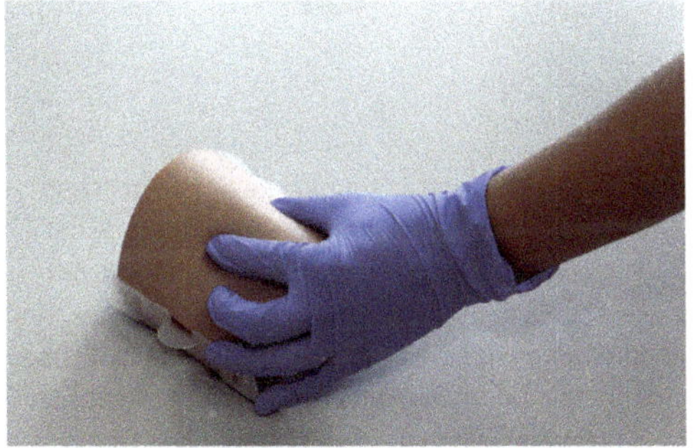

Abb. 3.22: Hautfalte bilden

Mit Daumen und Zeigefinger wird eine 2–3 cm dicke Hautfalte gebildet, jedoch nicht zu fest, um die Muskulatur nicht mit anzuheben. Die Kanüle wird im 90° Winkel durch die Haut bis in die Subkutis gestochen und das Medikament appliziert. Die Größe der Kanüle sollte immer individuell für den Patienten gewählt werden, um nicht bis zur Muskulatur durchzustechen.

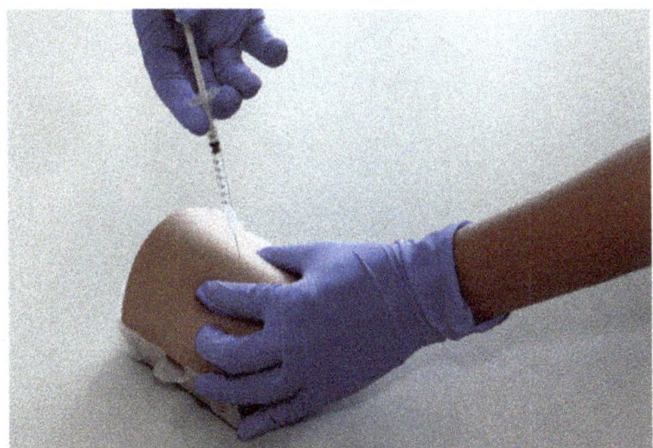

Abb. 3.23: s. c. Injektion

### Nadel entfernen

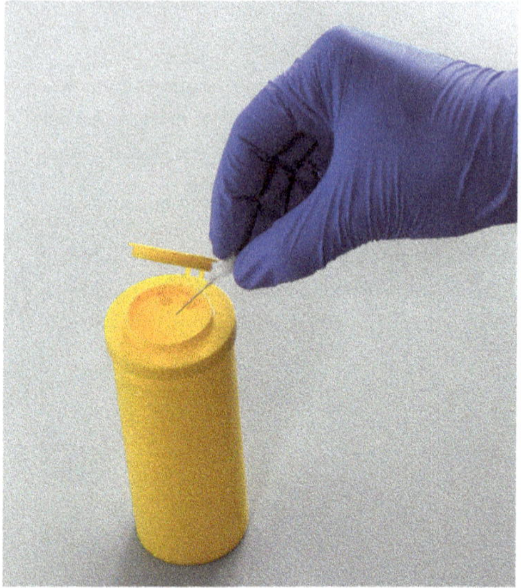

Abb. 3.24: Stichmüll s. c. Injektion

Die Kanüle sollte nicht sofort zurückgezogen werden, sondern die Verteilung des Medikamentes im Gewebe muss noch kurz abgewartet werden, sonst würde durch den kurzen Stichkanal ein Teil wieder zurücklaufen. Dann wird die Hautfalte losgelassen und die Nadel komplett entfernt. Eine Komprimierung mit einem Tupfer sollte nicht erfolgen, da auch hierbei das Medikament durch den Stichkanal wieder herausgedrückt werden könnte.

## Durchführung „Intramuskuläre Injektion“

### Punktionsstelle suchen

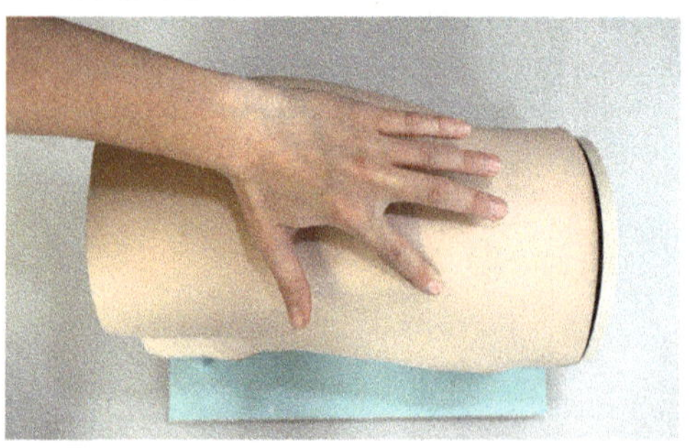

Abb. 3.25: Zeigefinger auf Spina iliaca anterior

Hierfür kommen vorrangig zwei Regionen in Frage:

- Zum einen bei der ventroglutealen Methode der Musculus gluteus medius oder am Oberarm der Musculus deltoideus. Letztere eignet sich v. a. für Impfungen, da die Stelle leicht zugänglich ist und nur eine dünne Subkutis besitzt. Der Patient sitzt dabei und lässt den Arm locker hängen. Durch Abduktion kann die dickste Stelle des Muskels gefunden werden.

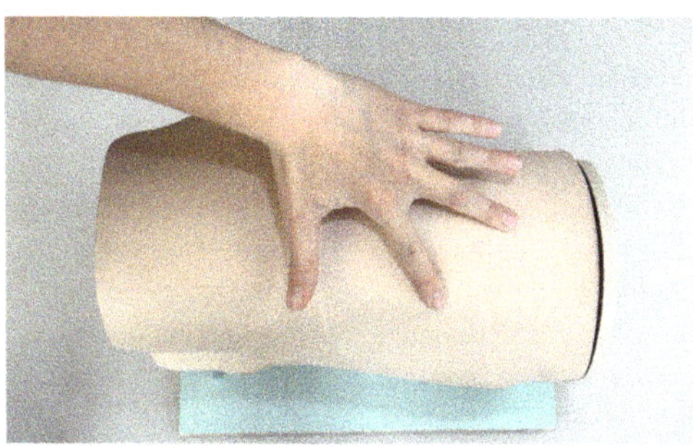

Abb. 3.26: Mittelfinger auf Crista iliaca

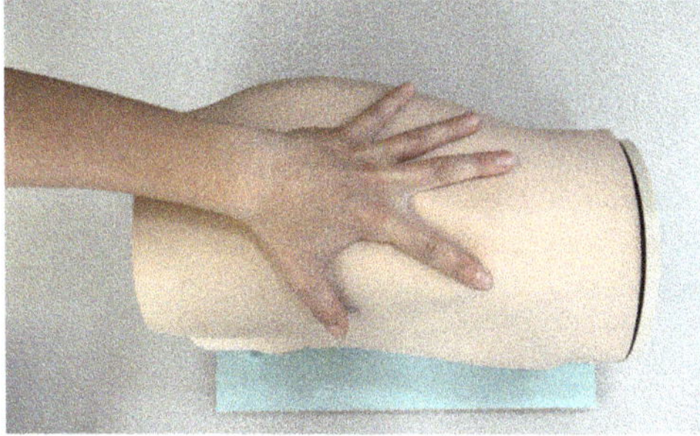

Abb. 3.27: Handfläche auf Trochanter major

- Sollen jedoch z. B. Schmerzen in den Beinen gelindert werden, macht es Sinn, das Analgetikum direkt in diese Region zu injizieren. Um hierbei keine wichtigen Strukturen, wie den N. ischiadicus zu schädigen, darf die Injektion nicht wahllos erfolgen, sondern der Bereich für eine sichere Injektion muss zunächst eingeschränkt werden. Hierbei hilft die Methode nach Hochstetter. Dabei liegt der Patient auf der Seite. Mit dem Zeigefinger wird nun die Spina iliaca anterior superior aufgesucht. Von dieser Stelle aus wird nun der Mittelfinger soweit es geht abgespreizt, so dass er auf der Crista iliaca zum Liegen kommt. Die gesamte Hand wird nun um den fixierten Zeigefinger gedreht bis die Handfläche auf dem Trochanter major zum Liegen kommt. Dabei löst sich der Mittelfinger zwar von der Crista iliaca, bleibt aber immer in der zuvor eingenommenen, vom Zeigefinger abgespreizten Position. Der Bereich zwischen Zeige- und Mittelfinger ist nun der Bereich, der für die Injektion gewählt werden darf. Im unteren Drittel dieses „V“ wird mit einem Stift oder mit dem Nagel eine kleine Markierung in die Haut gesetzt, damit man die Stelle nach der Desinfektion wieder findet. Zeigt die rechte Hüfte nach oben, so nimmt man die linke Hand; zeigt die linke Hüfte nach oben, nimmt man die rechte Hand.

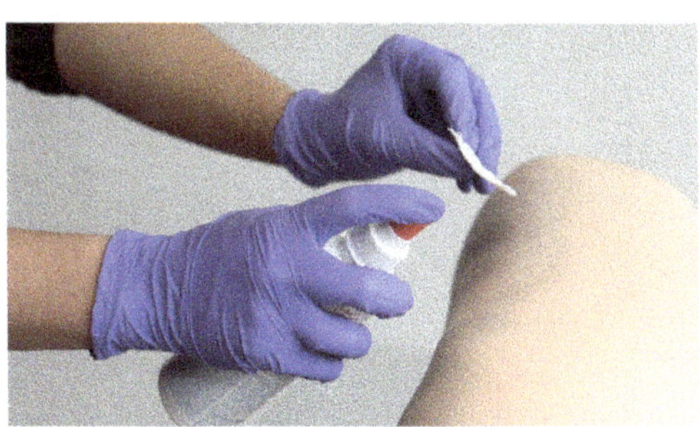

Abb. 3.28: Desinfektion

Die markierte Injektionsstelle wird großzügig mit Hautdesinfektionsmittel eingesprüht und nach einer Einwirkzeit von 15 s einmalig mit einem Tupfer abgewischt. Dieser Vorgang wird ein zweites Mal wiederholt.

**Injektion**

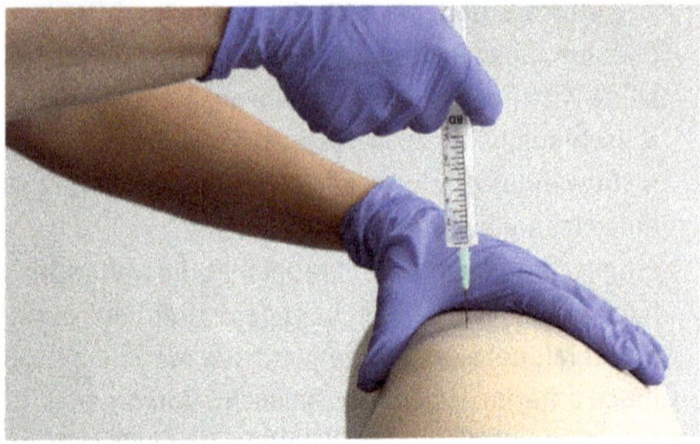

Abb. 3.29: Intramuskuläre Applikation

Nach Aufziehen des Medikamentes wird die Spritze luftleer gemacht und dann eine neue Kanüle aufgesetzt. Diese wird jedoch nicht nochmals entlüftet, da Medikamentenrückstände zu Entzündungen und Schmerzen führen können. Die Kanüle wird ebenfalls im 90° Winkel vorgeschoben bis auf ca. 5–10 mm. Bevor das Medikament appliziert werden darf, muss mit der Spritze zunächst aspiriert werden. Sollte hierbei Blut sichtbar werden, muss der Vorgang abgebrochen werden, da man ein Gefäß getroffen hat und es zu schweren Nekrosen kommen könnte. Wird jedoch nur Luft aspiriert, kann das Medikament langsam injiziert werden.

**Nadel entfernen**

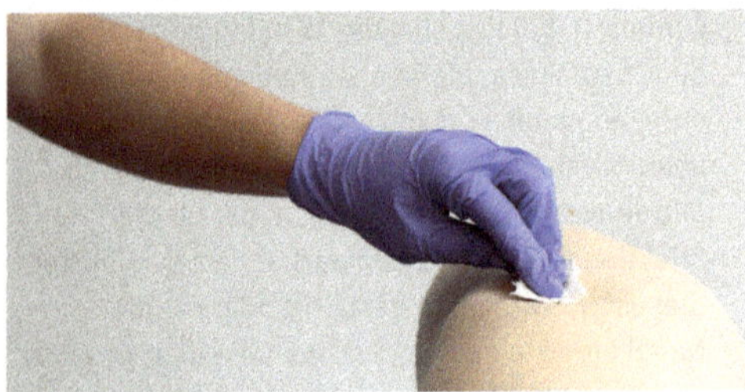

Abb. 3.30: Kompression der Punktionsstelle

Die Nadel kann direkt entfernt werden und in den Stichmüll entsorgt werden, ohne eine Verteilung abwarten zu müssen. Die Injektionsstelle wird mit einem Tupfer komprimiert und mit einem Pflaster abgedeckt.

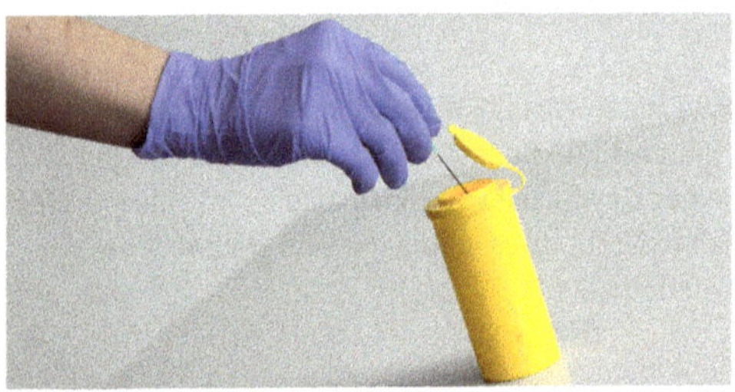

Abb. 3.31: Stichmüll intramuskuläre Injektionskanüle

## Lernziele

Der Studierende ist nach dem Kurs in der Lage:
- die für eine Blutentnahme, Legen einer Venenverweilkanüle, subkutaner und intramuskulärer Injektion notwendigen Materialien zu benennen, auszuwählen und zurecht zu legen.
- die Indikationen für eine Blutentnahme, Legen einer Venenverweilkanüle, subkutaner und intramuskulärer Injektion zu benennen.
- die Hygienevorschriften bei einer Blutentnahme, beim Legen einer Venenverweilkanüle, sowie bei subkutaner und intramuskulärer Injektion einzuhalten.
- eine Blutentnahme, Venenverweilkanüle legen, subkutane und intramuskuläre Injektion in allen Teilschritten korrekt durchzuführen und währenddessen das Vorgehen zu erläutern.

## Take-Home-Message

Die venöse Punktion sowie die Applikation einer subkutanen oder intramuskulären Injektion gehört zu den grundlegenden Fertigkeiten eines jeden Arztes und stellt eine der Hauptaufgaben des Famulanten und Studierenden im praktischen Jahr dar. Sie sollte theoretisch beherrscht und in der Praxis am Simulator ausgiebig geübt werden, bevor die erste Durchführung am Patienten erfolgt.
Neben der eigentlichen Punktion muss sorgfältig auf die Einhaltung der Hygienevorschriften und des Eigenschutzes geachtet werden!

## Kursablauf

| Nr. | Zeit | Ziel | Inhalt | Methode | Material / Bemerkungen | Wer |
|---|---|---|---|---|---|---|
| | | **Die Teilnehmer (TN) ...** | | | | |
| 0 | 30 min | | **Vorbereitung**<br>– „Strap-on Venipuncture Trainer" vorbereiten/ auf Funktionalität prüfen.<br>– Flaschen mit $H_20$ dest. + Kunstblut füllen.<br>– Eigenes Tablett vorbereiten für Blutentnahme/Flexüle.<br>– Tablett mit Blutkulturflaschen + kunstblut-gefüllte Spritze bereitstellen.<br>– Modelle für subkutane (s. c.) und intramuskuläre (i. m.) Injektion + Tablett mit Spritzen vorbereiten. | | | Tutor |
| 1 | 5 min | ... kennen den Kursablauf und wissen um die Erfahrung im Bereich Punktion der anderen. | **Begrüßung**<br>– Selbstvorstellung<br>– Vorstellung der TN<br>– Frage nach Erfahrung im Funktionsbereich | Nachfragen<br>Interaktion | Lernziele<br>Poster „Gliederung Punktionskurs" | Tutor, TN |
| 2a | 15 min | ... kennen den Ablauf, Zweck und die gängigen Fehlerquellen einer Blutentnahme. | **Theorieteil „Blutentnahme"**<br>Indikationen:<br>Diagnostik, Blutspende, Mikrobiologie, Medikamentenspiegel ...<br>Kontraindikationen:<br>Entzündung, Lymphödem, Apoplex, Shunt<br>Abnahmestellen:<br>Ellenbeuge, Handrücken ...<br>**Fallbeispiel zur Blutentnahme bei Patient X:**<br>Was brauche ich?<br>→ Röhrchenunterscheidung | Materialien zeigen<br>Nachfragen<br>Aktives Zusammentragen der Informationen.<br>Hinweis, dass Fragen bei Bedarf immer gestellt werden können. | – Poster „1. Blutentnahme"<br>– Tablett mit:<br>– Monovetten,<br>– Stauschlauch<br>– Tupfer<br>– Abwurfbehälter (spitz)<br>– Hautdesinfektionsmittel<br>– Kanüle<br>– unsterile Handschuhe | Tutor, TN |

| Nr. | Zeit | Ziel | Inhalt | Methode | Material / Bemerkungen | Wer |
|---|---|---|---|---|---|---|
| | | | Ablauf:<br>Stauen, Händedesinfektion, Palpieren, Desinfektion 2 ×, Punktion, Pflaster<br>Fehlerquellen erfragen<br>Blutentnahme vorführen | | | |
| 2b | 20 min | … sind in der Lage, eine Blutentnahme am Pad korrekt durchzuführen. | **Praxisteil „Blutentnahme“**<br>Freies Üben mit selbstständigem Sammeln der benötigten Materialien | Beobachtung<br>Hilfe untereinander<br>Fragen jederzeit zulassen.<br>**Ende der Übungszeit:**<br>evtl. zu klärende Fragen, häufige Fehler diskutieren,<br>Bsp. „Was vergesse ich jedes Mal?“ | | Tutor als Beobachter, TN |
| 3 | 15 min | … kennen den Zweck und sehen die Durchführung einer Blutkulturabnahme.<br>… kennen die Stadien/Vorstufen des Krankheitsbildes „Sepsis“ und deren klinische Merkmale. | **Praxisteil „Blutkultur“**<br>Indikationen<br>Bakterien (an-/aerob), Pilze → Sepsis<br>Reihenfolge<br>Spritze/n füllen 20 ml, Spritze entlüften, Flaschenreihenfolge (!), großflächig desinfizieren, Beimpfen und Belüften der aeroben Flaschen. | Nachfragen<br>Interaktives Erarbeiten<br>Zeigen<br>Vormachen der Blutkulturentnahme | Poster „2. Anlegen einer Blutkultur“<br>Tablett mit:<br>– 20 ml Spritzen mit Kunstblut jeweils mit Kanüle<br>– Abwurfbehälter (spitz)<br>– Desinfektionsmittel<br>– Blutkulturflaschen<br>– unsterile Handschuhe | Tutor, TN |

| Nr. | Zeit | Ziel | Inhalt | Methode | Material / Bemerkungen | Wer |
|---|---|---|---|---|---|---|
| 4a | 20 min | ... wissen, aus welchem Grund und in welcher Weise eine Flexüle gelegt wird. | **Theorieteil „peripher venöser Zugang“**<br>Indikationen<br>– mehrmalige i. v.-Gabe von Medikamenten, Volumengabe ... | Interaktives Gespräch<br>Zeigen<br>Erklären | – Poster „Stadien der Sepsis“<br>– Tablett mit:<br>– Stauschlauch, Flexülenpflaster | Tutor, TN |
| | | | – NICHT zur Blutentnahme (Gerinnung, Bakterien ...)<br>benötigte Materialien<br>Tutor legt selbst eine Flexüle<br>Frage nach geeigneter Stelle (proximal/distal) | | – Tupfern<br>– Abwurfbehälter (spitz)<br>– Hautdesinfektionsmittel<br>– Flexüle mit passendem Mandrin<br>– unsterile Handschuhe | |
| 4b | 20 min | ... können selbst eine Flexüle am Pad legen. | **Praxisteil „peripher venöser Zugang“**<br>freies Üben mit selbstständigem<br>Sammeln der benötigten Materialien | Beobachtung<br>Hilfe untereinander<br>Fragen jederzeit zulassen<br>**Ende der Übungszeit:**<br>evtl. Fragen noch klären, häufige Fehler diskutieren,<br>Bsp. „Was vergesse ich jedes Mal?“ | Poster „3. peripher-venöser Zugang“ | Tutor als Beobachter, TN |
| 5 | 20 min | ... kennen den Unterschied der beiden Injektionsarten bezüglich der Anwendung und Durchführung und üben diese selbstständig am Modell. | **Praxisteil „subkutane und intramuskuläre Injektion“**<br>Indikationen<br>– s. c.: Insulin, Heparin, Schmerzmittel (Opioide) ...<br>– i. m.: Impfstoffe, Adrenalin, Hormone (Östrogene ...), Schmerzmittel ...<br>Benötigte Materialien<br>Ablauf vorführen | Interaktives<br>Erarbeiten<br>Zeigen | Poster „4. Injektionen s. c. und i. m.“<br>– Modelle für s. c.-/i. m.-Injektion<br>– Tablett mit:<br>– Hautdesinfektionsmittel | Tutor, TN |

| Nr. | Zeit | Ziel | Inhalt | Methode | Material / Bemerkungen | Wer |
|---|---|---|---|---|---|---|
| | | | **Cave:** aspirieren vor i. m. -Injektion<br>Selbstständiges Üben der TN | | – Abwurfbehälter (spitz)<br>– Spritze mit aufgezogenem Medikament<br>– entsprechende Kanüle<br>– unsterile Handschuhe<br>– Tupfer | |
| 6 | 5 min | | **Abschluss/Verabschiedung**<br>– letzte Fragen<br>– Verabschiedung<br>– Kursevaluation | Blitzlicht („Aus dem heutigen Kurs nehme ich mit/ habe ich gelernt, dass …“) | | Tutor, TN |

## ANHANG: Punktionstechniken beim Erwachsenen und geriatrischen Patienten

### Poster „Gliederung Punktionskurs"

1. Blutentnahme
2. Blutkultur
3. peripher-venöser Zugang
4. subcutane Injektion
5. intramuskuläre Injektion

→ Wieso, Weshalb, Warum?

→ Was brauche ich?

→ Wie wird es gemacht?

→ Üben, üben, üben!

### Poster „1. Blutentnahme"

- Händedesinfektion
- Stauung anlegen, Punktionsstelle suchen
- Desinfektion (2x 15s)
- Handschuhe anziehen, Material auspacken
- Punktion → ERFOLG: Monovetten füllen
  → MISSERFOLG: Korrekturversuch, Neustart
- Stauung lösen
- Nadel entfernen, sofort abwerfen
- 3min Punktionsstelle abdrücken (lassen)

### Poster „2. Anlegen einer Blutkultur"

WOFÜR? kulturelle Anzucht im Blut befindlicher Krankheitserreger

WANN? V.a. Bakteriämie/Fungämie → mgl. Folge Sepsis

ERREGER

| | |
|---|---|
| • Staphylo-, Streptokokken, E.coli | fakult. anaerob |
| • Pseudomonas aeruginosa | obligat aerob |
| • Bacteroides spp. | obligat anaerob |

- Entnahme von ca. 20ml venösem Blut (nicht aus Dauerkatheter!)
- Beimpfung je einer aeroben und anaeroben Bk-Flasche mit 10ml
- 3 Blutkulturen im Abstand von 30min

→ Fehlerquellen: Kontamination mit Standortflora
Belüftung der Anaerobier-Flasche

## Poster „Stadien der Sepsis“

- SIRS=systemic inflammatory response syndrome

  2 der folgenden Kriterien erfüllt:
  - Hypothermie < 36°C
    Hyperthermie > 38°C
  - Tachypnoe > 20/min
    Hypokapnie < 32mmHg
  - Tachykardie > 90/min
  - Leukozytose > 12 000/µl
    Leukopenie < 4 000/µl
    Linksverschiebung >10% unreife Neutros

- Sepsis = SIRS + Erregernachweis
- schwere Sepsis = Sepsis mit akuter Organdysfkt.
- septischer Schock = Sepsis mit Multiorganversagen
  - RR syst. ≤ 90 mmHg
  - RR diast. ≤60 mmHg

  für mindestens 1 Stunde

## Poster „3. peripher-venöser Zugang“

- Händedesinfektion
- Stauung anlegen, Punktionsstelle suchen (möglichst distal)
- Desinfektion (2x 15s)
- Handschuhe anziehen, Material vorbereiten
- Punktieren
  - bei Erfolg Blut im Sichtfenster
  - Nadel zurückziehen (minimal)
  - Katheter vorschieben
- Nadel entfernen
  - Stauung lösen! Vene abdrücken
  - Nadel entfernen, Mandrin einführen
- Fixieren

## Poster „4. Injektionen s. c. und i. m.“

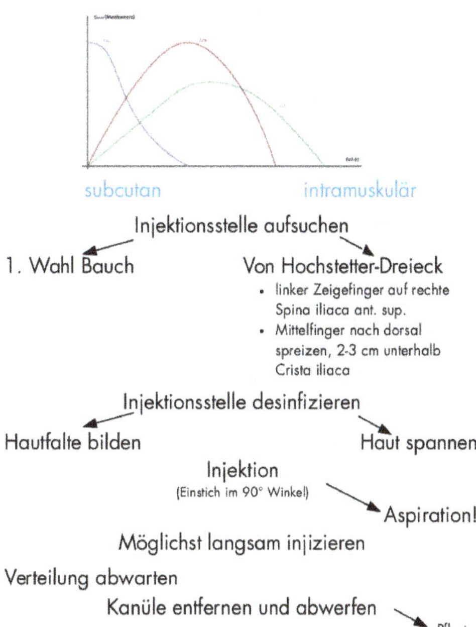

## 3.2 Venöse Blutentnahme bei Neugeborenen, Säuglingen und Kleinkindern

Eric Göpel

### Simulatoren

Nasco Life/form® „Pediatric Injectable Training Head Simulator“, Modell LF00999U, Fa. Nasco, Fort Atkinson, WI 53538-0901, USA (1)
Nasco Life/form® „Infant IV Training Leg“ LF03636U, Fa. Nasco, Fort Atkinson, WI 53538-0901, USA (2)
Arm einjähriges Kind (Mitte oben) zur i. v. Injektion, Modell M95, Fa. Kyoto Kagaku, Kyoto, Japan (3)
Arm dreijähriges Kind (Mitte unten) zur i. v. Injektion, Modell M95, Fa. Kyoto Kagaku, Kyoto, Japan (4)

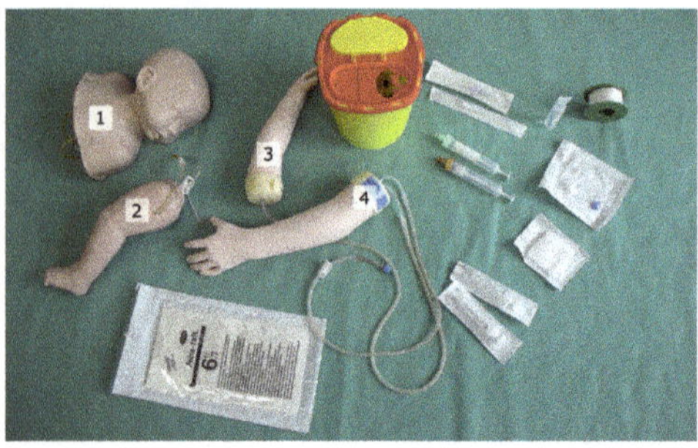


Abb. 3.32: Übersicht der Modelle 1–4

Zur pädiatrischen Punktion stehen verschiedene Modelle zur Verfügung: Ein Neugeborenen-Köpfchen, ein Bein eines einjährigen Kindes, sowie ein Ärmchen eines ein- bzw. dreijährigen Kindes.

| Vorteile | Nachteile |
|---|---|
| – robuste Simulatoren für Kopf und Beinpunktion (Simulatoren 1 und 2)<br>– hohe Erfolgsrate beim Punktieren<br>– Beim Simulator 1 können sowohl das Schlauchsystem als auch die Köpfchenhaut ausgetauscht werden. | Alle Simulatoren:<br>– Die sehr dünnen Schläuche müssen nach jedem Kurs mit antibakterieller Lösung gespült und danach wieder belüftet werden, um Schimmelbildung vorzubeugen, da sie sonst sehr schnell undurchgängig sind.<br>Simulatoren 2, 3 und 4:<br>– Beim Überstrecken der Handgelenke brechen die Finger leicht ab (Simulatoren 3 und 4).<br>– Schläuche sind nicht auswechselbar.<br>– nach ca. 200 Punktionen pro Simulator deutliche Leckagen des Kunstbluts<br>– Die sehr dünnen Schläuche müssen nach jedem Kurs mit antibakterieller Lösung gespült und danach wieder belüftet werden, um Schimmelbildung vorzubeugen, da sie sonst sehr schnell undurchgängig sind. |

### Indikation

Die Indikationen zur venösen Punktion in der Pädiatrie sind ähnlich vielfältig wie bei Erwachsenen. Sowohl die Blutentnahme zur Bestimmung von Laborparametern, als auch das Legen eines peripheren Zugangs zur Gabe von Flüssigkeit oder Medikamenten gehören zum täglich Brot des Pädiaters. Eine Besonderheit ergibt sich bei Neugeborenen: hier kann das Blut für das Neugeborenenscreening neben der kapillären Blutentnahme aus der Ferse auch venös entnommen und auf das Filterpapier getropft werden.

### Vorbereitung

Wie bei jeder Punktion ist eine gute Vorbereitung wichtig. Alle Materialien müssen vorab bereitgelegt werden. Um Verwechslungen zu vermeiden, sollte sich auf allen Röhrchen ein Patientenaufkleber befinden.

Um Fragen der besorgten Eltern adäquat beantworten zu können, sollte der Untersucher mit der jeweiligen Indikation bzw. den benötigten Laborbestimmungen vertraut sein.

### Materialien

- Simulatoren 1, 2, 3, 4
- Flaschen/Infusionsbeutel gefüllt mit Kunstblut und passende Schläuche
- durchstichsichere Abwurfbehälter
- Infusionsständer
- Hautdesinfektionsmittel
- Unterlagen

Verbrauchsmaterial für die Blutentnahme:
- Venenpunktionskanüle schwarz, grün oder gelb
- Monovetten
- unsterile Tupfer
- Pflaster
- EMLA (Euthectic Mixture of Local Anesthesia)-Pflaster
- unsterile Handschuhe

Verbrauchsmaterial für den peripher-venösen Zugang:
- Flexüle 26 G oder 24 G
- Flexülenpflaster oder Pflasterrolle
- sterile Tupfer
- NaCl 0.9 %-Lösung, Glucose 5 %-Lösung
- 5 ml Spritzen
- Verlängerungsschlauch
- sterile Handschuhe

## Durchführung „Blutentnahme am Arm des Kleinkindes“

Nach hygienischer Händedesinfektion, Vorstellung und Einholen des Einverständnisses der Eltern steht die Kommunikation mit dem Kind im Vordergrund. Hier gilt es Vertrauen zu schaffen und dem Kind altersgerecht den Ablauf der Blutentnahme zu erklären. Ein weißer Kittel sollte wenn möglich vermieden werden!

Die Blutentnahme beim Kleinkind oder Säugling sollte immer zusammen mit einem Assistenten durchgeführt werden. Kinder sollten bei der Punktion liegen, weil nur so eine gute Fixierung durch den Assistenten (nicht die Eltern!) möglich ist. Dieser tritt von kontralateral an das Kleinkind heran und hält die Punktionsstelle zwischen beiden Händen. Mit dem Oberkörper lehnt er über (bei heftiger Gegenwehr auch auf) dem Kind. Die Eltern eventuell bitten, vor dem Untersuchungszimmer zu warten.

**Stauung und Auswahl der Punktionsstelle**

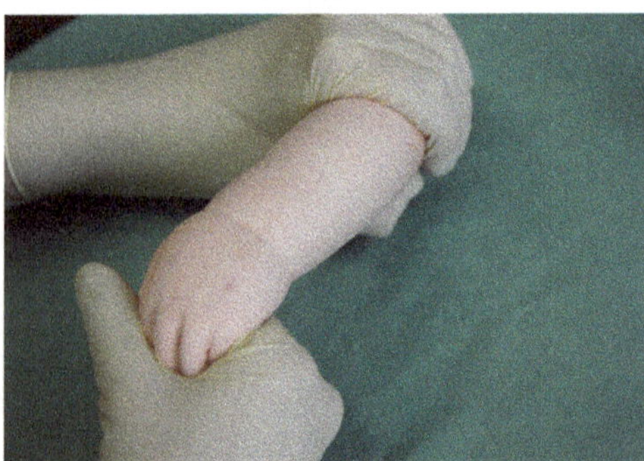

Den Assistenten bitten, mit seiner Hand den Unterarm zu stauen.
Bei größeren Kindern kann alternativ ein Stauschlauch angelegt werden (Einklemmen der Haut mit dem Finger verhindern!).
Die Palpation der Vene kann bei Kleinkindern durch die dicke subkutane Fettschicht schwierig sein, eventuell ist Verlass auf die Optik nötig. Handrücken oder Ellenbeuge sind gut geeignete Punktionsstellen.

Abb. 3.33: Stauung und Auswahl der Punktionsstelle

**Desinfektion**

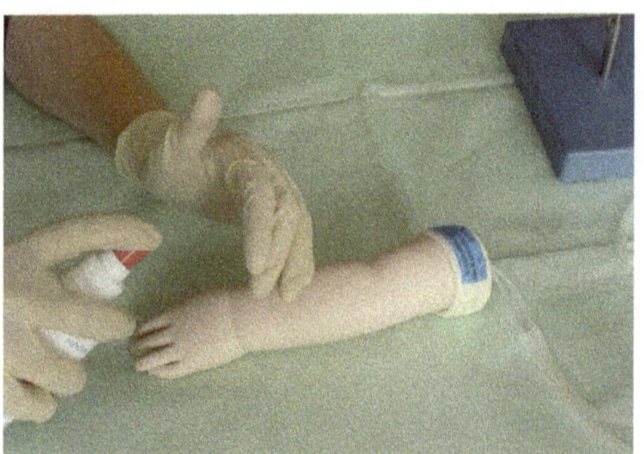

Ziehen Sie (unsterile) Handschuhe an und sprühen Sie großflächig Desinfektionsmittel auf. Nach 15 Sekunden mit einem unsterilem Tupfer einmalig abwischen und nochmals sprühen.
Trocknen lassen.

Abb. 3.34: Desinfektion

**Punktion**

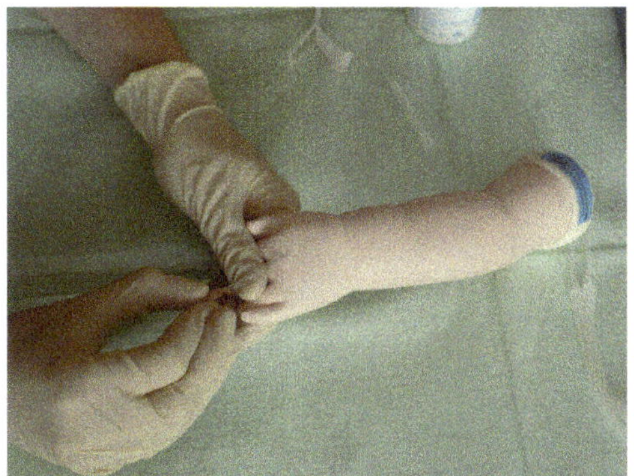

Abb. 3.35: Punktion

Die erste Monovette kann schon vor der Punktion angeschraubt werden.
Halten Sie die Nadel zwischen Daumen und Zeigefinger und straffen Sie die Haut mit der anderen Hand.
Der Einstich erfolgt im 10°–30°-Winkel. Je oberflächlicher und dünner die Vene, umso flacher muss gestochen werden.

**Füllen der Monovetten**

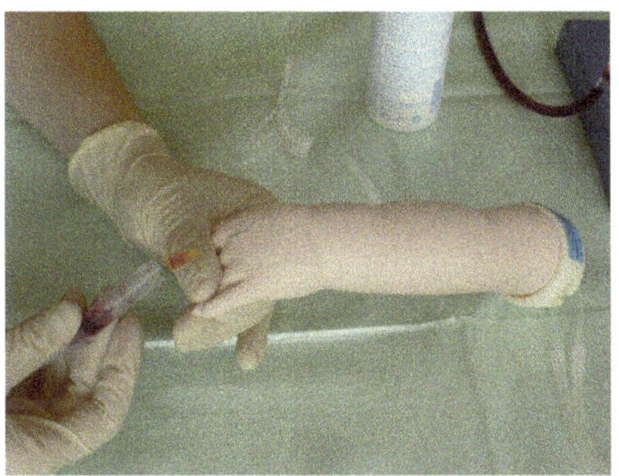

Abb. 3.36: Füllen der Monovetten

Schieben Sie die Nadel mit Gefühl in die Vene vor.
Je nach verwendetem System wird anhand des Blutes im Nadelkonus oder der Monovette die erfolgreiche Punktion erkannt.
Um ein Verrutschen der Nadel zu vermeiden sollte diese beim Wechsel der Monovetten gut fixiert sein.

**Nadelentfernung**

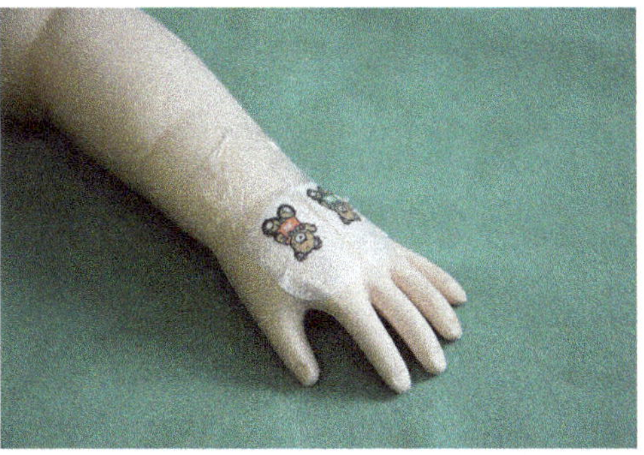

Abb. 3.37: Nadelentfernung

Lösen Sie vor der Entfernung der Nadel die Stauung!
Nun ziehen Sie die Nadel ohne Veränderung des Winkels zügig heraus und drücken mit einem Tupfer unmittelbar auf die Punktionsstelle. Die Druckzeit beträgt 2–3 Minuten.
Die Nadeln sind umgehend in einen durchstichsicheren, nicht überfüllten Abwurf zu entsorgen!
Nun darf das Kind von den Eltern getröstet, ein Pflaster aufgeklebt und die Tapferkeit gelobt werden.

**Ergänzungen und Tipps:**
Zur schmerzarmen Punktion können etwa eine Stunde vor Blutentnahme 2–3 EMLA Pflaster auf potentielle Punktionsstellen geklebt werden. Eine Stauung sollte nie länger als 2 Minuten andauern, da die Hämolyse sonst die Kalium- oder LDH-Werte verfälschen kann. Allgemein sind Erythrozyten bei Säuglingen sehr fragil. Daher sollte auf eine stressarme, zügige Blutentnahme geachtet werden. Bei Säuglingen und Frühgeborenen sollte immer so wenig Blut wie möglich entnommen werden, Höchstmenge pro Abnahme 1 ml.

**Blutentnahme am Bein**

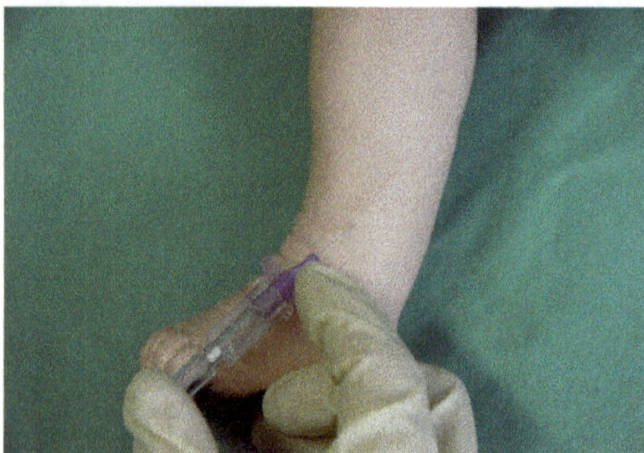

Abb. 3.38: Blutentnahme am Bein

Die Punktion am Bein läuft exakt wie am Arm ab, eine geeignete Vene ist hier oft am lateralen Malleolus (Vena saphena magna oder Arcus venosus dorsalis pedis) zu finden.

## Durchführung „Peripher-venöser Zugang am Neugeborenen-Köpfchen“

**Vorbereitung**

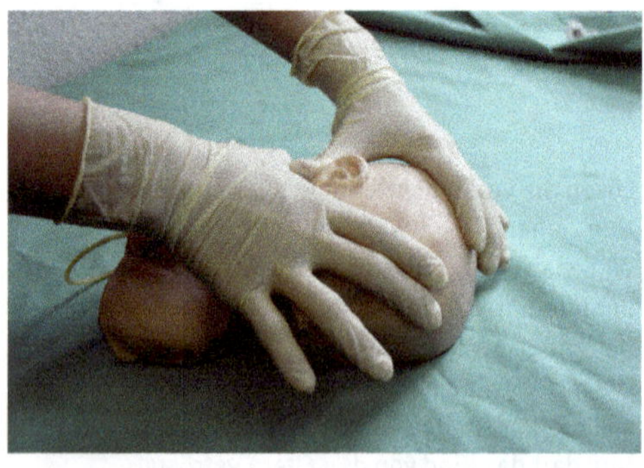

Abb. 3.39: Vorbereitung eines peripher-venösen Zugangs am Neugeborenen-Köpfchen

Nach hygienischer Händedesinfektion, Vorstellung und Einholen des Einverständnisses der Eltern bitten Sie diese aus dem Raum.
Der Assistent wird zum Halten und Anreichen hinzu gebeten.
Wickeln Sie die Arme straff mit einer Stoffwindel an den Oberkörper an.
Beim Halten sollten der Daumen auf dem Kiefergelenk und der Zeigefinger auf der Stirn liegen. Dabei ist darauf zu achten, dass das Kind frei atmen kann! Mit der anderen Hand spannt der Assistent die Haut.

#### Auswahl der Punktionsstelle

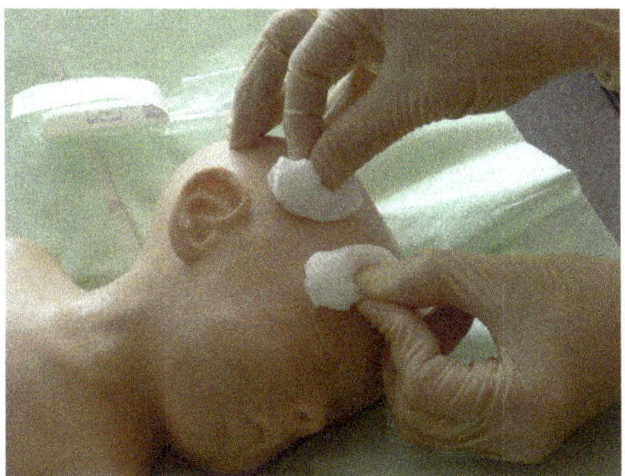

Abb. 3.40: Auswahl der Punktionsstelle

Scheiteln Sie die Haare mit zwei befeuchteten Tupfern um Gefäße zu detektieren. Diese sollten frontal, temporal oder okzipital zu finden sein. Das Tasten nach Pulsation ist hier ein Muss, um die Punktion einer Arterie zu vermeiden!

#### Desinfektion

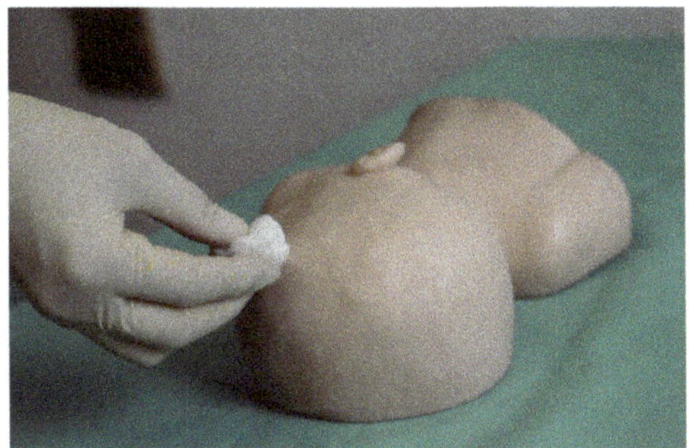

Abb. 3.41: Desinfektion

Ziehen Sie sich Handschuhe an und desinfizieren Sie zweimal. Nach dem ersten Mal wischen Sie, nach dem zweiten Mal lassen Sie das Desinfektionsmittel eintrocknen.
Währenddessen können Sie zwei Spritzen mit Glucose 5 %-Lösung aufziehen, wovon Sie eine mit dem Schlauch verbinden, um ihn zu entlüften.

#### Punktion

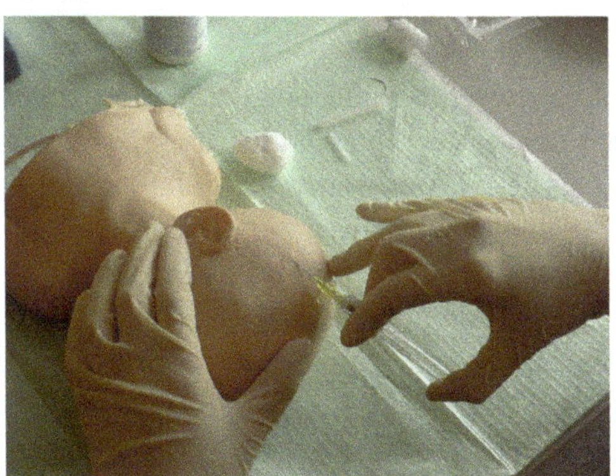

Abb. 3.42: Punktion

Stechen Sie im Winkel von etwa 45° ein. Sobald Sie Blut im Sichtfenster sehen, ziehen Sie die Nadel heraus und setzen die zweite Glucose 5 %-Spritze auf.
Nun schieben Sie den Katheter unter langsamen Spritzen in die Vene vor.

**Fixierung des Zugangs**

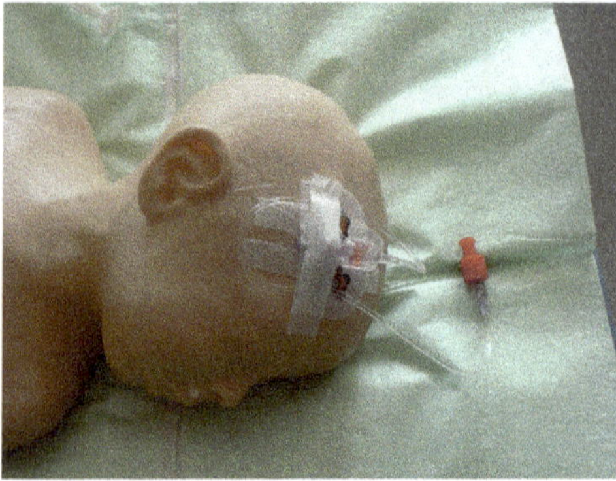

Fixierung ist mittels Flexülenpflaster oder Pflasterband-Streifen möglich.
Beim Pflasterband-Streifen kleben Sie einen schmalen Klebestreifen von unten an die Flexüle, überkreuzen Sie auf der Oberseite und drücken Sie die Enden am Kopf an.
Wiederholen Sie das gleiche mit einem zweiten Klebestreifen in einem steileren Winkel.
Achten Sie dabei darauf, nicht über die Einstichstelle zu kleben, da diese immer sichtbar sein muss.

Abb. 3.43: Fixierung des Zugangs

**Fixierung des Schlauches**

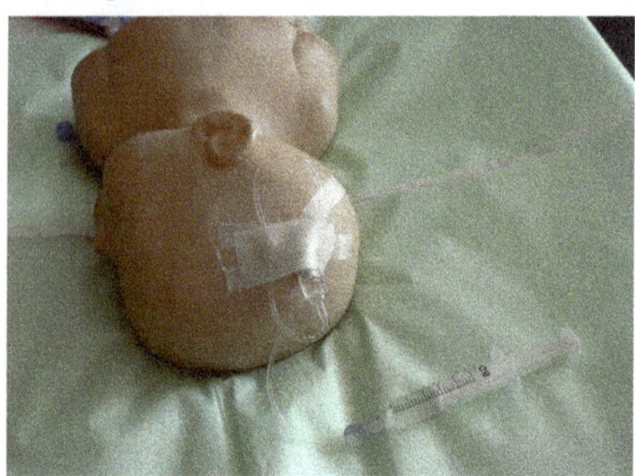

Befestigen Sie den luftleeren Schlauch an der Flexüle und fixieren ihn in einer Schlaufe liegend mit einem weiteren Klebestreifen. Entfernen Sie die Spritze und verschließen Sie den Schlauch mit einem Multistopper.

Abb. 3.44: Fixierung des Schlauchs

### Ergänzungen und Tipps:

Bei Früh- und Neugeborenen sollten zur Desinfektion sterile Tupfer genutzt werden. Unter bestimmten Voraussetzungen, wie z. B. niedriges Geburtsgewicht, sind für die Arbeiten am Kind auch sterile Handschuhe zu tragen. Anders als beim Erwachsenen sollte eine möglichst lange Liegedauer angestrebt werden. Es ist aber unbedingt notwendig, die Einstichstelle regelmäßig auf Entzündungszeichen zu kontrollieren. Der Ablauf des Legens eines Zugangs an der Hand unterscheidet sich nicht wesentlich. Die Fixierung und das Spannen der Haut ist wie bei der venösen Blutentnahme zu handhaben.

## Durchführung „Peripher-venöser Zugang am Bein und Arm"

**Peripher-venöser Zugang am Bein und am Arm**

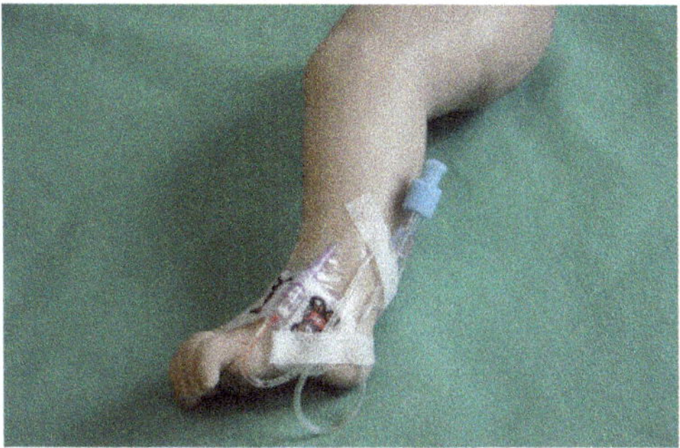

Abb. 3.45: Peripher-venöser Zugang am Bein und am Arm

Der Ablauf der Punktion ist ähnlich wie beim Neugeborenen-Köpfchen.
Eine Stauung durch die Hand des Assistenten ist jedoch wichtig.

## Lernziele

Der Studierende ist nach diesem Kurs in der Lage:
- alle Verbrauchsmaterialien und Utensilien zur Blutentnahme und zum Legen eines peripher-venösen Zugangs beim Neugeborenen, Säugling und Kleinkind korrekt auszuwählen, zu beschreiben und am Untersuchungsplatz vorzubereiten.
- selbstständig eine venöse Blutentnahme und das Legen eines peripher-venösen Zugangs beim Neugeborenen, Säugling und Kleinkind durchzuführen und dabei seiner Assistenz die entsprechenden Anweisungen zu geben.
- die Besonderheiten der pädiatrischen Punktion und den Umgang mit kleinem Patienten und Eltern zu verstehen, anzuwenden und zu erklären.

## Take-Home-Message

Die venöse Punktion beim Kind stellt eine besondere Herausforderung dar. Der Umgang mit dem kleinen Patienten und den besorgten Eltern ist zu bedenken. Der Untersucher sollte die Maßnahme stets zusammen mit einem Assistenten durchführen, der beim Halten des Kindes und Anreichen von Materialien hilft.

## Kursablauf

| Nr. | Zeit | Ziel | Inhalt | Methode | Material / Bemerkungen | Wer |
|---|---|---|---|---|---|---|
| 0 | | | **Vorbereitung**<br>Flaschen mit $H_2O$-dest und Kunstblut befüllen<br>Simulatoren vorbereiten/auf Funktionalität prüfen<br>Material an die Arbeitsplätze stellen | | | Tutor |
| | | **Die Teilnehmer (TN) ...** | | | | |
| 1 | 2 min | | **Hemmungsabbau, Kennenlernen**<br>Tutor stellt sich vor, erfragt Namen, Vorwissen und Motivation der Teilnehmer (TN) zum Besuch des Kurses. | Vorstellungsrunde | Kreppband<br>Markerstift<br>Namensschilder | Tutor, TN |
| 2 | 3 min | ... kennen Kursablauf und Lernziele. | **Tutor stellt Ablauf vor**<br>Erläutern der korrekten Technik bei Blutentnahme und peripher-venösem Zugang<br>– am Neugeborenen Köpfchen<br>– am einjährigen Arm<br>– am dreijährigen Arm<br>– am Beinchen<br>**Übungszeit**<br>Ablauf der Venenpunktion (Blutentnahme und Zugang) kennen und an allen 3 Modellen mindestens einmal durchgeführt haben. | Erläuterung des Tutors | | Tutor |
| 3 | 25 min | ... kennen den Ablauf einer Blutentnahme und des Legens eines Zugangs. | **Tutor demonstriert und erklärt den Ablauf der Punktion (mit Assistenten)**<br>– Legen eines Zugangs am Neugeborenen Köpfchen<br>– Blutentnahme an einem der Arme<br>– Hinweise zum Beinchen<br>– Unterschiede zur Erwachsenenpunktion aufzeigen | Demonstration an den Simulatoren 1–4 | Neugeborenen Köpfchen<br>einjähriger Arm<br>dreijähriger Arm<br>Bein | Tutor |

| Nr. | Zeit | Ziel | Inhalt | Methode | Material / Bemerkungen | Wer |
|---|---|---|---|---|---|---|
| 4 | 55 min | … haben eine Blutentnahme und das Zuganglegen selbst an allen Simulatoren mindestens einmal durchgeführt. | **TN an allen Simulatoren selbstständig üben lassen**<br>– mindestens beim Neugeborenen Köpfchen immer Durchführung zu zweit (TN 1 assistiert, TN 2 punktiert, dann Wechsel)<br>– dabei auf Fehler hinweisen und Verbesserungsvorschläge machen | Übung | Simulatoren 1,2,4<br>→ am Simulator 1 muss zu zweit gearbeitet werden (TN 1 reicht an, TN 2 punktiert)<br>Punktionsmaterial | Tutor, TN |
| 5 | 5 min | Zusammenfassung und Verabschiedung | Zusammentragen häufiger Fehlerquellen und Probleme bei der pädiatrischen Punktion<br>Blitzlicht<br>Evaluation<br>Verabschiedung | | | Tutor, TN |

## 3.3 Lumbalpunktion beim Erwachsenen und Säugling

Jens Lieder

### Simulatoren

„Lumbar Puncture Simulator II", Modell M43B, Fa. Kyoto Kagaku, Kyoto, Japan 612-8388
„Pediatric Lumbar Puncture Simulator II", Modell M43D, Fa. Kyoto Kagaku, Kyoto, Japan 612-8388

Mit dem „Lumbar Puncture Simulator II" und dem „Pediatric Lumbar Puncture Simulator II" kann der korrekte anatomische Orientierungspunkt für die Lumbalpunktion ertastet, eine Hautdesinfektion durchgeführt und die anschließende Punktion des Spinalkanals demonstriert und geübt werden. Dabei ist es auch möglich, Druck und Beschaffenheit des Liquors zu variieren.

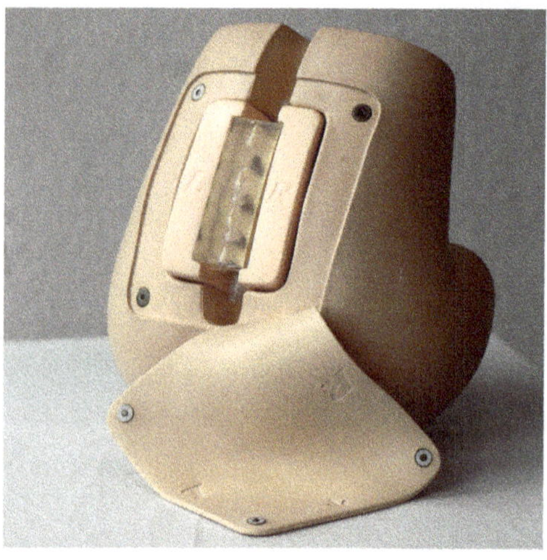

Abb. 3.46: Lumbar Puncture Simulator II

| Vorteile | Nachteile |
|---|---|
| – Dornfortsätze sind leicht zu ertasten.<br>– Alle Verbrauchsmaterialien sind einfach und einzeln austauschbar (s. Abb. 3.48).<br>– Kraftaufwand beim Stich durch Dura mater ist realitätsnah.<br>– Durch Färbung des Wassers und Höhenvariation des Flüssigkeitsbeutels kann Liquorfarbe und Druck verändert werden (s. Abb. 3.49). | – teure Verbrauchsmaterialien<br>– Silikon-Krümel verteilen sich nach mehrfacher Punktion an Punktionsstelle.<br>– Aufwändige Reinigung des Schlauchsystems nach jedem Kurs, da sonst Pilz- und Schimmelbefall im System weitere Nutzungen erschweren.<br>– Regelmäßige Pflege der Kunsthautoberfläche mit Talkpuder erforderlich, um Verkleben des Materials zu verhindern.<br>– Desinfektionsmittel greift die Simulatoroberfläche an: im Kurs stattdessen „desinfizieren" mit Wasser ratsam. |

## Anmerkungen

Der austauschbare Punktionseinsatz samt darüberliegender Kunsthaut muss nach ca. 160 Punktionsversuchen ersetzt werden.

## Indikation

Eine Lumbalpunktion ist zur Gewinnung von Liquor cerebrospinalis im Rahmen infektiöser Prozesse des Gehirns, Hirn- und Rückenmarkshäute z. B. bei viralen & bakteriellen (tuberkulösen) Meningitiden, Hirnabszessen, Subarachnoidalblutung, Empyemen & Shunt-Infektionen, Abklärung Guillain-Barré-Syndrom, multipler Sklerose sowie Leukämien oder weiterer onkologischer Erkrankungen nötig. Sie dient der Verlaufskontrolle onkologischer Erkrankungen, Medikamentenspiegelbestimmungen bei intrathekaler Gabe und der therapeutischen Liquorentnahme.

## Vorbereitung

Nach ärztlicher Aufklärung und anschließender Einwilligung des erwachsenen Patienten wird dieser im Idealfall in eine sitzende Position mit gebeugtem Rücken („Katzenbuckel“) gebracht. Die Lumbalpunktion beim Kind erfolgt in Seitenlage und bedarf einer Hilfsperson zum Halten des Kindes mit angezogenen Armen und Beinen. Zuvor müssen Kontraindikationen wie z. B. erhöhte Blutungsneigung oder Hirndruck ausgeschlossen sein.

Vorbereitete Materialien (s. u.) stehen am Platz und können vom Arzt selbst direkt genutzt oder vom Assistenten angereicht werden. Vor der Punktion wird die Haut großflächig um die geplante Punktionsstelle mit Hautdesinfektionsmittel desinfiziert (siehe auch Kapitel „Hygiene am Patientenbett“). Nach der Einwirkzeit wird mittels Lochtuch der Bereich um die Punktionsstelle steril abgedeckt.

## Materialien

Verbrauchsmaterial:

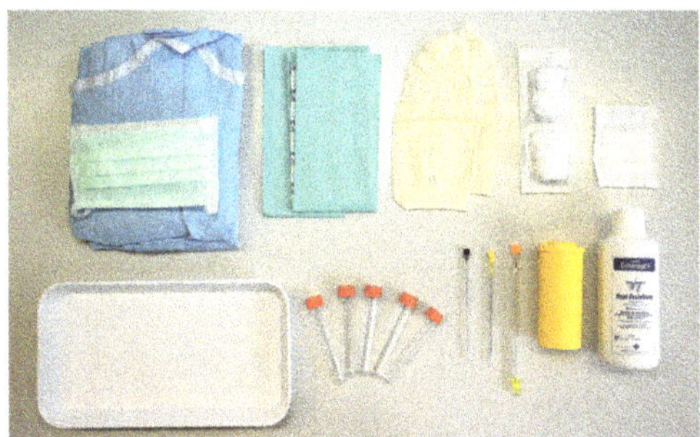

Abb. 3.47: Übersicht Verbrauchsmaterialien

- V.l.n.r., obere Reihe: steriler Kittel und Mundschutz, Lochtuch, sterile Handschuhe, sterile Tupfer, sterile Kompresse.
- V.l.n.r., untere Reihe: Tablett, 5 Liquorröhrchen, Quincke-Nadel mit angeschrägtem Schliff (schwarz), atraumatische Sprotte-Nadel mit Introducer (gelb, orange), Nadelabwurf, Hautdesinfektionsmittel (Cutasept®).
- Zusätzlich Pflaster (ca. 5 × 7 cm) zur Fixierung des Druckverbandes bereitlegen.

Simulatorenaufbau:

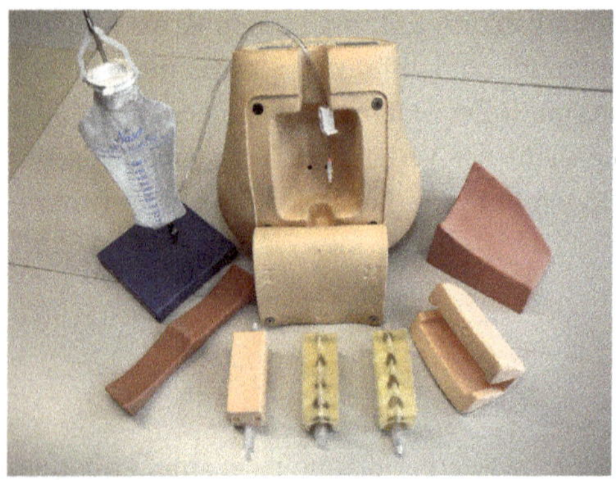

Abb. 3.48: Austauschbare Ersatzteile des Simulators

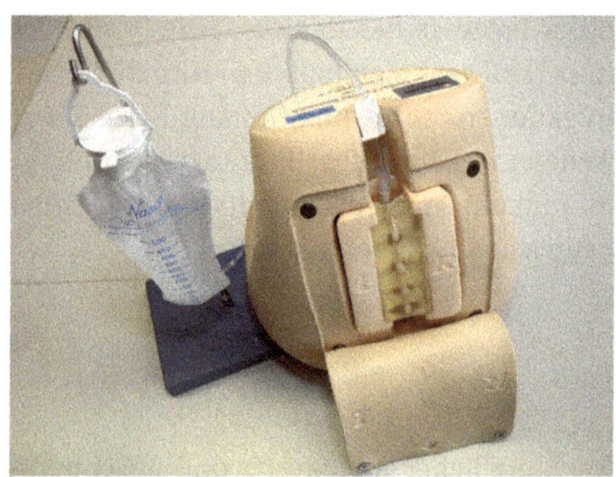

Abb. 3.49: Simulator mit angeschlossenem flussigkeitsgefüllten Beutel (höhenverstellbar)

## Durchführung

### Auffinden der Punktionsstelle

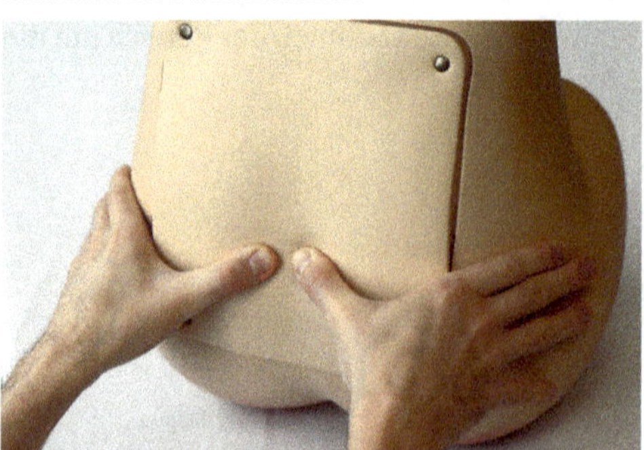

Abb. 3.50: Punktionsstelle beim Erwachsenen tasten

Nachdem der Patient in eine sitzende, leicht gebeugte Position („Katzenbuckel“) gebracht wurde, wird die Punktionsstelle zwischen dem 4. und 5. Dornfortsatz der Lendenwirbelsäule ertastet und durch einen Abdruck mittels eines Fingernagels markiert.

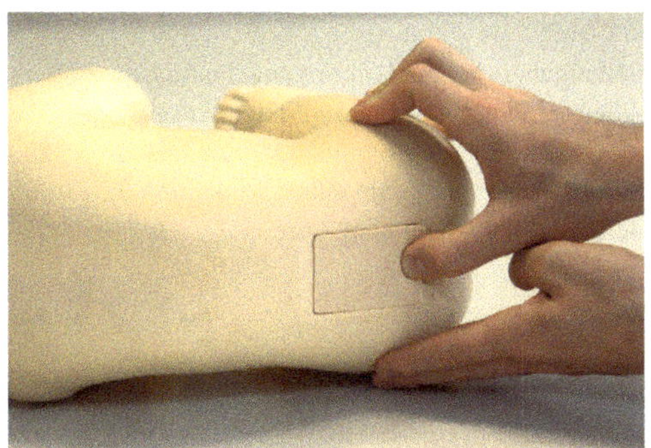

Abb. 3.51: Punktionsstelle beim Kind tasten

Beim Säugling empfiehlt sich, eventuell nach Kurznarkose, das Liegen auf der Seite. Assistenz durch eine Hilfsperson zum Halten des Kindes im Klammergriff ist sinnvoll (Kinderarme werden vom rechten Arm, die Beinchen vom linken Arm der Hilfsperson untergehakt und festgehalten, sog. „Embryohaltung" des Kindes).

**Hautdesinfektion**

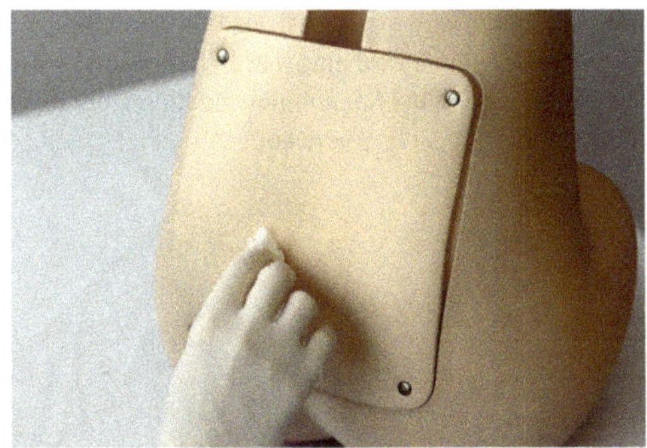

Abb. 3.52: Hautdesinfektion beim Erwachsenen

Die Haut wird um die Punktionsstelle großflächig mit einem geeigneten Hautdesinfektionsmittel, unter Beachtung der korrekten Einwirkzeit, gereinigt.
Als Hautdesinfektionsmittel kann z. B. mit Cutasept® gearbeitet werden, wobei die Einwirkzeit von etwa 1 min beachtet werden sollte.

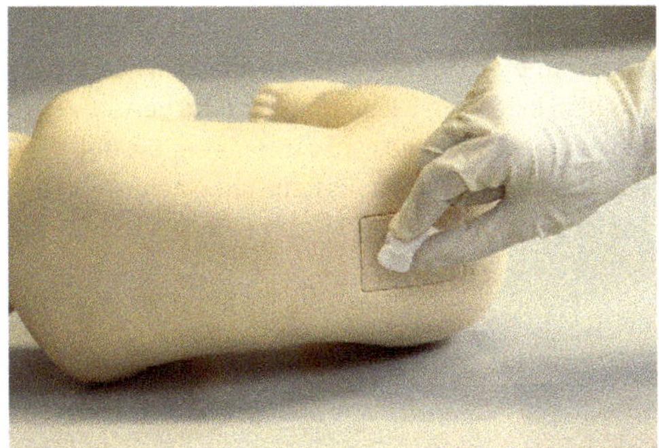

Abb. 3.53: Hautdesinfektion beim Kind

### Punktion

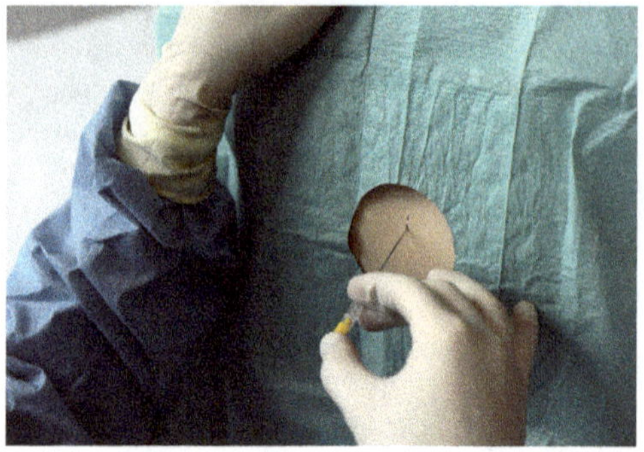

Abb. 3.54: Punktion beim Erwachsenen

Mit einem Lochtuch (Anbringung der Aussparung über der Punktionsstelle) wird der Rücken abgedeckt. Die Punktion wird mit einer Nadel nach Sprotte oder Quincke in einem Winkel von etwa 100° leicht nach oben durchgeführt.

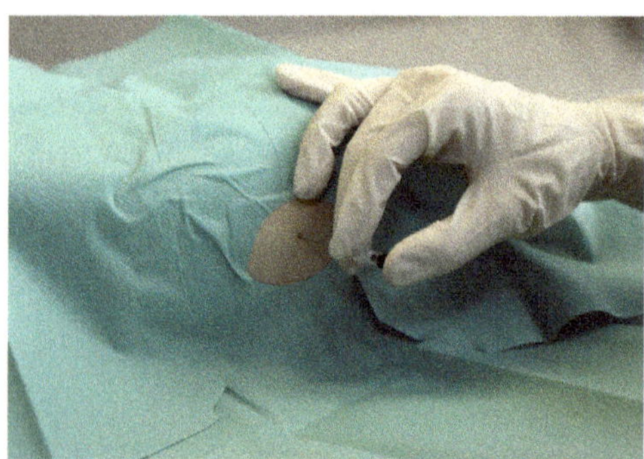

Abb. 3.55: Punktion beim Kind

Beim Säugling wird ein Winkel von 90° empfohlen. Beim Erwachsenen wird eine Nadelgröße von ca. 20 G (Gauge), bei Säuglingen und Kleinkindern eine Nadel mit 22–25 G verwendet.

### Probengewinnung

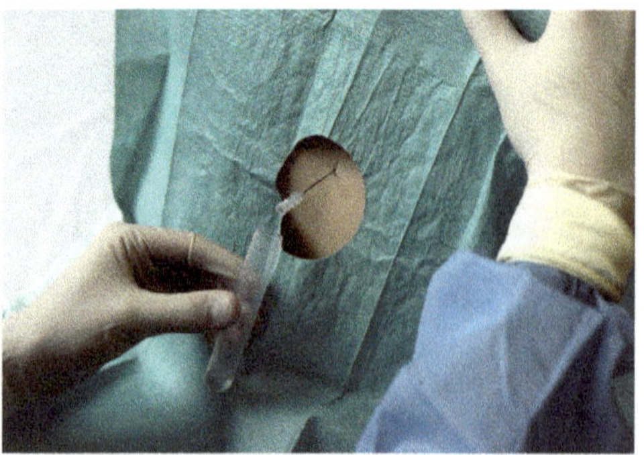

Abb. 3.56: Probengewinnung beim Erwachsenen

Ca. 10 Tropfen Liquor werden so sparsam wie möglich in je 3 bis 5 Liquorprobenröhrchen aufgefangen. Anschließend wird die Nadel vorsichtig entfernt und die Punktionsstelle mit einem sterilen Tupfer komprimiert.

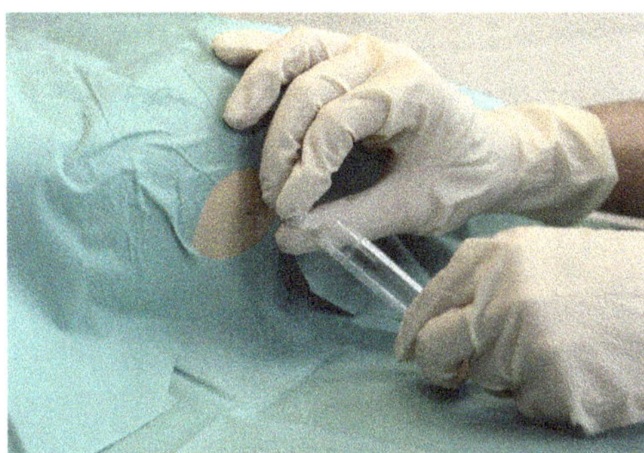

Abb. 3.57: Probengewinnung beim Kind

Auch beim Säugling werden ca. 10 Tropfen Liquor pro Röhrchen für die Diagnostik benötigt.

**Anbringen des Druckverbandes**

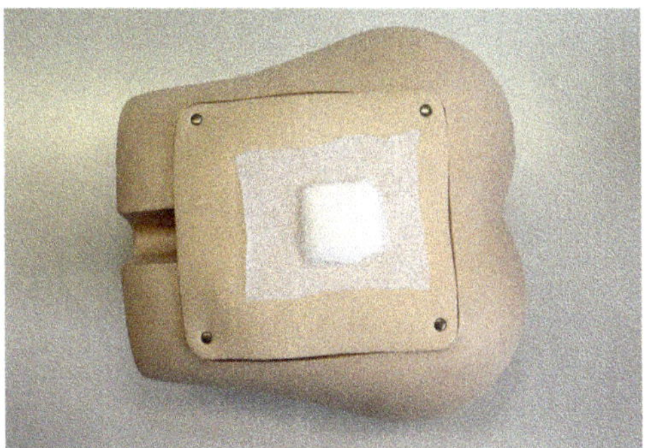

Abb. 3.58: Anbringen des Druckverbandes beim Erwachsenen

Mit einem Pflaster und einer Kompresse wird ein Druckverband über der Punktionsstelle angebracht und dem Patienten empfohlen, sich hinzulegen.

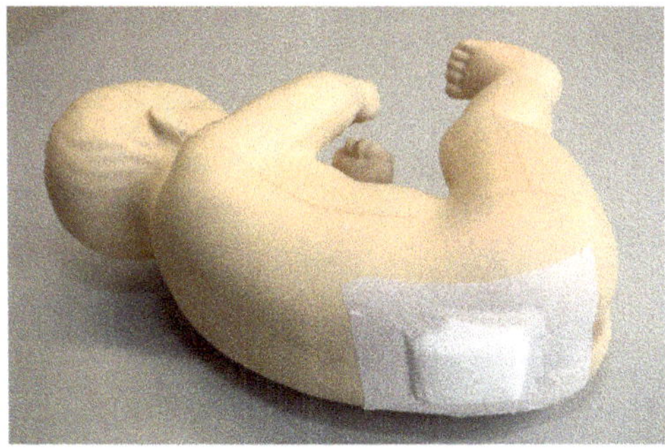

Abb. 3.59: Anbringen des Druckverbandes beim Kind

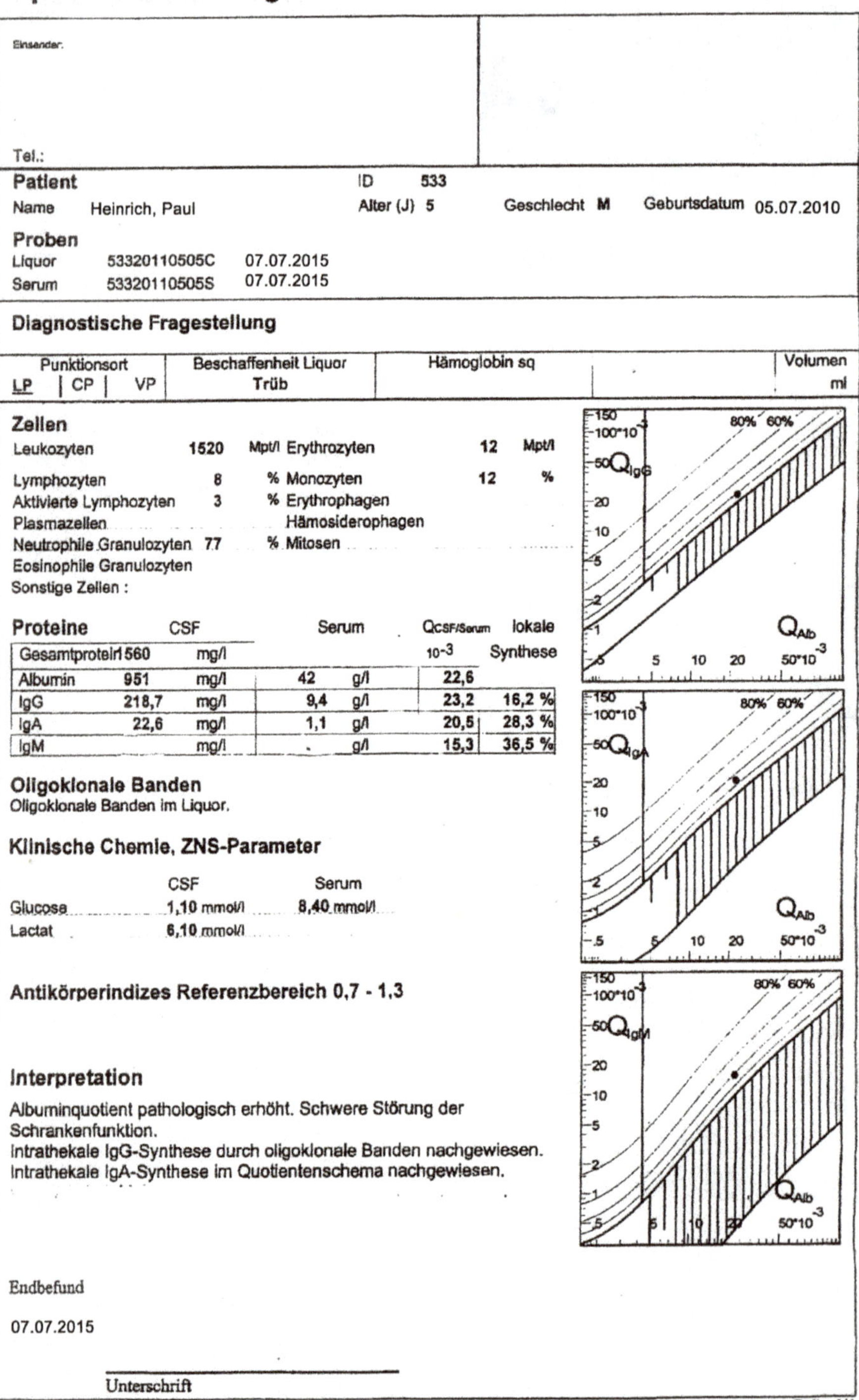

## Liquor Untersuchungsbericht

Einsender:

Tel.:

**Patient** ID 533

Name Heinrich, Paul  Alter (J) 5  Geschlecht M  Geburtsdatum 05.07.2010

**Proben**

Liquor 53320110505C 07.07.2015

Serum 53320110505S 07.07.2015

**Diagnostische Fragestellung**

| Punktionsort | Beschaffenheit Liquor | Hämoglobin sq | | Volumen |
|---|---|---|---|---|
| LP \| CP \| VP | Trüb | | | ml |

**Zellen**

Leukozyten 1520 Mpt/l Erythrozyten 12 Mpt/l

Lymphozyten 8 % Monozyten 12 %

Aktivierte Lymphozyten 3 % Erythrophagen

Plasmazellen Hämosiderophagen

Neutrophile Granulozyten 77 % Mitosen

Eosinophile Granulozyten

Sonstige Zellen :

**Proteine**

| | CSF | | Serum | | $Q_{CSF/Serum}$ $10^{-3}$ | lokale Synthese |
|---|---|---|---|---|---|---|
| Gesamtprotein | 1560 | mg/l | | | | |
| Albumin | 951 | mg/l | 42 | g/l | 22,6 | |
| IgG | 218,7 | mg/l | 9,4 | g/l | 23,2 | 16,2 % |
| IgA | 22,6 | mg/l | 1,1 | g/l | 20,5 | 28,3 % |
| IgM | | mg/l | . | g/l | 15,3 | 36,5 % |

**Oligoklonale Banden**

Oligoklonale Banden im Liquor.

**Klinische Chemie, ZNS-Parameter**

| | CSF | Serum |
|---|---|---|
| Glucose | 1,10 mmol/l | 8,40 mmol/l |
| Lactat | 6,10 mmol/l | |

**Antikörperindizes Referenzbereich 0,7 - 1,3**

**Interpretation**

Albuminquotient pathologisch erhöht. Schwere Störung der Schrankenfunktion.
Intrathekale IgG-Synthese durch oligoklonale Banden nachgewiesen.
Intrathekale IgA-Synthese im Quotientenschema nachgewiesen.

Endbefund

07.07.2015

Unterschrift

Seite 1/1



Abb. 3.60: Reiberschema

## Lernziele

Nach dem Besuch des Kurses Lumbalpunktion ist der Studierende in der Lage:
- Indikationen und Kontraindikationen einer Lumbalpunktion zu nennen.
- alle für die Durchführung einer Lumbalpunktion nötigen Verbrauchsmaterialien korrekt auszuwählen und zu benennen.
- den Arbeitsplatz zur sterilen Entnahme des Liquors selbstständig vorzubereiten.
- eine Lumbalpunktion praktisch korrekt in allen fünf oben gezeigten Schritten am Erwachsenen- und Kindersimulator durchzuführen.
- ein Reiberschema auszuwerten.
- Therapiemöglichkeiten der bakterielle Meningitis zu nennen und zu erläutern.

## Take-Home-Message

Die Lumbalpunktion ist eine anspruchsvolle ärztliche Tätigkeit, die am Simulator gut trainiert werden kann. Technische Fertigkeit und strikte Beachtung der Hygienevorschriften sind für die erfolgreiche und komplikationsarme Durchführung unabdingbar.

## Kursablauf

| Nr. | Zeit | Ziel | Inhalt | Methode | Material / Bemerkungen | Wer |
|---|---|---|---|---|---|---|
| | | **Die Teilnehmer (TN) ...** | | | | |
| 1 | 5 min | ... kennen sich untereinander und den Tutor. | Selbstvorstellung Tutor und TN.<br>Frage nach Vorerfahrungen mit der Durchführung einer Lumbalpunktion. | Vorstellungsrunde | Kreppband<br>Markerstifte<br>Namensschilder | Tutor, TN |
| 2 | 5 min | ... kennen Lernziele und Kursablauf. | **Tutor stellt Kursablauf vor:**<br>– Fallvorstellung (Fallvignette „Paul Heinrich“)<br>– Erläutern der korrekten Technik<br>– Übungszeit<br>– Fallauswertung mit Besprechung Reiberschema (Schema zeigt Verhältnis von verschiedenen Immunglobulinen und Albumin zwischen Liquor und Serum)<br>– Interaktive Erarbeitung der Lernziele | Erläuterung des Tutors<br>Interaktives Gespräch | | Tutor, TN |
| 3 | 5 min | ... kennen das Fallbeispiel. | Austeilen der Fallvignette, ein TN liest laut vor. | Vortrag | Laminierte Fallvignette: Fallbeispiel „Paul Heinrich“ | Tutor, TN |
| 4 | 5 min | ... sind sich über mögliche Differentialdiagnosen im klaren. | **Differentialdiagnosen**<br>Differentialdiagnosen am White Board sammeln z. B. Meningitis, Meningoenzephalitis, intrakranielle Blutung, ZNS-Tumor, Sonnenstich, Lupus erythematodes (SLE) ... | Interaktives Gespräch | White Board<br>Markerstifte | Tutor, TN |
| 5 | 5min | ... kennen Diagnostik bei Verdacht auf Meningitis. | Labor der Fallvignette besprechen, weitere Untersuchungen nennen (Prüfen der Meningitiszeichen!). | Gesprächsrunde | Laminierte Fallvignette: Fallbeispiel „Paul Heinrich“ | Tutor, TN |

| Nr. | Zeit | Ziel | Inhalt | Methode | Material / Bemerkungen | Wer |
|---|---|---|---|---|---|---|
| 6 | 45 min | ... kennen den Ablauf einer Lumbalpunktion und führen diese selbst durch. | **Ablauf der Lumbalpunktion**<br>– Demonstration am Erwachsenen- und Kindersimulator | Tutorerklärung, Übung | Lumbalpunktions-Simulator 1 (Erwachsener) | Tutor |
| | | | – Anleitung der TN an Simulatoren<br>– selbständiges Üben an Simulatoren | | Lumbalpunktions-Simulator 2 (Säugling)<br>Verbrauchsmaterial (s. Abb. 3.47) | |
| 7 | 15 min | ... kennen das Reiberschema und können dieses erklären.<br>... kennen die Therapiemöglichkeiten einer Meningitis und können diese erläutern. | **Erklären des Reiberschemas und Auswertung des ausgegebenen Befundes (bakterielle Meningitis)**<br>Besprechen von Therapieprinzipien mit:<br>– Antibiotikagabe<br>– Antipyretische Behandlung<br>– Volumengabe<br>– Dexamethasongabe (v.a. bei Verdacht auf Pneumokokkeninfektion)<br>– Bettruhe und intensivmedizinische Überwachung. | Gesprächsrunde | Laminierte Liquorbefunde (Abb. 3.60: Reiberschema)<br>White Board<br>Markerstifte | Tutor, TN |
| 8 | 5 min | | **Reflexion**<br>Blitzlicht<br>Take-Home-Message: „Was habe ich heute gelernt?“<br>Evaluation<br>Verabschiedung | | | Tutor, TN |

## ANHANG: Lumbalpunktion beim Erwachsenen und Säugling

### Fallbeispiel „Paul Heinrich“

5-jähriger Paul Heinrich mit seit gestern Abend bestehendem Fieber (40,9 °C), 2 Krampfanfällen in den letzten 2 h (Dauer: ca. 5 min), mehrfach erbrochen, klagt über Kopfschmerzen. Vor einer Woche war er an einem respiratorischen Infekt erkrankt.

| | |
|---|---|
| Körpergröße: | 110 cm |
| Körpergewicht: | 16,8 kg |
| Körpertemperatur: | 40,7 °C |

**Körperliche Untersuchung:**

| | |
|---|---|
| Bewusstsein: | somnolent |
| Skleren: | unauffällig |
| Rachenring: | gerötet, keine Beläge |
| Lymphknotenstatus: | multiple submandibuläre, verschiebliche Lymphknotenschwellungen; axillär und inguinal keine tastbaren Lymphknoten |
| Haut: | rosig, kein Exanthem |
| Pulmo: Atemfrequenz: | 30/min, sonorer Klopfschall, seitengleich belüftet, Vesikobronchialatmung, keine Rasselgeräusche |
| Cor: | Herztöne rein, rhythmisch, HF: 130/min, Pulse seitengleich tastbar |
| Abdomen: | weich, kein Druckschmerz, keine Abwehrspannung, Peristaltik über allen vier Quadranten auskultierbar; Nierenlager bds. frei; Leber und Milz nicht palpabel |
| Stuhl: | unauffällig, keine Diarrhoe |
| Genitale: | männlich, altersgerecht entwickelt |
| Neurologie: | deutlicher Meningismus (Brudzinski- und Kernig-Zeichen positiv), Pupillenreaktion seitengleich, isokor |
| **Reflexstatus:** | Patellarsehnen-, Achillessehnen-, Bicepssehnenreflex seitengleich und lebhaft auslösbar, Babinski-Zeichen negativ |

**Eigenanamnese:**

Komplikationslose Schwangerschaft mit 3 durchgeführten Ultraschalluntersuchungen während der Schwangerschaft, alle unauffällig

vaginale Entbindung in der 39 + 1. SSW ohne Komplikationen; Kind voll gestillt; Vorsorgeuntersuchungen wurden regelmäßig durchgeführt, ohne Auffälligkeiten

Impfungen termingerecht erfolgt (Pneumokokken, Meningokokken und Rotavirus-Impfung nicht durchgeführt)

keine Allergien, keine Operationen

**Familienanamnese:**

Eltern mütterlicherseits haben beide eine arterielle Hypertonie; Vater leidet an einer Epilepsie.

**Laboruntersuchung:**

| | |
|---|---|
| Hb: | 7,5 mmol/l |
| Hk: | 0,35 |
| Thrombozyten: | 230 Gpt/l |
| Leukozyten: | 26 Gpt/l |
| Na: | 135 mmol/l |
| K: | 3,1 mmol/l |
| Ca: | 2,5 mmol/l |
| Creatinin: | 28 µmol/l |

## 3.4 Anlage eines zentral-venösen Katheters

Peter Melcher

### Simulator

Central Line Man – Simulab Corporation, Seattle, WA 98168, USA

Der „Central Line Man“ bietet die Möglichkeit der Anlage von zentralvenösen Kathetern (ZVK) in die Vena jugularis und Vena subclavia. Er hat zwei große Gefäße, die sich separat befüllen lassen und eine manuelle Pumpe zur Pulssimulation. Der Simulator lässt sowohl die landmarken-gestützte, als auch die ultraschall-gestützte Punktion zu.

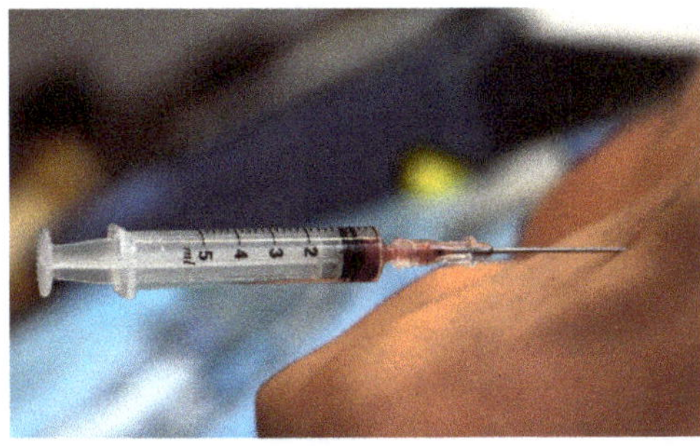

Abb. 3.61: Punktionskanüle im Einsatz am „Central Line Man“

| Vorteile | Nachteile |
|---|---|
| – ultraschallgängig<br>– Pulsstärke manuell regelbar<br>– Punktionspads auswechselbar<br>– V. jugularis und V. subclavia Punktion möglich | – „Gefäße“ bereits durch die Haut tastbar<br>– ZVK teils schwer vorzuschieben (abhängig vom verwendeten Katheter)<br>– Draht knickt oft an Biegung im Simulator ab |

### Anmerkungen

Der Simulator eignet sich gut, um den Ablauf der ZVK-Anlage nach Seldinger Technik, also dem Anlegen eines Katheters durch nutzen eines Führungsdrahtes als sicheren Zugang in ein Gefäß, zu erlernen. Zum Sammeln erster Erfahrungen mit ultraschall-gestützter Punktion eignet er sich auch gut.

## Indikation

Das Anlegen eines zentralvenösen Katheters gehört in vielen Fachgebieten zum Alltag. In Anästhesie und Intensivtherapie benötigt man einen solchen zur Messung der zentralvenösen Sättigung, die den zentralvenösen Druck als Parameter für den Flüssigkeitsbedarf der Patienten weitgehend abgelöst hat. Auch bei Applikation von vasoaktiven Substanzen, wie Katecholaminen, oder hyperosmolaren Stoffgemischen, z. B. bei parenteraler Ernährung, ist ein ZVK wichtig. Bei onkologischen Patienten wird er zur Chemotherapeutikagabe benötigt. Großlumige ZVKs wie Sheldon Katheter, sind gut zur Volumentherapie und Notfalldialyse nutzbar. Zur Punktion bieten sich die V. jugularis und die V. subclavia an, alternativ kann auch die V. femoralis punktiert werden. Andere Punktionsorte werden eher selten genutzt.

## Kontraindikationen

Da ein ZVK in manchen Fällen das Überleben des Patienten sichert, gibt es keine absoluten Kontraindikationen. Sollten relative Kontraindikationen vorliegen, ist ein anderer Punktionsort oder eine Behandlungsalternative zu erwägen. Die relativen Kontraindikationen sind im Strukturaufriss aufgeführt.

## Komplikationen

Die Punktion einer großen Vene und das Einbringen eines Fremdkörpers bis unmittelbar vor das Herz ist kein kleiner Eingriff, was sich an der Vielzahl von Komplikationen und auch deren Schwere wiederspiegelt. Zu den Komplikationen zählen:
- lokale und systemische Infektionen
- Luftembolien
- Thrombosen
- Gefäßperforationen
- Herzperforationen
- Katheterembolien
- Katheterfehllagen
- Pneumothorax
- Hämatothorax
- Chylothorax
- arterielle Punktion
- Blutungen
- Hämatome
- Herzrhythmusstörungen

## Vorbereitung

Da die Anlage eines ZVKs im rechtlichen Sinne eine Körperverletzung darstellt, ist der einwilligungsfähige Patient vor dem Eingriff aufzuklären. Zudem sollte, aufgrund der möglichen Komplikationen, die Indikation geklärt und täglich geprüft werden. So lassen sich katheterassoziierte Infektionen oder Gefäßthrombosierungen einschränken. Zur Punktion sollten alle nötigen Materialien bereit liegen. Beim Lagern des Patienten ist eine leichte Kopftieflage von Vorteil, um eine Luftembolie zu verhindern. Eine zweite (unsterile) Person wird zum Anreichen der sterilen Materialien benötigt. Bei einer zu erwartenden schwierigen Punktion bietet es sich an, ein Ultraschallgerät in Bereitschaft zu halten.

## Materialien

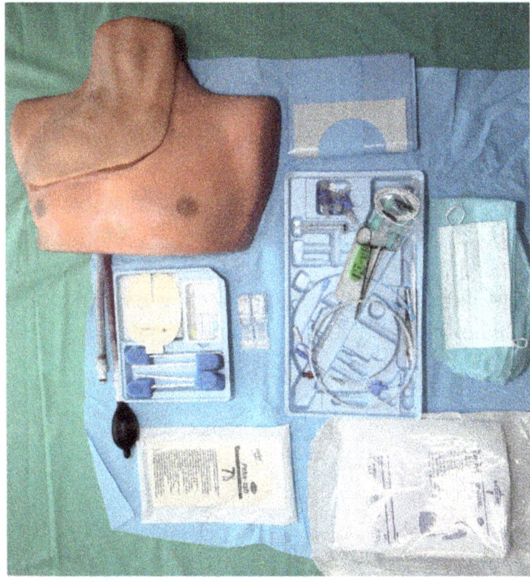

Abb. 3.62: ZVK Simulator

- ZVK-Sets + verschiedene ZVKs zum zeigen (Sheldon-Katheter, Swan-Ganz-Katheter, 3-, 4-, 5-lumige Katheter)
- sterile Tupfer
- Kompressen
- Nahtmaterial (Faden, Pinzette, Nadelhalter)
- Loch- oder Rundtücher
- 10 ml Spritzen
- Dreiwegehähne
- steriles Skalpell
- Lokalanästhetikum (mit Spritze und Kanüle)
- steriler Kittel
- sterile Handschuhe

- Haube
- Mundschutz
- je nach Basis Set zur ZVK Anlage: Nierenschale + Kornzange für Desinfektion

Verbrauchsmaterial:
- Desinfektionsmittel (am Simulator zur Schonung Wasser nutzen)
- 0,9 % NaCl zum Durchspülen (zur Übung reicht Wasser)
- Ersatzdrähte
- Blutersatz: venös (blau), arteriell (rot), Simulab Corporation, Seattle, WA 98168, USA
- steriles Anziehen mit Kittel, Haube, Mundschutz, sterilen Handschuhen

## Durchführung

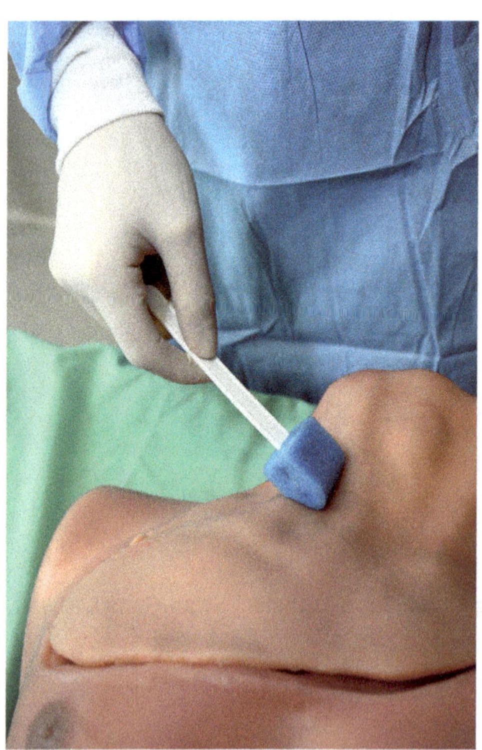

Abb. 3.63: Lagerung und Desinfektion

Der Patient wird Kopf tief gelagert. Der Kopf des Patienten wird leicht zur punktionsfernen Seite gedreht, um sich mehr Arbeitsraum zu schaffen. Zu weite Rotation kann die Punktion jedoch erschweren, da es zum Verlagern anatomischer Strukturen bzw. Verschluss der V. jugularis kommen kann.
Es bietet sich an, sich bereits jetzt zu orientieren, wo punktiert werden soll. Dazu wird der Karotispuls getastet.
Anschließend erfolgen das sterile Anziehen und die gründliche Desinfektion des Eingriffsgebietes.

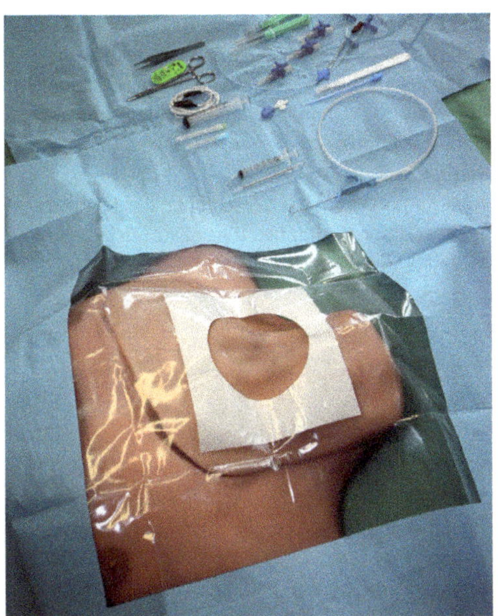

Abb. 3.64: Abdeckung und Materialvorbereitung

Ist die Orientierung abgeschlossen und der Bereich desinfiziert, kann die Abdeckung vorgenommen werden.
Es ist ratsam vor der Punktion die Utensilien in der Reihenfolge hinzulegen, wie sie gebraucht werden. Auch sollten ZVK und Dreiwegehähne bereits durchspült werden.

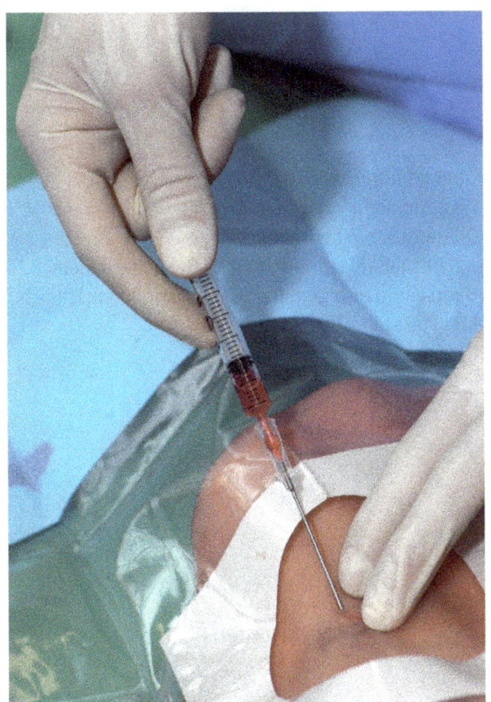

Abb. 3.65: Punktion

Sollte der Patient nicht analgosediert sein, wird nun die Lokalanästhesie durchgeführt.
Bei Punktion der rechten V. jugularis wird mit der linken Hand der Karotispuls getastet. Die Vene befindet sich in den meisten Fällen lateral der Arterie, wobei es viele Lagevariationen gibt.
Die Punktion erfolgt in der Spitze des Dreiecks, welches von der Clavicula und den beiden Schenkeln des M. sternocleidomastoideus gebildet wird. Unter Zug am Stempel der aufgesetzten Spritze wird die Kanüle im 25–30° Winkel, parallel zum Karotisverlauf, vorgeschoben, bis Blut aspiriert werden kann.

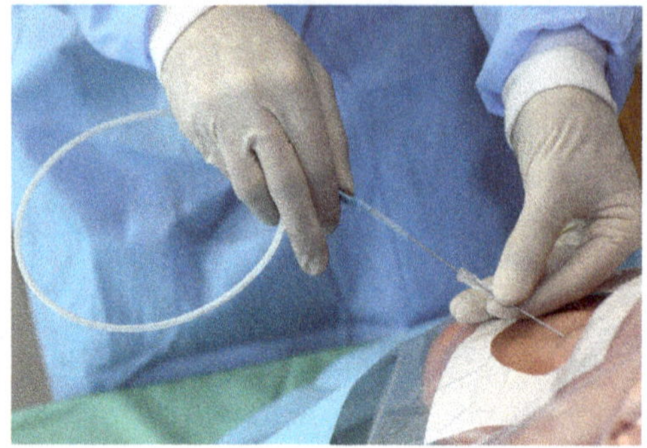

Abb. 3.66: Draht einführen

Im nächsten Schritt wird die Spritze von der Kanüle entfernt, dabei wird die Kanüle stets gut gesichert um Dislokationen und Verletzungen zu vermeiden. Wenn ein deutlich pulsierender Blutfluss aus der Kanüle erfolgt, sollte an eine Fehlpunktion gedacht werden.

Andernfalls erfolgt das Vorschieben des Führungsdrahtes durch die Kanüle. Dies sollte leicht und ohne Widerstand gehen.

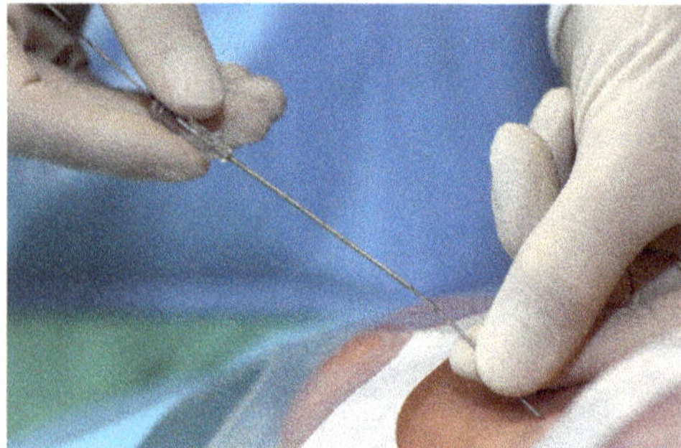

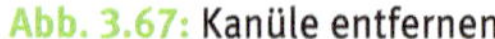

Abb. 3.67: Kanüle entfernen

Sobald sich der Draht im Gefäß befindet, wird er stets gesichert. Er darf auf keinen Fall ins Gefäß rutschen und ebenso wenig den steril abgedeckten Bereich verlassen.

Über den gesicherten Draht kann nun die Kanüle entfernt werden.

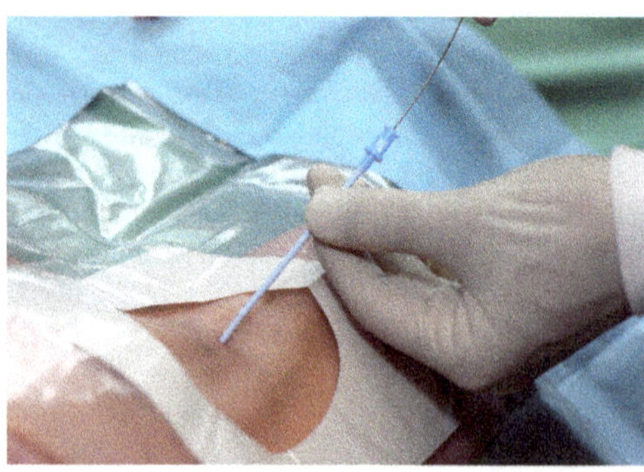

Abb. 3.68: Dilatation

Über den Draht wird der Dilatator gefädelt und der Weg zum Gefäß geweitet. Anschließend wird der Dilatator wieder entfernt.

Bei besonders ledriger Haut kann auch ein kleiner Hautschnitt erfolgen. Der Führungsdraht muss auch hier stets gesichert werden.

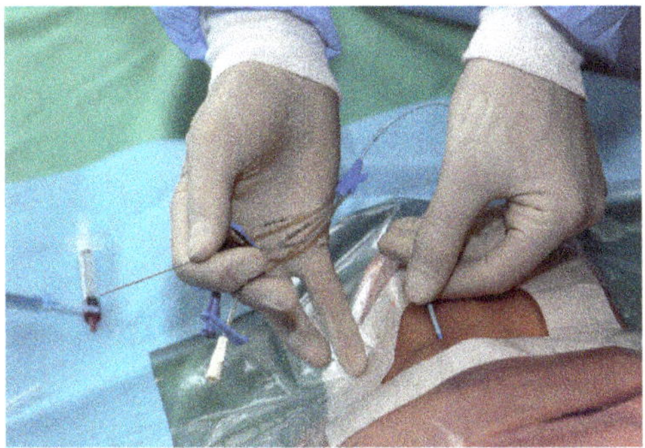

Abb. 3.69: ZVK einbringen

Auf den Draht wird anschließend der ZVK mit dem distalen Lumen aufgefädelt. Es ist besonders darauf zu achten, dass das Vorschieben erst dann erfolgt, wenn der Führungsdraht sicher hinter dem Katheter gefasst werden kann. Nun erfolgt das Vorschieben des Katheters ca. 13–15 cm.

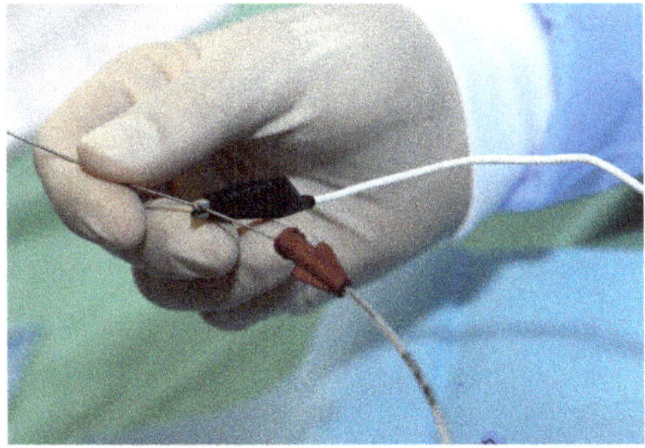

Abb. 3.70: EKG-Lagekontrolle

Falls eine Lagekontrolle mittels EKG-Ableitung vorgenommen werden soll, wird der Draht bis an die Spitze des Katheters zurückgezogen. Dazu müssen die Markierungen auf dem Draht beachtet werden. Es wird beim Vorschieben des ZVK auf Veränderungen der p-Welle geachtet. Bei Eintreten in den Vorhof wird sie erst monophasisch hoch und im Folgenden doppelgipflig. Beim Erreichen der maximalen Amplitude der p-Welle wird der Katheter ca. 2 cm zurückgezogen, so dass er vor der Einmündung der V. cava superior in den Vorhof zum Liegen kommt. Dazu ist es ratsam, sich an den Markierungen auf dem Katheter zu orientieren.

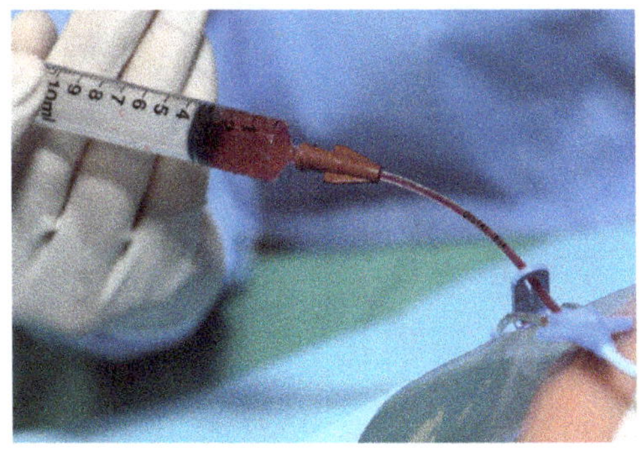

Abb. 3.71: Draht entfernen und Katheter spülen

Im nächsten Schritt kann der Draht entfernt werden. Im Anschluss wird über alle Schenkel Blut aspiriert und danach das Lumen gespült.

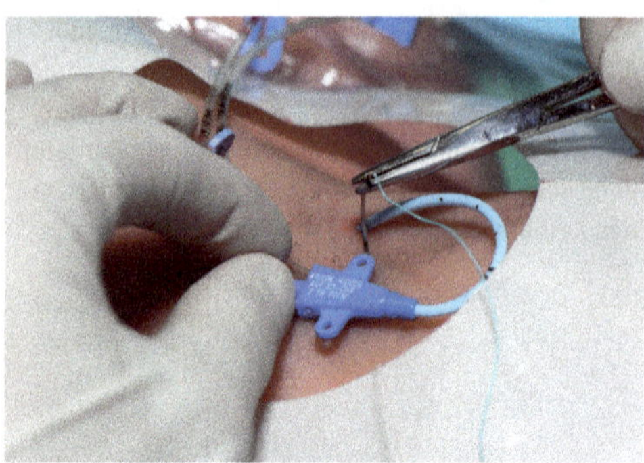

Falls alle Lumen frei aspirabel sind, erfolgt jetzt das Fixieren des Katheters mittels Hautnaht.
Bevor der Schutzverband angelegt wird, kann auch noch eine Sprühdesinfektion der Haut erfolgen.

Abb. 3.72: Annähen und Abdecken des Katheters

## Lernziele

Der Studierende ist nach dem Kurs „Anlage eines zentral-venösen Katheters" in der Lage:
- Indikationen, Kontraindikationen und Komplikationen der ZVK-Anlage zu erklären.
- einen ZVK an einem Simulator unter Beachtung des hygienischen Vorgehens zu legen und die einzelnen Schritte dabei zu kommentieren.

## Take-Home-Message

- Während der gesamten Punktion ist Sterilität einzuhalten!
- Der Draht ist stets gegen Verrutschen zu sichern!
- MERKE: Kein Vorschieben des Katheters gegen Widerstand!

## Kursablauf

| Nr. | Zeit | Ziel | Inhalt | Methode | Material / Bemerkungen | Wer |
|---|---|---|---|---|---|---|
| | | **Die Teilnehmer (TN) …** | | | | |
| 1 | 2 min | … kennen den Kursablauf und wissen um die Erfahrungen im Bereich der zentralvenösen Katheterisierung. | Eigene Vorstellung + Vorstellung TN<br>Frage nach Erfahrung mit ZVK Anlagen<br>„Kursfahrplan“ | Nachfragen/ Interaktion | Lernziele<br>Kreppband<br>Markerstift Namensschilder | Tutor, TN |
| 2 | 5 min | … erarbeiten die Indikationen für ZVK-Anlagen und können sie selbständig wiedergeben. | – zentralvenöser Druck<br>– zentralvenöse Sättigung<br>– Chemotherapeutika<br>– vasoaktive Substanzen<br>– hyperosmolare Substanzen<br>– Nierenersatztherapie<br>– keine Möglichkeit für peripheren Zugang | Nachfragen/ aktives Zusammentragen der Informationen | Flipchart zum Notieren der Indikationen | TN, Tutor |
| 3 | 5 min | … erarbeiten die Kontraindikationen und können ihre Bedeutung einordnen. | Keine absoluten Kontraindikationen<br>Relative:<br>– Infektionen Punktionsstelle<br>– Gerinnungsstörung /Antikoagulanzien<br>– Thoraxdeformitäten | Nachfragen/ aktives Zusammentragen der Informationen | Flipchart zum Notieren der Kontraindikationen | TN, Tutor |
| 4 | 5 min | … erarbeiten ausgewählte Komplikationen der zentralvenösen Punktion und kennen für einige von ihnen prophylaktische Maßnahmen. | – Infektionen<br>– Luftembolien<br>– Thrombosen<br>– Gefäßperforationen<br>– Katheterfehllagen<br>– Pneumothorax<br>– Blutungen<br>– Herzrhythmusstörungen | Nachfragen/ aktives Zusammentragen der Informationen | Flipchart zum Notieren der Komplikationen | TN, Tutor |

| Nr. | Zeit | Ziel | Inhalt | Methode | Material / Bemerkungen | Wer |
|---|---|---|---|---|---|---|
| 5 | 3 min | ... haben den Ablauf der Seldinger Technik (siehe Kapitel ZVK) verstanden.<br>... ist der Draht als Kernelement zum sicheren Weg ins Gefäß vertraut. | – Punktion des Gefäßes mit Kanüle (Schliff nach oben)<br>– Einführen des Führungsdrahtes. Hinweis, dass dieser stets zu sichern ist!<br>– Entfernen der Kanüle über den Draht.<br>– Draht nun als Führung ins Gefäß | Ablaufskizze am Flipchart | Flipchart zum Aufmalen der Seldinger Technik | Tutor |
| 6 | 5 min | Die Materialien für die zentralvenöse Katheteranlage können durch die TN selbständig zusammengesucht werden und ihre Funktion ist bekannt. | – sterile Kleidung ist Grundvoraussetzung<br>– ZVK- Sets erklären mit Funktion einzelner Bestandteile<br>– Funktion des Zusatzmaterials darstellen | Material zeigen<br>Besonderheiten und Fragen klären | ZVK-Sets + verschiedene ZVKs zum Zeigen<br>sterile Tupfer<br>Kompressen<br>Desinfektionsmittel<br>Nahtmaterial<br>Lochtücher<br>steriles Tuch<br>Dreiwegehähne<br>0,9 % NaCL<br>steriler Kittel + Handschuhe<br>Haube<br>Mundschutz | Tutor, TN |
| 7 | 10 min | ... haben den korrekten Ablauf durch die Demonstration der ZVK-Anlage verstanden und können ihn am Simulator korrekt durchführen. | – steriles Anziehen zeigen und erklären<br>– Schritt für Schritt Ablauf der Punktion zeigen und erklären<br>**Draht immer sichern!**<br>**Auf Sterilität achten (besonders gefährdet ist der Draht)!** | Demonstration | Material s.o.<br>ZVK-Simulator<br>Blutersatz | Tutor |

| Nr. | Zeit | Ziel | Inhalt | Methode | Material / Bemerkungen | Wer |
|---|---|---|---|---|---|---|
| 8 | 50 min | ... können durch praktisches Üben sicher einen ZVK am Simulator legen und wissen, worauf besonders zu achten ist. | TN üben in Zweiergruppen am Simulator<br>Hilfestellung bei Problemen<br>Hinweis auf kritische Fehler | Praxis | Material s. oben | TN, Tutor |
| 9 | 5 min | ... festigen die gelernten Inhalte, besonders den praktischen Ablauf der ZVK Anlage und geben Feedback zum Kurs. | Zusammentragen des Ablaufes durch TN<br>Feedback<br>Evaluation | Blitzlicht<br>„Auf Folgendes werde ich besonders achten: ...“ | | TN, Tutor |

## 3.5 Anlage einer arteriellen Verweilkanüle

Peter Melcher

### Simulator

„Arterial Puncture Training Wrist", Modell M99, Fa. Kyoto Kagaku, Kyoto, Japan 612-8388

An diesem Simulator können Punktionen der A. radialis geübt werden. Der Simulator verfügt über ein automatisches Pumpensystem, an welchem sich der Blutdruck, aber nicht die Pulsfrequenz regulieren lässt. Das Punktionspad und die punktierten Schläuche lassen sich einzeln und unabhängig voneinander austauschen.

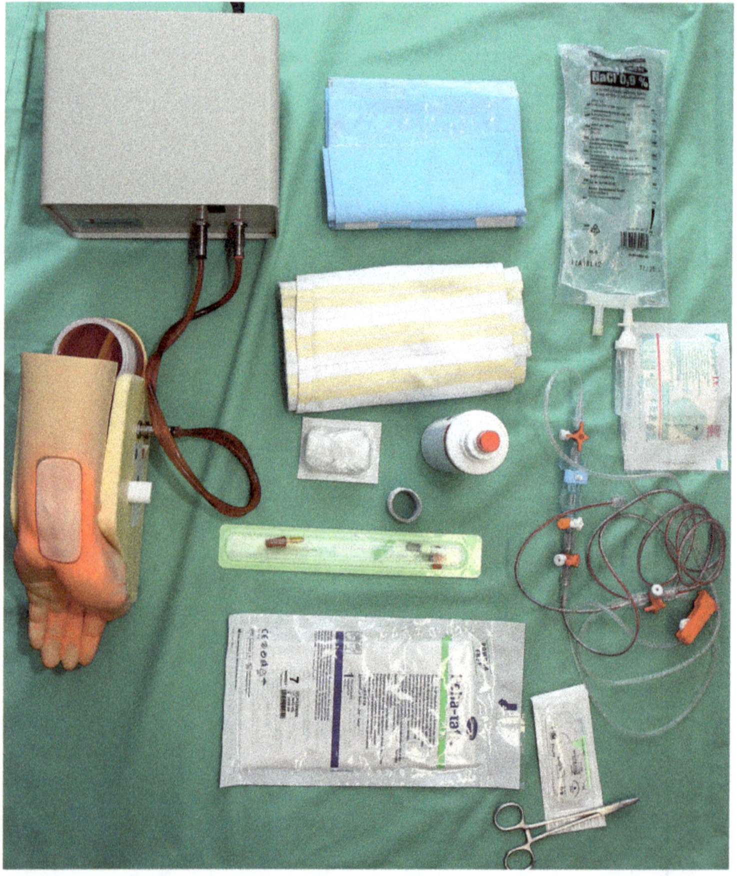


Abb. 3.73: „Arterial Puncture Training Wrist" Simulator und Materialien

| Vorteile | Nachteile |
|---|---|
| – Hand in Punktionsposition gelagert<br>– Pulsstärke manuell regelbar<br>– Punktionspads und Schläuche einzeln auswechselbar<br>– Abfluss von Blutersatz in Ursprungsgefäß | – Schlauch schnell defekt (ca. 15 Punktionen), dann teils Durchschieben des Katheters/Drahtes durch „Gefäß" trotz korrekter Punktion.<br>– Modellgefäß recht kurz, dadurch erreicht der Draht frühzeitig das Ende → Abknicken des Drahtes<br>– Feinregulieren des Druckes ist teils schwierig |

### Anmerkungen

Der Kurs stellt ein Beispiel für das Anlegen einer arteriellen Verweilkanüle dar. Er kann leicht um Punkte wie Analyse der Pulswellen oder Blutgasanalyse erweitert werden. Zum Erlernen der Punktionstechnik ist der Simulator gut geeignet. Sein kurzer intravasaler Weg und das teilweise unrealistisch weite Spritzen, wenn Luft im Pumpensystem ist, sind jedoch Einschränkungen, die das Lernen der Punktionstechnik erschweren können.

### Indikation

Die Hauptindikation für eine arterielle Verweilkanüle ist das kontinuierliche Monitoring der aktuellen Kreislaufsituation. Dies geschieht mit Hilfe des arteriellen Blutdrucks. Dieser kann, mittels eines arteriellen Katheters, zum einen durchgehend und zum anderen genauer gemessen werden als mit Manschette. Nötig wird diese Überwachung besonders bei kreislaufinstabilen Patienten, z. B. im Schock, welche häufiger auch Katecholamine erhalten und so einer genauen Kontrolle bedürfen. Auch bei bestimmten Operationen mit kontrollierter Hypotension oder Eingriffen mit zu erwartendem großen Blutverlust, z. B. Gefäßoperationen, ist eine invasive Blutdruckmessung von Vorteil. Für beatmete Patienten bietet sich eine liegende arterielle Verweilkanüle als schonender Zugang zum arteriellen Blut an, um Blutgasanalysen durchzuführen oder der Säure-Base-Haushalt zu überwachen. Weiterhin hat die arterielle Verweilkanüle ihre Berechtigung bei Patienten, bei denen eine nicht-invasive Blutdruckmessung nicht möglich ist. Beispiele wären ausgeprägte Adipositas oder schwere Verbrennungen.

### Kontraindikationen

Eine arterielle Verweilkanüle ist bei kritisch kranken Patienten oft notwendig, um die Therapie zu steuern. Absolute Kontraindikationen gibt es daher nicht. Sollten relative Kontraindikationen vorliegen, ist ein anderer Punktionsort oder eine Behandlungsalternative zu erwägen.
Zu den relativen Kontraindikationen zählen:
- Gerinnungsstörungen z. B. Hämophilie, Thrombozytopenie
- Antikoagulationstherapie

- Hautinfektion, Verbrennung oder Hämatom an Punktionsstelle
- fortgeschrittene Atherosklerose
- Raynaud-Krankheit
- Thromboangiitis obliterans
- thrombolytische Therapie
- vorausgegangene Operationen oder Prothesen im Bereich der Punktion

#### Komplikationen

Bei der Punktion eines arteriellen Gefäßes können eine Vielzahl von Komplikationen auftreten. Dazu gehören langstreckige Verletzungen der Gefäßwand. Diese können entstehen, wenn sich der Draht zwischen den Wandschichten befindet und trotz Widerstand vorgeschoben wird. Weiterhin können Infektionen oder Thrombosierung des Gefäßes auftreten. Aufgrund der Thrombosegefahr und der Gefahr von Durchblutungsstörungen sollten keine funktionellen Endarterien punktiert werden. Da ein arterielles Gefäß einen hohen Druck aufweist, ist die Gefahr von Hämatomen und Ausblutung deutlich erhöht. Aufgrund der ausgeprägten Muskulatur der Arterien ist die Gefahr eines Vasospasmus, in manchen Fällen auch bei sedierten Patienten, durch eine Lokalanästhesie gering zu halten.

#### Vorbereitung

Wie jedes invasive Vorgehen stellt auch die arterielle Punktion ohne Einwilligung des Patienten eine Körperverletzung dar. Der aufklärungs- und einwilligungsfähige Patient ist daher über den Eingriff aufzuklären. Vor der Punktion der A. radialis sollte der Allen-Test durchgeführt werden. Dazu werden A. radialis und A. ulnaris komprimiert und durch Pumpen der betroffenen Hand eine Art Blutleere erreicht, welche sich durch Entfärben der Hand äußert. Wird die A. ulnaris freigegeben, sollte sich binnen Sekunden die Hand wieder rosig färben. Dies spricht für eine ausreichende Blutversorgung durch die A. ulnaris allein und der Allen-Test ist positiv. Die Bedeutung des Allen-Tests ist umstritten, sowohl bei positivem als auch negativem Ergebnis.

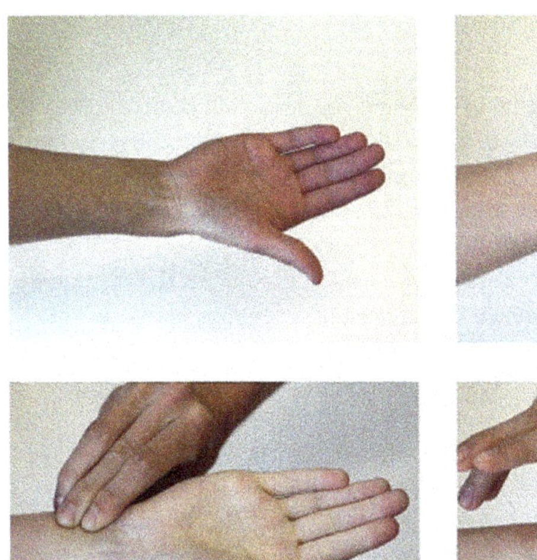
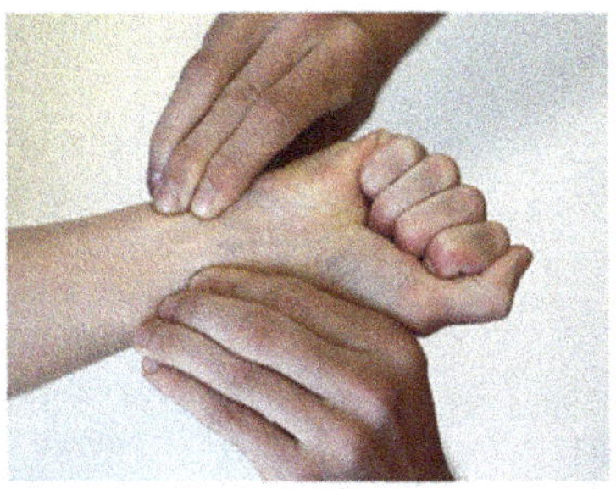
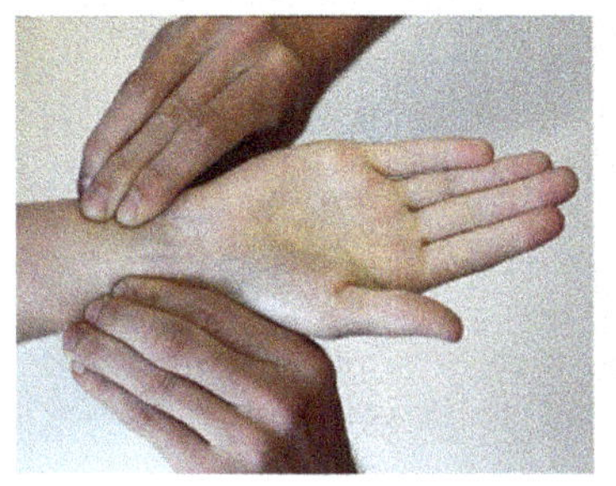
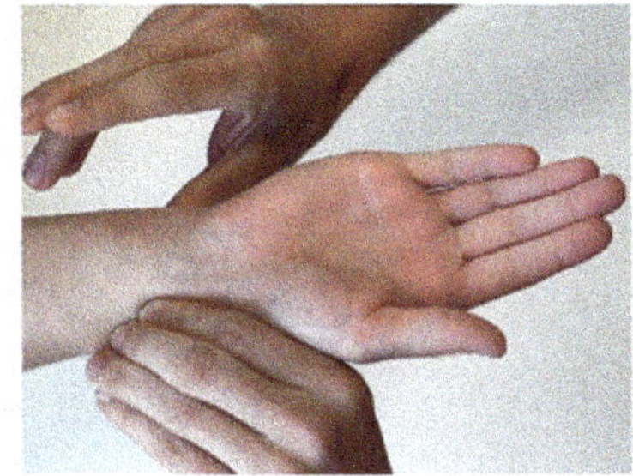

Abb. 3.74: Allen-Test

## Materialien

- Tuchrolle
- Pflasterstreifen
- sterile Tupfer
- steriles Abdecktuch
- Lokalanästhesie
- Spritzen
- Kanüle
- Set für arterielle Punktion/Punktionskanüle, Führungsdraht arterieller Katheter, Ansatzschlauch
- sterile Kompressen
- geschlitzter Klebeverband/ Nahtmaterial + Instrumente
- roter Verband
- bei Bedarf arterielles Druckmesssystem

Verbrauchsmaterial:
- Desinfektionsmittel (Zur Übung und um den Simulator zu schonen besser Wasser verwenden.)
- 0,9 % NaCl zum Durchspülen (zur Übung reicht Wasser)
- Ersatzdrähte
- Blutersatz
- Kittel, Haube, Mundschutz, sterile Handschuhe

## Durchführung

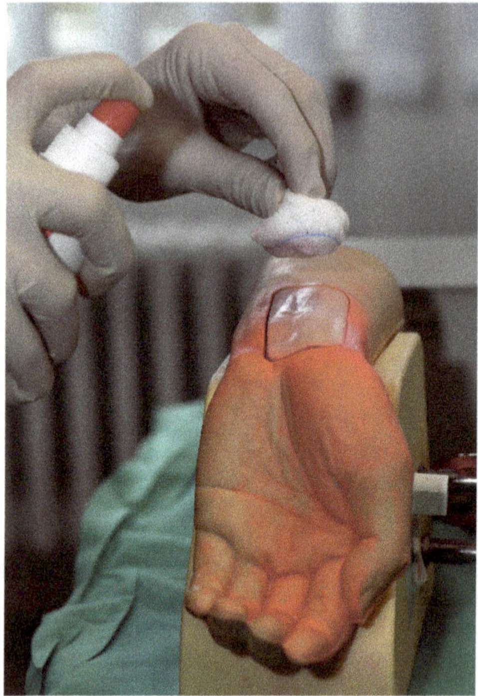

Abb. 3.75: Lagerung und Desinfektion

Nachdem der Allen-Test durchgeführt wurde, wird die Hand im Handgelenk überstreckt gelagert. Dazu wird eine Tuchrolle unter das Handgelenk gelegt und die Handfläche mit Pflasterstreifen, z. B. am Bett, befestigt.

Als nächstes wird der Radialispuls getastet, um die optimale Punktionsstelle zu finden. Meist liegt die A. radialis 2–3 cm proximal des Handgelenks am oberflächlichsten und ist dort am besten zu punktieren.

Anschließend erfolgen das sterile Anziehen und die gründliche Desinfektion des Eingriffsgebietes. Ein Kittel, Haube und Mundschutz sind laut Robert-Koch-Institut (RKI) nicht vorgeschrieben, können aber angezogen werden, um die Infektionsgefahr weiter zu minimieren. Bei kurzen Kathetern reicht der Desinfektionsablauf wie zur einfachen venösen Punktion aus.

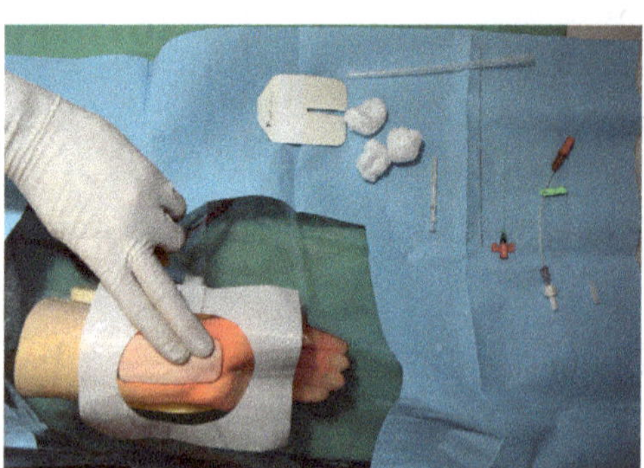

Abb. 3.76: Abdeckung und Materialvorbereitung

Ist die Orientierung abgeschlossen und der Bereich desinfiziert, kann die Abdeckung vorgenommen werden.

Es ist ratsam sich die Utensilien vor der Punktion in der Reihenfolge hinzulegen, wie sie gebraucht werden.

Zur schnellen Lagekontrolle wäre es von Vorteil, sich ein Blutgasanalyse-Röhrchen (BGA) anreichen zu lassen.

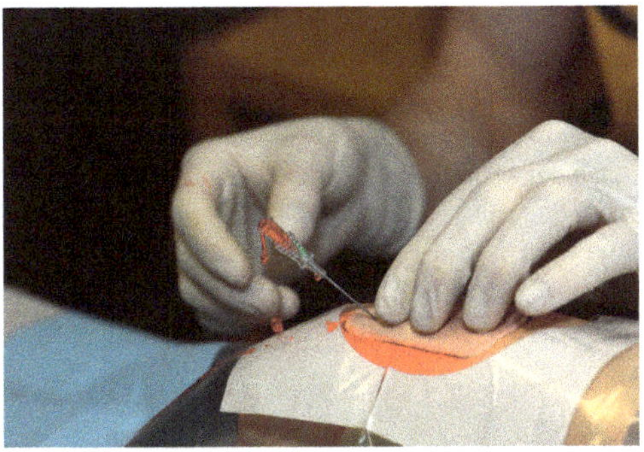

Abb. 3.77: Punktion

Falls gewünscht, wird nun die Lokalanästhesie durchgeführt. Dazu ist vor der Injektion zu aspirieren, um eine intraarterielle Injektion zu vermeiden. Die Punktionskanüle wird im 30°–40° Winkel, mit dem Schliff nach oben, im Verlauf der Arterie vorgeschoben. Bei erfolgreicher Punktion sollte pulsierend Blut aus der Kanüle fließen.

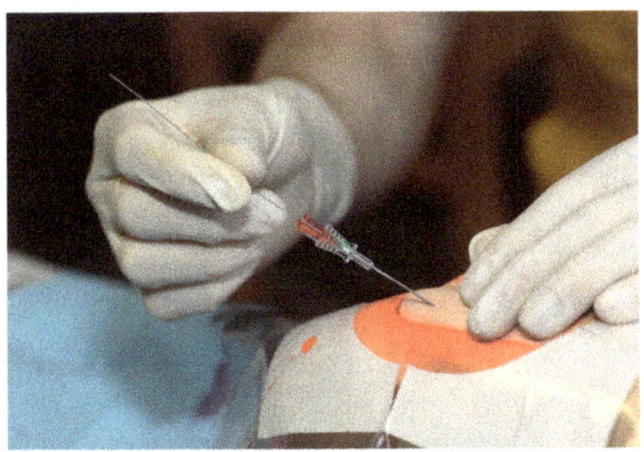

Abb. 3.78: Draht einführen

Im nächsten Schritt wird das weiche Ende des Führungsdrahtes in die Kanüle und darüber in das Gefäß eingeführt.
Das Vorschieben des Drahtes sollte ohne Widerstand erfolgen, da sonst die Gefahr besteht, dass eine Gefäßdissektion gesetzt oder ein arteriosklerotischer Plaque gelöst wird.

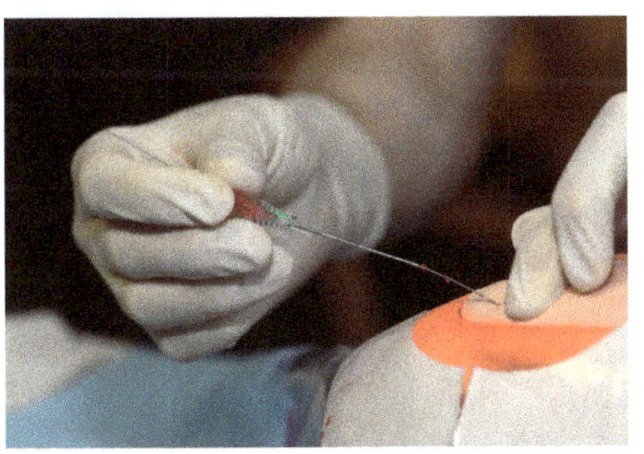

Abb. 3.79: Kanüle entfernen

Sobald sich der Draht im Gefäß befindet, muss er immer gesichert werden. Er darf auf keinen Fall ins Gefäß rutschen.
Über den gesicherten Draht kann nun die Kanüle entfernt werden.
Da der Draht einen geringeren Durchmesser besitzt als das durch die Punktion entstandene Loch, kann durch Abdrücken der Arterie, proximal der Punktionsstelle, die Einblutungsgefahr reduziert werden.

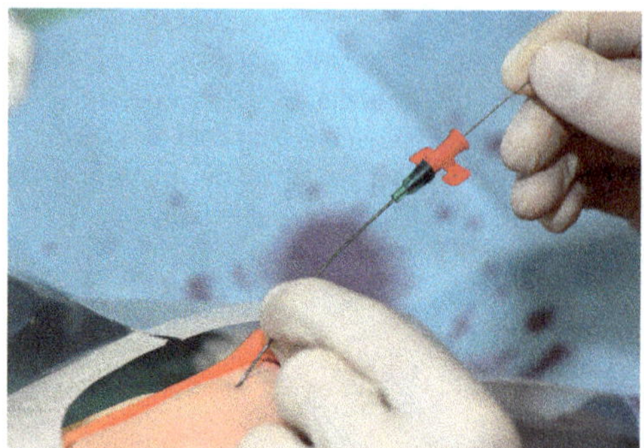

Auf den Draht wird anschließend der Katheter gefädelt. Es ist besonders darauf zu achten, dass das Vorschieben erst dann erfolgt, wenn der Draht sicher hinter dem Katheter gefasst werden kann. Auch der Katheter sollte ohne Widerstand vorzuschieben sein.

Abb. 3.80: Katheter einbringen

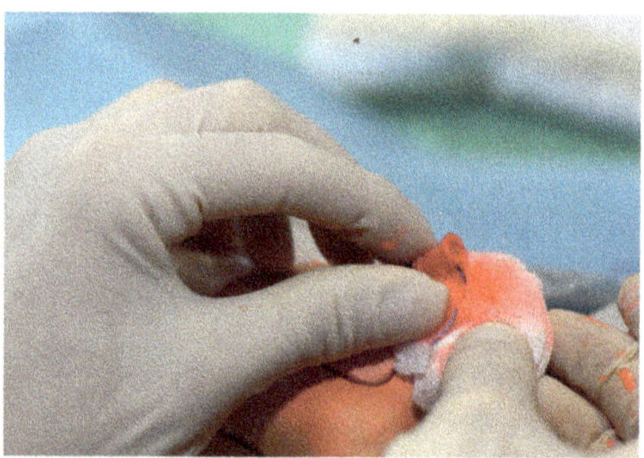

Im nächsten Schritt kann der Draht entfernt werden. Im Anschluss kann ein Blutgasanalyse-Röhrchen abgenommen und analysiert werden, um vor dem Fixieren die korrekte Lage des Katheters zu verifizieren.

Abb. 3.81: Draht entfernen

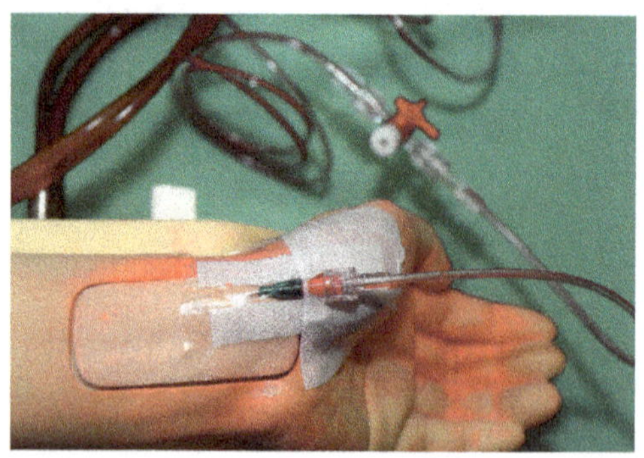

Im letzten Schritt folgen die Fixierung des Katheters, z. B. mittels Annaht, und der Verband der Punktionsstelle. Der Verband sollte darauf hinweisen, dass es sich um eine punktierte Arterie handelt.
Über eine angeschlossene Druckmessung kann nun auch die korrekte Lage anhand der Pulswelle kontrolliert werden.

Abb. 3.82: Annähen und Abdecken des Katheters

### Lernziele

Der Studierende ist nach dem Kurs „arterielle Verweilkanüle“ in der Lage:
- Indikationen, Kontraindikationen und Komplikationen der Anlage einer arteriellen Verweilkanüle zu erklären.
- eine arterielle Verweilkanüle an einem Simulator unter Beachtung des hygienischen Vorgehens zu legen und die einzelnen Schritte dabei zu kommentieren.

### Take-Home-Message

- Während der gesamten Punktion ist Sterilität einzuhalten!
- Der Draht ist stets gegen Verrutschen zu sichern!
- MERKE: Kein Vorschieben des Katheters gegen Widerstand!

## Kursablauf

| Nr. | Zeit | Ziel | Inhalt | Methode | Material / Bemerkungen | Wer |
|---|---|---|---|---|---|---|
| | | **Die Teilnehmer (TN) ...** | | | | |
| 1 | 2 min | ... kennen den Kursablauf und wissen um die Erfahrungen im Bereich der arteriellen Katheterisierung. | Eigene Vorstellung + Teilnehmervorstellung<br>Frage nach Erfahrung mit arterieller Punktion/ Katheterisierung<br>„Kursfahrplan“ | Nachfragen<br>Interaktion | Lernziele<br>Kreppband und Markerstift für Namensschilder | Tutor, TN |
| 2 | 5 min | ... erarbeiten die Indikationen für die arterielle Katheterisierung und können sie selbständig wiedergeben. | Kontinuierliches Kreislaufmonitoring<br>keine nicht-invasive Blutdruckmessung möglich (schonende Möglichkeit für wiederholte Blutgasanalysen) | Nachfragen<br>aktives Zusammentragen der Informationen | Flipchart zum Notieren der Indikationen | Tutor, TN |
| 3 | 5 min | ... erarbeiten die Kontraindikationen und können ihre Bedeutung einordnen. | Keine absoluten Kontraindikationen<br>Relative Kontraindikationen:<br>– Gerinnungsstörungen/Antikoagulationstherapie<br>– Hautinfektion<br>– fortgeschrittene Atherosklerose<br>– Raynaud-Krankheit | Nachfragen<br>aktives Zusammentragen der Informationen | Flipchart zum Notieren der Kontraindikationen | Tutor, TN |
| 4 | 5 min | ... erarbeiten ausgewählte Komplikationen der arteriellen Punktion. | – Verletzung der Gefäßwand (auch langstreckig)<br>– Infektion<br>– Thrombosierung<br>– Hämatombildung/Blutung<br>– Vasospasmus | Nachfragen<br>aktives Zusammentragen der Informationen | Flipchart zum Notieren der Komplikationen | Tutor, TN |
| 5 | 3 min | Der Ablauf der Seldinger Technik (Beschreibung siehe Kapitel 10 – ZVK) wird von den TN verstanden und der Draht als Kernelement zum sicheren Weg ins Gefäß ist den TN vertraut. | – Punktion des Gefäßes mit Kanüle (Schliff nach oben)<br>– Einführen des Führungsdrahtes<br>**Hinweis, dass dieser stets zu sichern ist!**<br>– Entfernen der Kanüle über den Draht<br>– Draht nun als Führung ins Gefäß | Ablaufskizze am Flipchart | Flipchart zum Visualisieren des Ablaufes | Tutor |

| Nr. | Zeit | Ziel | Inhalt | Methode | Material / Bemerkungen | Wer |
|---|---|---|---|---|---|---|
| 6 | 5 min | ... kennen die bevorzugten Punktionsorte und können den Allen-Test durchführen und auswerten. | – A. radialis<br>– Ausnahmsweise: A. femoralis, A. dorsalis pedis, A. brachialis<br>**Allen Test**<br>– Abdrücken der A. radialis und A. ulnaris<br>– pumpen → Blutleere<br>– A. ulnaris freigeben und Durchblutung prüfen | paarweises Üben | | TN |
| 7 | 5 min | ... können die erforderlichen Materialien für die arterielle Katheteranlage selbständig zusammenstellen und kennen ihre Funktion. | – sterile Handschuhe sind Grundvoraussetzung, (steriler Kittel nicht für Katheterisierung vorgeschrieben)<br>– arterielle Punktions-Sets erklären<br>– Funktion des Zusatzmaterials darstellen | Material zeigen, Besonderheiten und Fragen klären | arterielles Punktionsset<br>Tuchrolle<br>Pflasterstreifen<br>Desinfektionsmittel<br>sterile Tupfer<br>sterile Handschuhe<br>steriles Lochtuch<br>Lokalanästhesie<br>Spritzen<br>Kanüle<br>sterile Kompressen<br>Punktionskanüle<br>NaCl 0,9 %<br>geschlitzter Kleheverband/Nahtmaterial + Instrumente<br>Roter Verband<br>b. B. arterielles Druckmesssystem | Tutor, TN |
| 8 | 10 min | ... haben korrekten Ablauf gesehen, verstanden und können ihn am Simulator durchführen. | – Steriles Anziehen zeigen und erklären.<br>– Schritt für Schritt Ablauf der Punktion zeigen und erklären.<br>**Draht immer sichern!**<br>**Auf Sterilität achten!** | Demonstration | Material s.o.<br>Simulator<br>Blutersatz | Tutor |

| Nr. | Zeit | Ziel | Inhalt | Methode | Material / Bemerkungen | Wer |
|---|---|---|---|---|---|---|
| 9 | 45 min | ... können am Simulator sicher einen arteriellen Katheter anlegen und wissen, worauf besonders zu achten ist. | – üben am Simulator<br>– Blutgasanalyse + Beispiele für Säure-Base-Haushalt Entgleisung und mögliche Therapie | Übung | Materialien s. oben | Tutor, TN |
| 10 | 5 min | ... festigen die gelernten Inhalte, besonders den praktischen Ablauf der Anlage eines arteriellen Katheters und geben Feedback zum Kurs. | Zusammentragen des Ablaufes durch TN<br>Feedback<br>Evaluation | Blitzlicht „Auf Folgendes werde ich besonders achten: ...“ |  | Tutor, TN |

## 3.6 Transurethrale Katheteranlage

Franziska Küstermann

### Simulator

„Basic Catheterisation Trainers“, Part No.:60166, Fa. Limbs & Things, Sussex Street, St Philips, Bristol, BS2 0RA, UK

Männliches und weibliches Genitale, die über eine Harnröhre Anschluss an eine künstliche Harnblase finden. Diese wird über einen Beutel mit einem ausreichenden Wasserdruck gefüllt, so dass nach erfolgreicher Katheteranlage Kunsturin fließt.

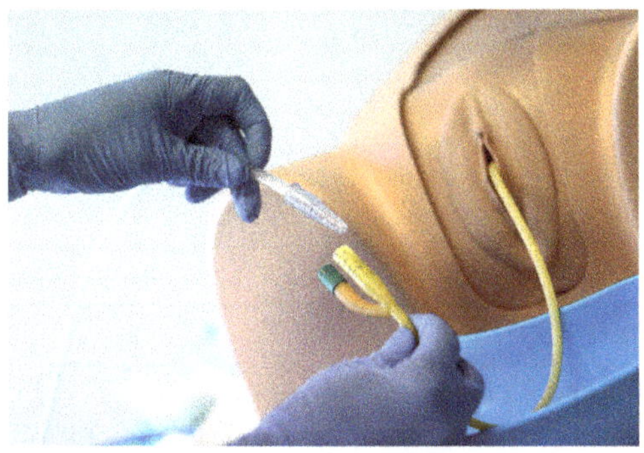

Abb. 3.83: Transurethrale Katheteranlage

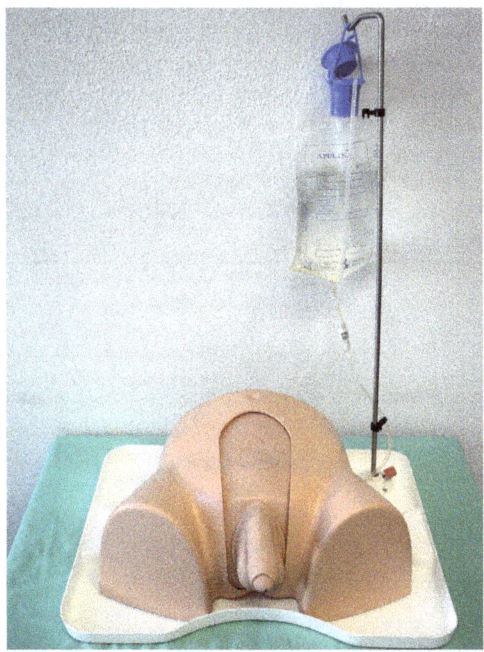

Abb. 3.84: Simulator für das männliche Genitale

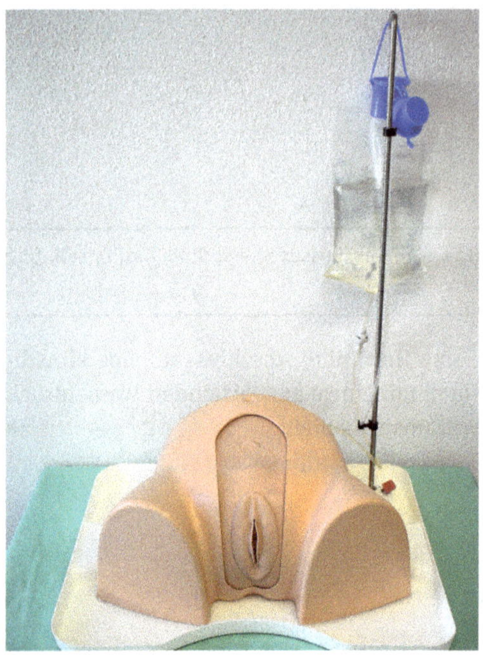

Abb. 3.85: Simulator für das weibliche Genitale

| Vorteile | Nachteile |
|---|---|
| – Geschlechterspezifische Simulatoren<br>– Anatomische Strukturen sehr gut nachvollziehbar (einfaches Auffinden der weiblichen Harnröhre)<br>– „Urinfluss“ nach korrekter intravesikaler Katheteranlage | – Simulatorhaut in der Handhabung starr<br>– Kunststoff wird durch Hautdesinfektionsmittel spröde und rissig<br>– Einrisse im Kunststoff des weiblichen Modells häufig<br>– Aufwändige Pflege (Verkleben durch Gleitmittel bei nicht ausreichender Reinigung direkt nach Einsatz).<br>– Bei starkem Zug am Penis kann die Blase dekonnektieren und der Katheter in eine Via falsa geraten.<br>– Simulatoren werden nach häufigem Gebrauch undicht, es treten kleinere Mengen Wasser aus.<br>– Die Schließmuskelebene lässt sich manchmal schwierig überwinden. |

## Indikationen

- peri-/postoperativ
- nicht-obstruktive Blasenentleerungsstörungen
- Bilanzierung (relative Indikation z. B. bei intensivpflichtigen Patienten)
- Harnblasenspülung bei Makrohämaturie
- akuter Harnverhalt (z. B. bei benigner Prostatahyperplasie)
- Restharnbildung über 100 ml

### Kontraindikationen

- Urethritis, Epididymitis, akute Prostatitis
- Beckenfraktur
- Penisverletzung
- Erektion (forcierte DK-Einlage während Erektion kann zur Via falsa führen)
- Urethrastrikturen

### Vorbereitung

Vor der Katheterisierung muss hierfür das Einverständnis des Patienten eingeholt werden. Eine gründliche Aufklärung über Indikation, Vorgehen, Katheterpflege, Komplikationen und nach Möglichkeit die geschätzte Verweildauer ist dabei unerlässlich. Es empfiehlt sich außerdem den Patienten zu bitten, eine Intimtoilette durchzuführen.

Bei der Durchführung ist streng auf die Privatsphäre des Patienten zu achten. Unbeteiligte sollten das Zimmer verlassen. Die Anlage erfolgt unter sterilen Bedingungen. Das Material muss auf einer sterilen Unterlage vorbereitet und der Genitalbereich großflächig desinfiziert werden. Dies, sowie eine hygienische Händedesinfektion (zur Durchführung der hygienischen Maßnahmen siehe Kapitel „Händedesinfektion“ und „Hygiene am Patientenbett“) wird im Kurs mit den Studierenden geübt.

### Materialien

- Simulator, männliche Vorhaut
- laminierte Kärtchen mit Indikationen, Kontraindikationen, einzelnen Ablaufschritten
- Desinfektionsmittelspender
- White Board mit Markern
- Pinzette
- Schälchen für sterile Tupfer
- Nierenschale
- Urinbeutel

Verbrauchsmaterial:
- Handschuhe (steril, in verschiedenen Größen)
- sterile Tupfer
- saugfähige Unterlage für Patienten
- sterile Abdecktücher
- Katheter (Tiemann und Nelaton, verschiedene Größen, ggf. verschiedene Materialien)
- Schleimhautdesinfektionsmittel (für den Kurs empfiehlt sich ein mit Wasser gefüllter Originalbehälter)
- Gleitgel

- Spritze zur Katheterblockung + Aqua dest. (normalerweise 10 ml); laut gängiger Standards nicht mit NaCl 0,9 % Lösung, da das Kochsalz auskristallisieren kann
- Abfallbeutel

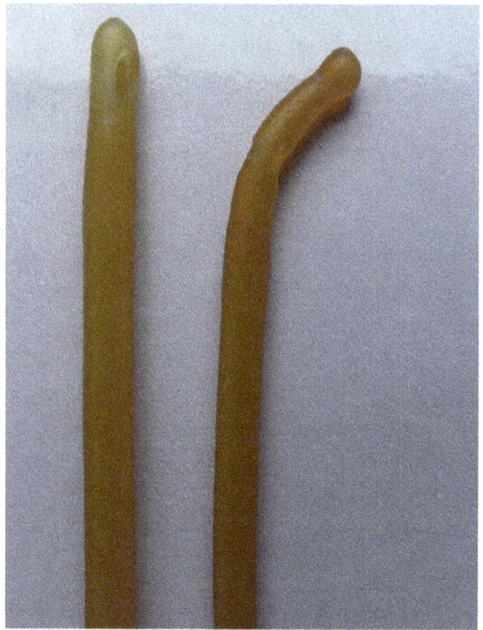

Abb. 3.86: Spitze eines Nelaton- (li.) und eines Tiemann-Katheters (re.)

## Durchführung

**Vorbereitung**

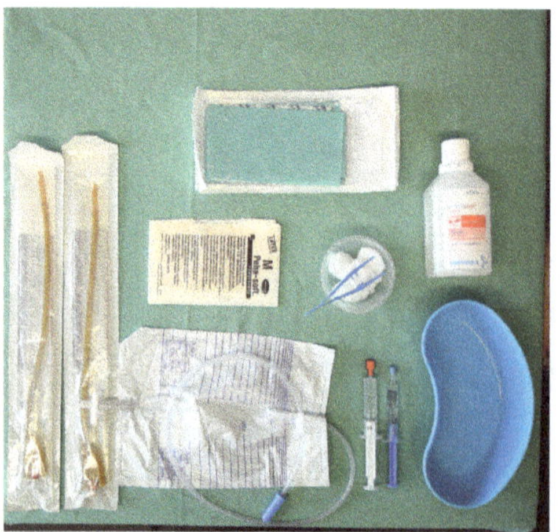

Abb. 3.87: Benötigte Materialien (das Schleimhautdesinfektionsmittel wird nicht auf der sterilen Arbeitsfläche abgestellt)

Zunächst muss eine sterile Arbeitsfläche vorbereitet werden, auf die die benötigten Materialien abgeworfen werden. Das Schleimhautdesinfektionsmittel wird in das Schälchen mit Tupfern gegossen und nicht auf der Arbeitsfläche abgestellt.
Anschließend erfolgen die Händedesinfektion und das Anziehen der sterilen Handschuhe.
Außerdem werden jeweils 10 ml eines anästhesierenden Gleitgels sowie 10 ml Aqua dest. für die Blockung steril aufgezogen.
Der Katheter sollte probeweise geblockt werden, um den Ballon auf Dichtheit zu überprüfen.

Im Folgenden soll zunächst das Vorgehen für das männliche Genitale beschrieben werden:

**Desinfektion**

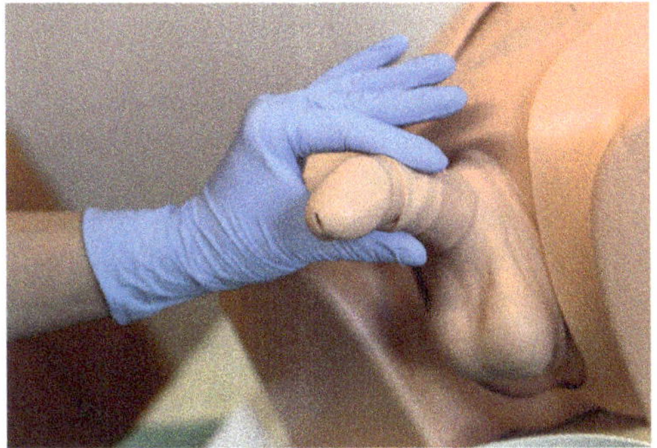

Abb. 3.88: Zurückstreifen der Vorhaut

Grundsätzlich gilt: die nicht dominante Hand wir unsteril.
Der Durchführende steht neben dem Patienten, der auf einer saugfähigen Unterlage gelagert wird.
Mit der unsterilen Hand wird die Vorhaut zurückgeschoben und der Penis in leichtem Zug senkrecht zur Körperachse gehalten.

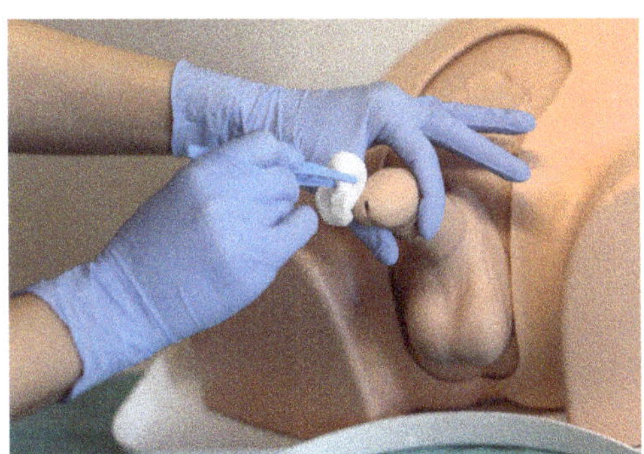

Abb. 3.89: Desinfektion der Glans penis

Zur Desinfektion wird der Tupfer von der Urethramündung entweder spiralförmig oder geradlinig über die Glans penis Richtung Schaft geführt. Wichtig ist, dass die Bewegung nur von der Urethramündung weg erfolgt und für jeden Vorgang ein neuer Tupfer verwandt wird. Der Vorgang wird mehrfach wiederholt.
Zuletzt wird nochmals die Urethramündung desinfiziert.

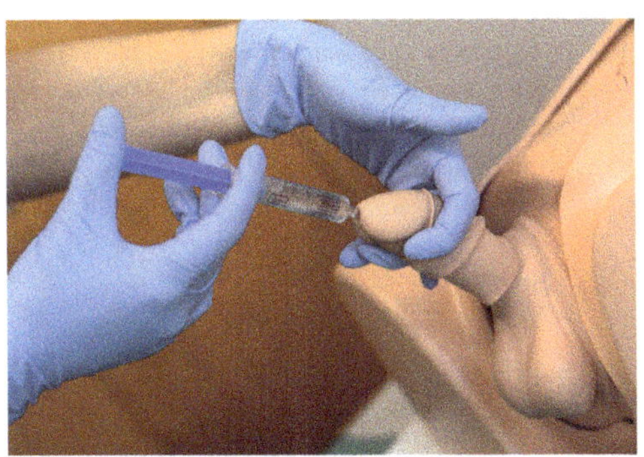

Abb. 3.90: Einbringen des anästhesierenden Gleitmittels

Nun wird das anästhesierende Gleitgel eingebracht, wobei unbedingt auf die Einwirkzeit zu achten ist. Der Meatus urethrae externus kann mit der nichtdominanten Hand verschlossen werden.

**Einführen des Katheters**

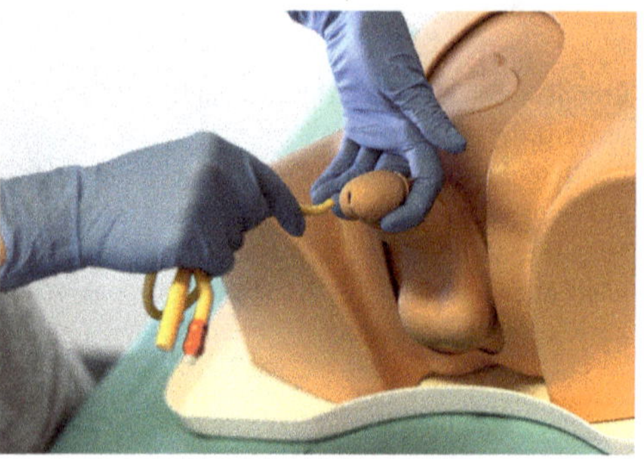

Abb. 3.91: Einführen des Katheters: Orientierung der Katheterspitze nach ventral beachten

Zum Einführen des Katheters wird der Penis senkrecht zur Körperachse gehalten, das Meatus urethrae externus wir zu einer runden Öffnung komprimiert. Der Katheter wird in der dominanten Hand gehalten und kann zur besseren Führung zu einer Schlinge gelegt werden. Beim Einführen ist auf die Orientierung der Katheterspitze (Tiemann-Katheter) nach ventral zu achten. Dies erleichtert die Passage der Curvatura infrapubica, nach deren Passage der Penis anguliert werden kann.
Der Katheter wird so lange vorgeschoben, bis sich Urin entleert und dann noch weitere 3 cm um eine sichere intravesikale Lage der Blockung zu gewährleisten.
**Wichtig: Das Vorschieben des Katheters darf niemals gegen Widerstand erfolgen – Gefahr der Via falsa!**

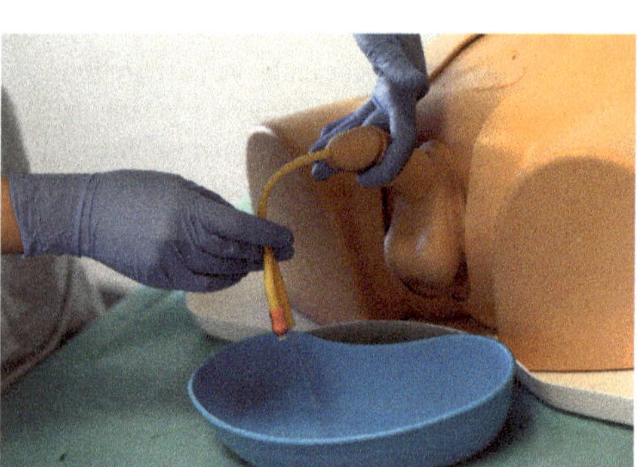

Abb. 3.92: Nach erfolgreicher Katheterisierung fließt Urin.

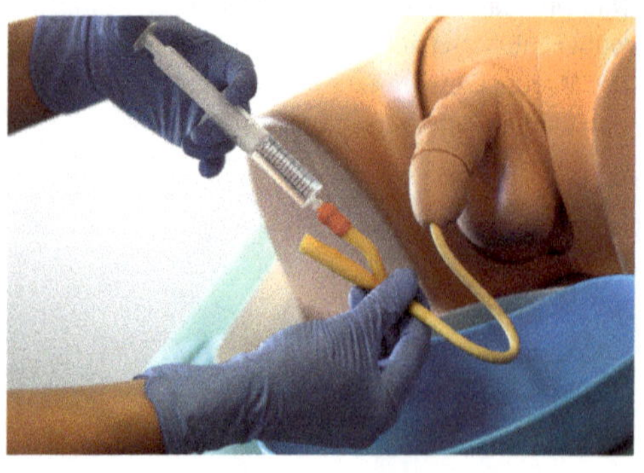

Abb. 3.93: Blockung mit 10 ml Aqua dest

Der Katheter wird mit 10 ml Aqua dest. geblockt. Nun sollte er sich leicht ein kleines Stück zurückziehen lassen und dann einen federnden Widerstand aufweisen (Blockungsballon).

#### Konnektion des Ableitungssystems

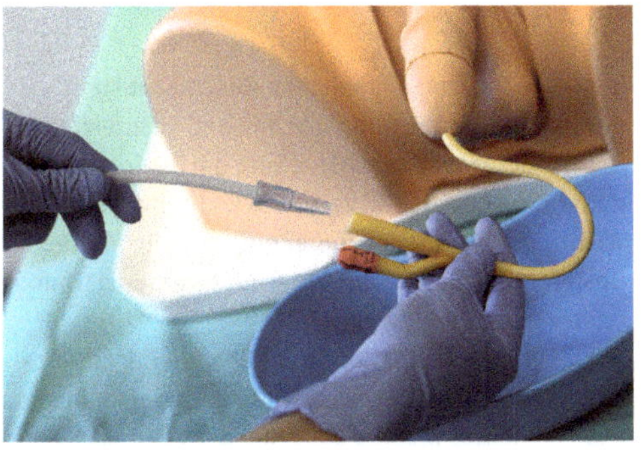

Abb. 3.94: Konnektieren des Ableitsystems: beim Konnektieren die Anschlussstellen nicht berühren!

Das Konnektieren des Ableitungssystems soll möglichst steril erfolgen, die Konnektionsstellen nicht berührt werden. Gegebenenfalls kann der Urinbeutel von einem zweiten Helfer auf das vom Durchführenden gehaltene Konnektorstück des Katheters gedrückt werden.
Danach muss unbedingt die Vorhaut des Patienten zurückgeschoben werden um eine Verengung der zurückgezogenen Vorhaut zu vermeiden.
Zuletzt noch den Patienten trocken tupfen, Unterlagen und etwaige andere Materialien entsorgen und den Patienten abdecken.

#### Weiteres Vorgehen

Erfolgte die Anlage eines Dauerkatheters ist von nun an auf die richtige Pflege und Aufhängung zu achten (unter Körperniveau!). Im Falle lokaler oder generalisierter Entzündungszeichen ist der Katheter sofort zu entfernen (ggf. Urin und Katheterschlauch in die Mikrobiologie zur Keimanalyse einschicken).

#### Entfernen eines Katheters

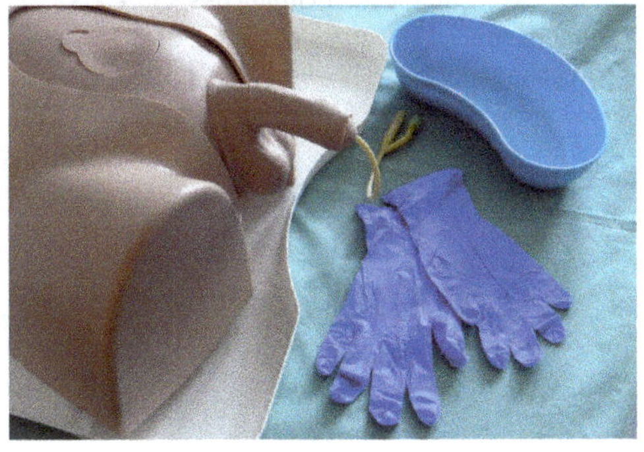

Abb. 3.95: Nach dem Entblocken kann der Katheter zügig hinausgezogen werden.

Soll ein Katheter entfernt werden, so werden eine saugfähige Unterlage, eine leere 10 ml-Spritze, ein Müllbeutel und Handschuhe benötigt. Der Katheter wird entblockt bis sich kein weiteres Wasser mehr entfernen lässt. Den Katheter zügig herausziehen, dabei den Patienten eventuell Husten lassen. Das Material anschließend entsorgen.

Abweichende Arbeitsschritte bei der Frau:

**Desinfektion**

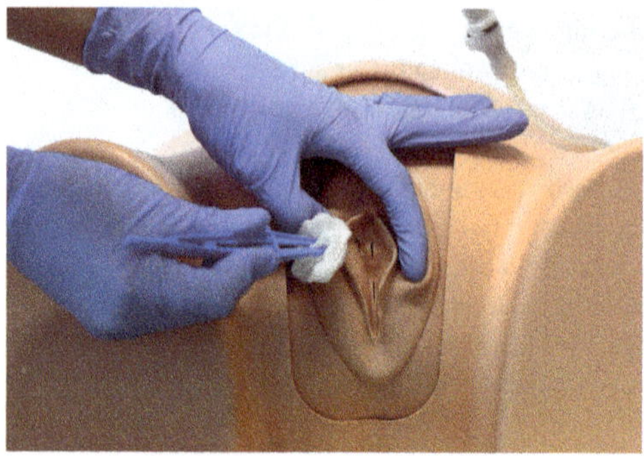

Abb. 3.96: Desinfektion der kleinen Schamlippen

Im Gegensatz zum männlichen Geschlecht steht der Durchführende nun zwischen den gespreizten Beinen der Frau. Zunächst erfolgt die Desinfektion der großen Labien von ventral in Richtung Damm. Wichtig ist, dass jeder Tupfer nur einmalig für diese Desinfektionsbewegung verwendet werden darf und dann verworfen wird.
Die nicht-dominante Hand wird unsteril und spreizt die großen Labien für die Desinfektion der kleinen Labien und des Meatus urethrae, der schwierig aufzufinden sein kann.
Zuletzt wird noch einmal der Meatus urethrae sowie der Introitus vaginae desinfiziert, wo ein Tupfer liegen gelassen werden kann.

**Einführen des Katheters**

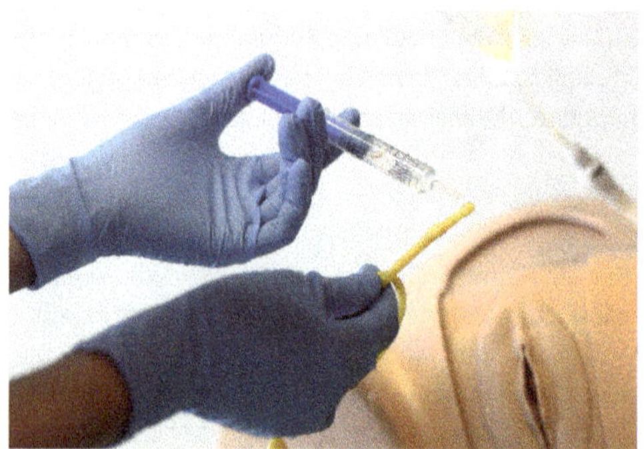

Abb. 3.97: Aufbringen des Gleitmittels auf die Katheterspitze

Das anästhesierende Gleitgel wird auf die Spitze des Katheters aufgebracht. Aufgrund der Anatomie der weiblichen Harnröhre ist ein Einbringen in die Urethra nicht notwendig, da der Eingriff von der Patientin meist gut toleriert wird.
Das weitere Vorgehen erfolgt analog zum männlichen Geschlecht, die Ausrichtung des Katheters (Nelaton) aber ist zu vernachlässigen, da die Spitze nicht gebogen ist.

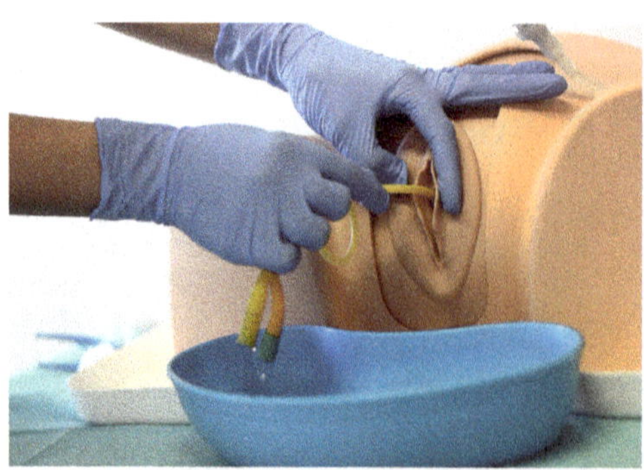

Abb. 3.98: Erfolgreiche Katheterisierung

### Lernziele

Der Studierende ist am Ende des Kurses in der Lage:
- Indikationen, Kontraindikationen und Komplikationen für die transurethrale Katheteranlage zu nennen.
- die benötigten Materialien für die transurethrale Katheteranlage selbstständig zusammen zu stellen.
- die Anatomie der männlichen und weiblichen Harnröhre und deren Konsequenz für die Katheterisierung zu benennen.
- die Anlage eines transurethralen Katheters am männlichen und weiblichen Simulator unter besonderer Berücksichtigung der Hygiene durchzuführen.
- Grundzüge der Katheterpflege zu erklären.
- die Indikationsstellung stets kritisch zu prüfen.

### Take-Home-Message

Die Anlage eines transurethralen Katheters kann für den Patienten eine unangenehme Erfahrung sein und ist mit einem ernstzunehmenden Infektionsrisiko assoziiert. Das Üben am Simulator gibt Sicherheit im Umgang mit den Materialien und der hygienisch korrekten Abfolge der Einzelschritte bei der Anlage. So erleichtert es ein empathisches, selbstbewusstes Auftreten gegenüber dem Patienten und eine hygienisch korrekte Durchführung.

## Kursablauf

| Nr. | Zeit | Ziel | Inhalt | Methode | Material / Bemerkungen | Wer |
|---|---|---|---|---|---|---|
| | | **Die Teilnehmer (TN) ...** | | | | |
| 1 | 2 min | ... kennen sich untereinander und den Tutor. | Tutor stellt sich vor und bittet die TN dies auch zu tun. | Vorstellungsrunde | Kreppband<br>Markerstifte<br>Namensschilder | Tutor, TN |
| 2 | 2 min | ... sind über den Kursablauf und die Lernziele informiert. | Tutor stellt Kursstruktur und Lernziele vor.<br>**Gliederung**<br>– Theoretischer Teil:<br>Gemeinsames Erarbeiten von Indikationen, Kontraindikationen und Komplikationen bei der transurethralen Katheterisierung, Besprechung der für die Katheteranlage benötigten Materialien.<br>– Praktischer Teil:<br>Üben an männlichem und weiblichem Simulator. | Lehrgespräch<br>Hinweis, dass jederzeit Fragen gestellt werden können. | Lernziele | Tutor |
| 3 | 10 min | ... können Indikationen, Kontraindikationen und Komplikationen bei der Anlage eines transurethralen Katheters nennen. | **Indikationen**<br>– peri-/postoperativ<br>– nicht-obstruktive Blasenentleerungsstörungen<br>– Bilanzierung (relative Indikation z. B. bei intensivpflichtigen Patienten)<br>– Harnblasenspülung bei Makrohämaturie<br>– akuter Harnverhalt (z. B. bei benigner Prostatahyperplasie)<br>– Restharnbildung über 100 ml<br>**Kontraindikatonen**<br>– Urethritis, Epididymitis, akute Prostatitis<br>– Beckenfraktur<br>– Penisverletzung | Interaktives Gespräch | Laminierte Kärtchen mit gesuchten Antworten (Indikationen und Kontraindikationen jeweils einzeln vermerkt)<br>White Board<br>Magnete | Tutor, TN |

| Nr. | Zeit | Ziel | Inhalt | Methode | Material / Bemerkungen | Wer |
|---|---|---|---|---|---|---|
| | | | – Erektion (forcierte DK-Einlage während Erektion kann zur Via falsa führen)<br>– Urethrastrikturen<br>**Komplikationen**<br>– Urethraperforation, urethrale Blutung<br>– Infektion (Balanitis, Prostatitis, usw.)<br>– Bedeutung der katherter-assoziierten Infektionen in der Urologie | | | |
| 4 | 10 min | ... kennen verschiedene Kathetertypen und -materialien sowie verschiedene Abflusssysteme. | – Katheterspitze: Nelaton (gerade Katheterspitze, für die weibliche Harnröhre), Tiemann (gebogene Katheterspitze für die männliche Harnröhre)<br>– Größe: Durchmesser, Einheit Charrière/French (1/3 mm)<br>– Typ: Anzahl der Lumina, Blockung vorhanden, Spülkatheter, Einmalkatheter<br>– Material: Latex, Silikon; Liegezeiten besprechen: Latex bis zu 5 Tage (Biofilmbildung), Silikon bis zu 6 Wochen<br>– Abflusssysteme: Offen, halboffen, geschlossen; Infektionsrisiko bei geschlossenem System am niedrigsten | Ausgeben verschiedener Katheter an die TN.<br>Gemeinsames Erarbeiten der wichtigen Unterscheidungsmerkmale → jeder grenzt seinen Katheter zu denen der anderen ab. | Nelaton-/Tiemann-Katheter<br>Einmalkatheter<br>Spülkatheter<br>verschiedene Größen<br>verschiedene Materialien<br><br>Auswahl an unterschiedlichen Abflusssystemen | Tutor, TN |
| 5 | 5 min | ... können die Anatomie der Harnröhre widergeben. | **Männliche Harnröhre**<br>– Länge 20–25 cm<br>– Abschnitte: Pars intramuralis, prostatica, membranacea, spongiosa<br>– Engstellen: Ostium urethrae internum und externum, pars membranacea<br>– Krümmungen: infrapubisch, präpubisch, Ausgleich durch senkrechtes Halten des Penis | Von den TN erklären lassen | | Tutor, TN |

| Nr. | Zeit | Ziel | Inhalt | Methode | Material / Bemerkungen | Wer |
|---|---|---|---|---|---|---|
| | | | **Weibliche Harnröhre**<br>– Länge 2,5–5 cm<br>– einzige Engstelle Meatus urethrae externus | | | |
| 6 | 5 min | ... kennen die Schritte, die vor der Katheterisierung zu tun sind. | **Vorbereitung der Kathettersisierung**<br>– Aufklärung des Patienten, Einholen der Einwilligung, Bitte sich der Intimtoilette zu unterziehen mit dem Hinweis den Toilettengang dabei zu unterlassen<br>– Materialien bereitstellen<br>– Lagerung des Patienten in Rückenlage (Frau mit gespreizten Beinen)<br>– Achtung und Wahrung von Privatsphäre und Wohlbefinden des Patienten | Benötigte Materialien nennen lassen, nach und nach hervorholen | sterile Handschuhe<br>Schälchen<br>Klemmen<br>Tupfer<br>saugfähige Unterlage für Patienten<br>sterile Abdecktücher<br>Katheter (Tiemann und Nelaton)<br>Schleimhautdesinfektionsmittel<br>anästhesierendes Gleitgel<br>Spritze zur Katheterblockung + Aqua dest. (10 ml) | Tutor, TN |
| 7 | 5 min | ... kennen den Ablauf und die korrekte Durchführung der transurethralen Katheterisierung. | **Tutor führt die komplette Katheterisierung am Simulator vor, erklärt dabei sein Vorgehen und geht auf eventuelle Fragen ein:**<br>– Der Ablauf wird von der Materialvorbereitung über die Händedesinfektion und das Anziehen steriler Handschuhe bis hin zum Konnektieren eines Dauerkatheters vorgeführt.<br>– Nach erfolgreicher Katheteranlage zeigt der Tutor dessen korrekte Entfernung.<br>– Wichtigstes Augenmerk liegt auf dem korrekten aseptischen Vorgehen! | Demonstration durch den Tutor | Simulator<br>oben genannte Materialien für die Katheteranlage | Tutor |

| Nr. | Zeit | Ziel | Inhalt | Methode | Material / Bemerkungen | Wer |
|---|---|---|---|---|---|---|
| 8 | 45 min | ... können die transurethrale Katheterisierung am Simulator durchführen. | **Festigen der erlernten Inhalte**<br>Der Tutor lässt sich die Einzelschritte vom TN erklären. | Freies Üben an männlichem und weiblichem Simulator | | TN |
| 9 | 3 min | ... setzen sich kritisch der Indikationsstellung der Kathetersisierung auseinander. | 30–40 % der nosokomialen Infektionen lassen sich auf Dauerkatheter zurückführen. Die TN sollen:<br>– ein Bewusstsein für die Problematik erhalten.<br>– das Fortbestehen der Indikation stets kritisch prüfen.<br>– die Bedeutsamkeit aseptischen Vorgehens verstehen. | Diskussion<br>Austausch eigener Erfahrungen | | Tutor, TN |
| 10 | 3 min | ... TN geben ein kurzes Feedback zum Kurs. | **Kursabschluss**<br>Was nehme ich vom heutigen Kurstag mit?<br>Evaluationen. | Blitzlicht | | TN |

# 4 Rund um Notfälle …

## 4.1 Basic Life Support

Peter Melcher

### Simulator

| „Resusci Anne“, Fa. Laerdal, Stavanger, Norwegen |
|---|

Die Resusci Anne von Laerdal ist mit einem komprimierbaren Thorax und einem beatembaren System, welches Mund und Nasenbeatmung zulässt, ausgestattet. Zusätzlich verfügt der Simulator über ein Auswertungsmodul, an welchem sich Drucktiefe, Beatmungsmenge und Druckpunkt ablesen und ausdrucken lassen. In das Modul ist ein Metronom mit den Stufen 100 beats per minute (bpm) und 120 bpm integriert. Neben dem hier beschriebenen Model der Resusci Anne gibt es ein modifiziertes Modell, welches mit dem Automatischen Externen Defibrillator kompatibel ist. Für diese Funktion werden spezielle Elektroden benötigt.

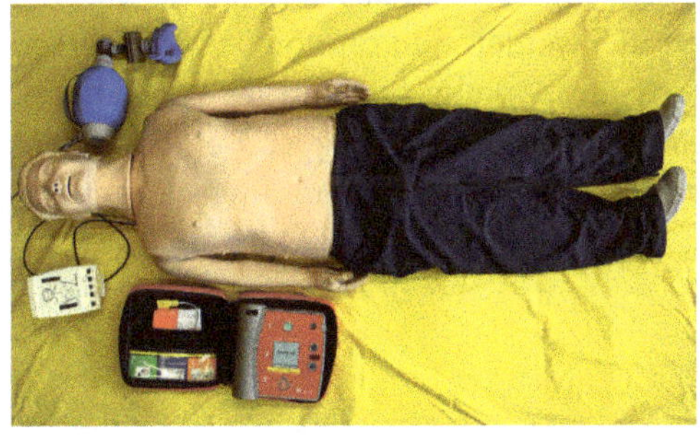

Abb. 4.1: Resusci Anne mit Automatischem Externem Defibrillator (AED) und Beatmungsbeutel

| Vorteile | Nachteile |
|---|---|
| – auswechselbare, desinfizierbare Gesichtsmasken<br>– Auswertungsmodul (SkillReporter, Fa. Laerdal) | – häufiger Gebrauch sorgt für Widerstandsverlust am Simulator<br>– Elektrodenerkennung nur an definierten Punkten möglich |

### Automatischer Externer Defibrillator (AED) Lerngerät, Fa. Laerdal, Stavanger, Norwegen

Der Automatische Externe Übungs-Defibrillator ist im Aufbau identisch mit dem Original. In Kombination mit dem geeigneten Simulator und den kompatiblen Elektroden kann der Simulator verifizieren, ob die Elektroden richtig kleben. Der AED geht davon aus, dass die Elektroden auf dem Simulator richtig kleben, sobald sie am AED angeschlossen wurden.

### Anmerkungen

Der oben genannte AED hat 2 Schwachstellen im Ablauf, die optimiert werden können. Hierauf werden die Studierenden hingewiesen und üben ein verbessertes Szenario. Der erste Punkt ist, dass der AED während des Aufladens keine Thoraxkompression durchführen lässt. Geschulte Ersthelfer können die Überlebenswahrscheinlichkeit des Patienten verbessern, indem die Kardiopulmonale Reanimation (CPR) auch während des Aufladens erfolgt. Ein zweiter Punkt ist, dass die CPR unmittelbar nach der Schockabgabe fortgeführt werden sollte. Der Simulator gibt in dieser Situation die Anweisung „Pause“ und lässt erst kurz darauf die CPR fortführen. Im besten Fall werden die Thoraxkompressionen direkt im Anschluss an die Schockabgabe wieder aufgenommen.

### Indikation

Der Basic Life Support (BLS) beinhaltet die Basismaßnahmen zur Reanimation und bei Bewusstlosigkeit. Dazu gehören das Erkennen der Situation und das folgerichtige Reagieren als Ersthelfer. Ohne einen gut ausgeführten BLS werden weiterführende Maßnahmen des Advanced Life Support (siehe Kapitel ALS) keine Wirkung zeigen. Dies verdeutlicht, dass der BLS nicht nur für Laien, sondern auch für Profis sehr wichtig ist. Der Kurs orientiert sich an den zurzeit aktuellen ERC-Leitlinien 2010 und sollte bei Neuerungen angepasst werden.

### Materialien

- Simulator „Resusci Anne“
- Gesichtsmasken zum Auswechseln
- AED

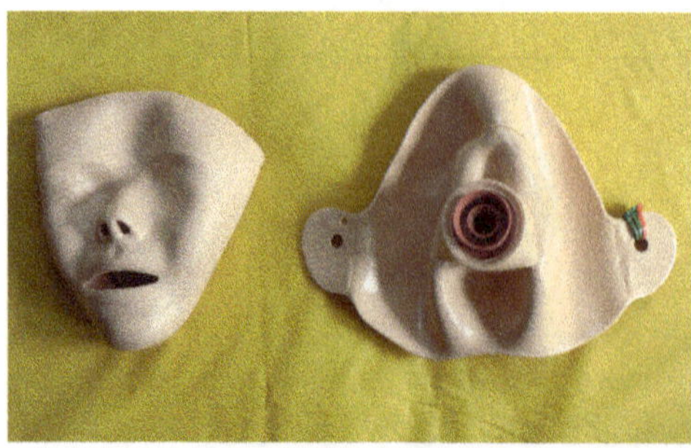

Abb. 4.2: Gesichtsmaske zum Wechseln

- Beatmungsbeutel: aus Hygienegründen wird dieser statt der direkten Beatmung verwendet (Technik siehe Kapitel Atemwegsmanagement)
- Flipchart oder Magnettafel

Verbrauchsmaterial:
- Desinfektionsmittel
- Batterien, 1,5 V D (LR20)
- Ersatzelektroden

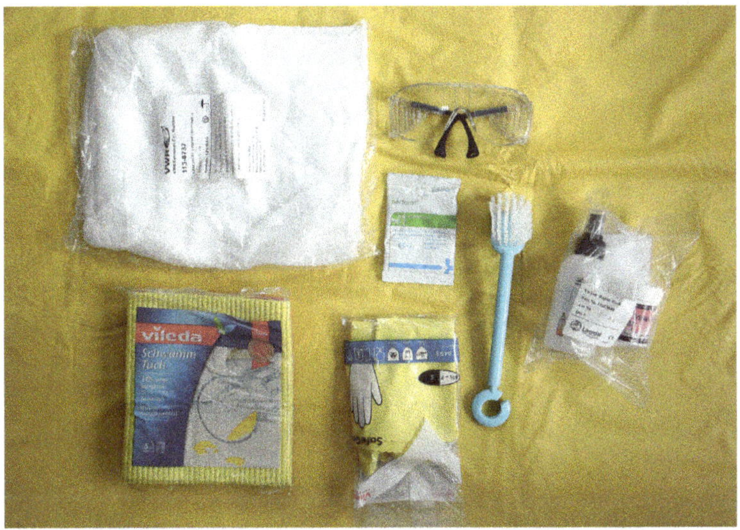


Abb. 4.3: Desinfektionsutensilien für Maskenreinigung

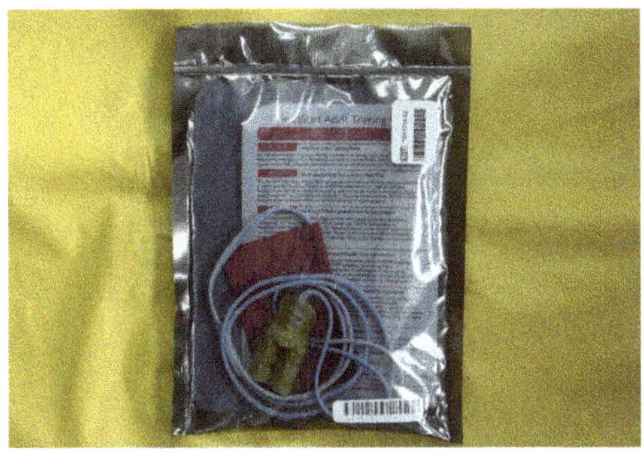

Abb. 4.4: AED Ersatzelektroden

## Durchführung

### Überblick verschaffen

Um im Notfall helfen zu können, muss man in der Lage sein richtig zu Handeln. Richtiges Handeln setzt das richtige Erfassen der Situation voraus.
- Wo befinde ich mich?
- Gibt es eigengefährdende Faktoren?
- Wo ist potentielle Hilfe?

### Eigenschutz

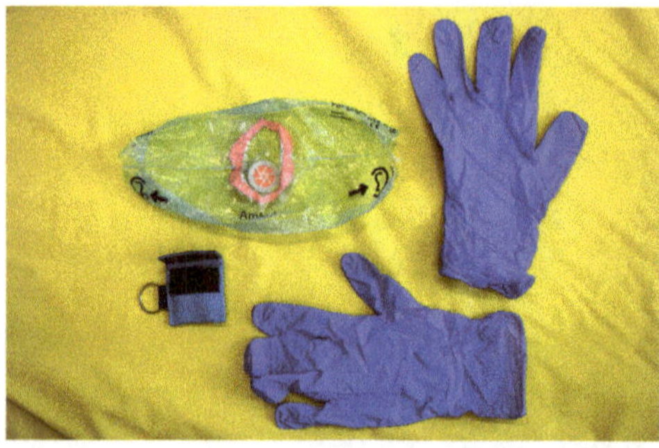

Abb. 4.5: Handschuhe und Beatmungstuch zur Eigensicherung

Nachdem eventuelle Gefahren erfasst wurden, gilt es jene zu beseitigen.
Dazu zählen auch das Absichern der Unfallstelle und das Anziehen von (unsterilen) Handschuhen.
Zum Eigenschutz können auch Beatmungstücher oder andere Hilfsmittel verwendet werden. Auf dem Bild abgebildet ist des Modell „LifeKey“ der Firma AMBU inklusive Schlüsselanhängertasche.
Lässt sich die hilfsbedürftige Person nicht ohne Aufgabe der eigenen Unversehrtheit erreichen, so gilt jene mehr und die zu leistende Hilfe besteht im Absetzen des Notrufes.

### Bewusstseinsprüfung

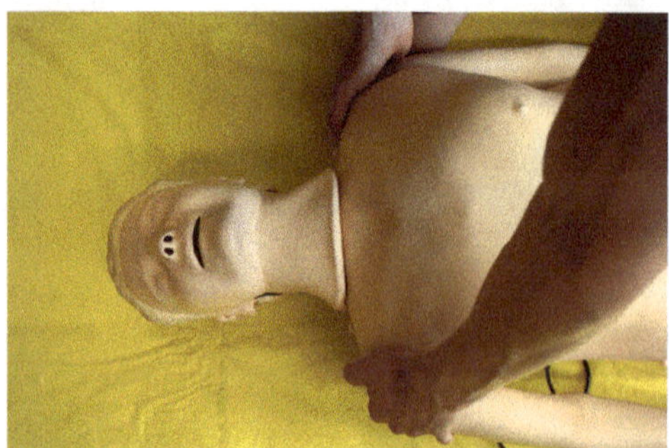

Abb. 4.6: Bewusstseinsprüfung

Kann man ungefährdet zur hilfsbedürftigen Person gelangen, so wird im nächsten Schritt die Bewusstseinsprüfung durchgeführt. Durch lautes Ansprechen und Rütteln am Rumpf des Patienten, sollte dieser im besten Fall erwachen. Zu klären ist ob weitere Hilfe erforderlich ist. Sollte der Patient nicht zu sich kommen, ist jetzt der Zeitpunkt um Hilfe herbeizurufen.

#### Atmungsprüfung

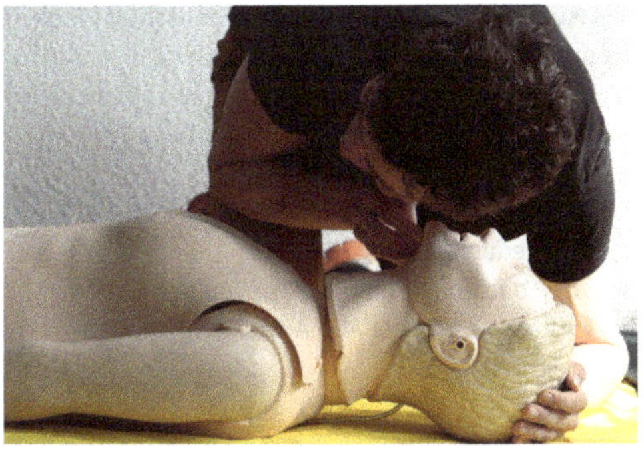

Abb. 4.7: Prüfen der Atemtätigkeit

Zur Prüfung der Atmung werden die oberen Atemwege freigemacht. Dazu wird der Kopf überstreckt und der Unterkiefer nach vorne gezogen. Nun sollte für max. 10 Sekunden durch Sehen, Hören und Fühlen die Atmung überprüft werden.
Alles was nicht als normale Atmung interpretiert wird, gilt als keine Atmung. Dazu zählt auch die Schnappatmung.
Liegt bei dem Patienten eine normale Atmung vor, wird er in die stabile Seitenlage gebracht und in regelmäßigen Abständen Bewusstsein und Atmung kontrolliert.

#### Notruf absetzen / AED holen

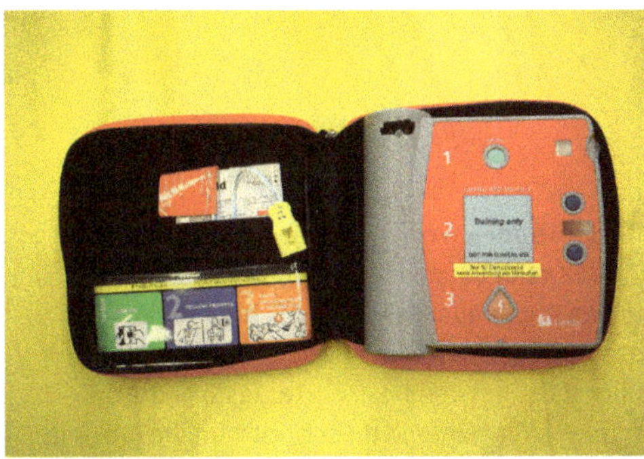

Abb. 4.8: AED-Trainer mit Elektroden in ihrer Tasche

Im Anschluss an die Atmungsprüfung wird der Notruf abgesetzt (Notrufnummer: 112) und der Leitstelle die Situation geschildert.
Besonders wichtig sind hier die „5 W's".

- Was ist passiert?
- Wo ist es passiert?
- Wie viele Verletzte?
- Welche Arten von Verletzungen?
- Warten auf Rückfragen.

Dies kann entweder durch den Ersthelfer oder noch besser durch eine zweite Person erfolgen.
Ein Helfer sollte ein AED holen, da durch ihn die Überlebenschancen deutlich erhöht werden.

#### Kardiopulmonale Reanimation

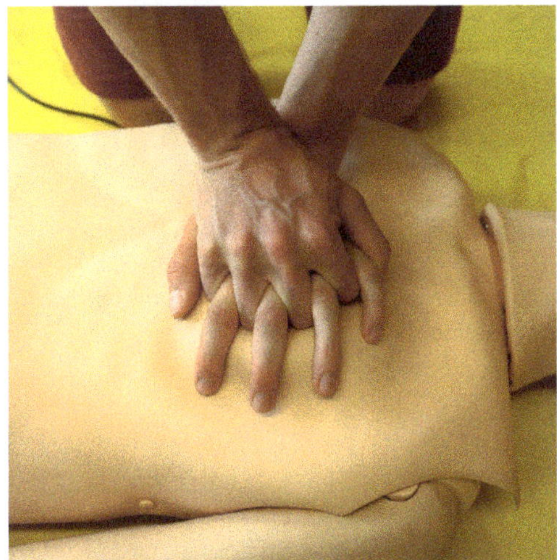

Abb. 4.9: Thoraxkompression

Das beste Outcome für den Patienten ergibt sich durch schnellstmögliche Reanimation und Nutzung des AED.
Der Druckpunkt liegt mittig auf der Intermamillarlinie. Die Thoraxkompression erfolgt mit einer Frequenz von 100–120 pro Minute. Im Kopf lässt sich dazu etwa „Staying alive" singen, um eine Orientierung zu erhalten.
Die Drucktiefe soll, laut ERC-Leitlinien, mindestens 5 cm und maximal 6 cm betragen. In der Realität lässt sich ein so genaues Abschätzen der Tiefe jedoch nur schwer umsetzen. Wichtig ist das komplette Entlasten der Brust nach der Kompression.
Beatmet wird jeweils nach 30 Kompressionen zweimal. Am effektivsten ist die Mund-zu-Mund-Beatmung, gefolgt von der Mund-zu-Nase-Beatmung. Nur in Ausnahmefällen muss nicht beatmet werden.
Im Kurs wird aus Hygienegründen mit Beatmungsbeutel beatmet.

**Verwendung eines AED**

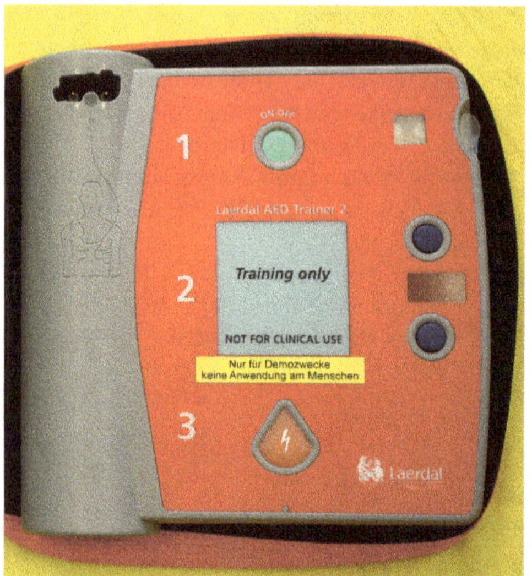


Abb. 4.10: Automatischer Externer Defibrillator

Die frühzeitige Defibrillation ist sehr wichtig für das Überleben des Patienten. Laut ERC-Bericht von 2010 sinkt die Überlebenswahrscheinlichkeit bei nicht defibrilliertem Kammerflimmern um 10–12 % pro Minute.

Der AED ist selbsterklärend, da er für Laienreanimation gedacht ist. Das Gerät muss eingeschaltet werden, dazu die grüne Taste neben der 1 gedrückt. Anschließend gibt der AED Anweisungen, wie weiter zu verfahren ist.

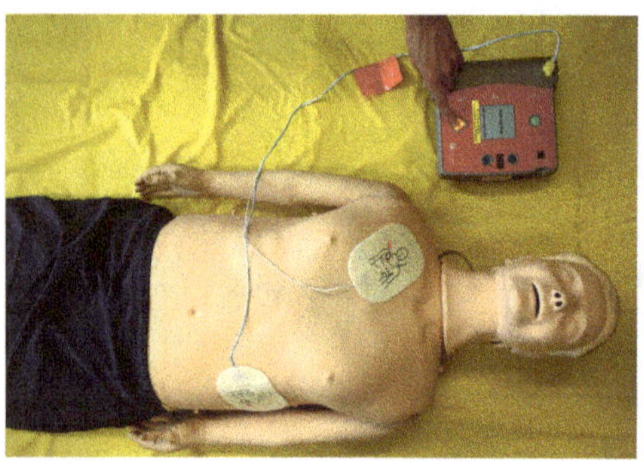

Abb. 4.11: AED bereit zur Defibrillation

Die Elektroden werden, wie abgebildet, auf dem Thorax geklebt und mit dem AED konnektiert. Es folgen Rhythmusanalyse und Schockabgabe. Für das Auslösen der Defibrillation muss die orange blickende, mit der 3 markierte, Taste gedrückt werden. Nur während dieser Zeit wird die CPR unterbrochen. Neuere Geräte lassen auch eine Thoraxkompression während der Rhythmusanalyse zu.

**Beenden der CPR**

Die CPR sollte nicht unterbrochen werden, es sei denn:

Es wird eine erneute Untersuchung des Patienten vorgenommen, der Patient öffnet die Augen oder atmet selbständig, oder der Rettungsdienst übernimmt.

Im Falle von Erschöpfung des Ersthelfers kann die Reanimation auch unterbrochen werden. Im Bestfall übernimmt aber vorher schon ein weiterer Helfer die Thoraxkompression.

## Lernziele

Der Studierende ist nach dem Kurs in der Lage:
- in einen BLS-Szenario die Situation zu erkennen, auf Eigenschutz zu achten und eine kardiopulmonale Reanimation mit Thoraxkompression und Beatmung durchführen.
- einen AED anzuschließen, den Anweisungen zu folgen und die Thoraxkompression nur während Rhythmusanalyse und Schockabgabe zu unterbrechen.
- eine durchgehenden CPR, eine frühe Defibrillation und das Erfolgen der Beatmung als die wichtigsten Kriterien für das Erhöhen der Überlebenswahrscheinlichkeit des Patienten zu verstehen und auf die Praxis zu übertragen.

## Take-Home-Message

Der „Basic Life Support" ist Grundlage jeder ersten Hilfe sowohl für Laien als auch für professionelle Helfer und sollte daher von jedem beherrscht werden.
Die zeitliche Abfolge der einzelnen Schritte sollte im Reanimationsfall so korrekt wie möglich einhalten werden.

**Kursablauf**

| Nr. | Zeit | Ziel | Inhalt | Methode | Material / Bemerkungen | Wer |
|---|---|---|---|---|---|---|
| | | **Die Teilnehmer (TN) ...** | | | | |
| 1 | 5 min | ... kennen den Kursablauf und wissen um die Erfahrungen im Bereich des BLS. | Vorstellung Tutor + TN<br>Frage nach Erfahrungen mit BLS<br>„Kursfahrplan“ | Nachfragen/ Interaktion | Lernziele<br>Stift<br>Kreppband Namens-schilder | Tutor, TN |
| 2 | 20 min | ... wissen um die Zielgruppe des BLS, erarbeiten das BLS-Schema und können die stabile Seitenlage anwenden. | Basismaßnahmen für Laien und professionelle Helfer<br>Erkennen Kreislaufstillstand<br>Notruf<br>BLS nach aktuellen Leitlinien<br>Gesamtsituation<br>Eigenschutz<br>Bewusstseins- und Atemprüfung<br>Thoraxkompression<br>stabile Seitenlage | Nachfragen/ aktives Zusammentragen der Informationen | Flipchart/laminierte Karten mit Ablaufschema BLS<br>Magnete | Tutor, TN |
| 3 | 20 min | ... beherrschen den Ablauf eines BLS Szenarios. | BLS trainieren mit Positionswechsel<br>Beatmung mit Beatmungsbeutel (Hygiene) | Praktisches Üben, Verbesserungsvorschläge einbringen | Resusci Anne<br>Beatmungsbeutel | TN |
| 4 | 10 min | ... können einen AED in das BLS Szenario einbringen und kennen eventuell vorhandene Schwachstellen. | AED ausgeben und TN im Szenario üben lassen anschließend Hinweise zu optimierten Einsatz und erneutes Üben | Praktisches Üben, Verbesserungsvorschläge einbringen | Resusci Anne<br>Beatmungsbeutel AED<br>Ersatzelektroden | Tutor, TN |
| 5 | 5 min | ... festigen die gelernten Inhalte, besonders das BLS Ablaufschema und geben Feedback zum Kurs. | Zusammentragen des Ablaufes durch TN<br>Feedback (was konkret war gut, was könnte verbessert werden?)<br>Evaluation | Blitzlicht: „Heute habe ich gelernt, dass ...“ | | Tutor, TN |

## 4.2 Advanced Life Support

Peter Appelt

### Simulator

„MegaCode Kelly“, Fa. Laerdal Medical, Stavanger, Norwegen

Der „Advanced Life Support“ (ALS) Kurs beinhaltet zusätzliche invasive Maßnahmen im Vergleich zum Kurs „Basic Life Support“. Diese während einer kardiopulmonalen Reanimation korrekt anzuwenden ist Ziel des Kurses.

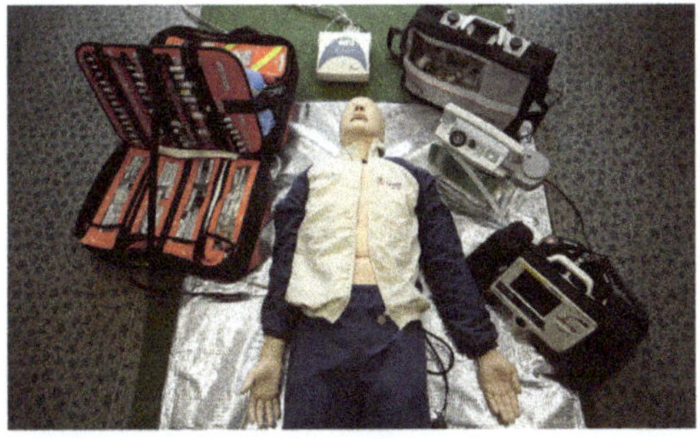

Abb. 4.12.: Simulator und Gerätemanagement

An einem Simulator für diesen Kurs müssen folgende Maßnahmen durchführbar sein:
- Airway Management
- i. v.-Punktion
- Defibrillation

Folgende Funktionen sollte ein Simulator besitzen:
- EKG-Simulation mit Defibrillationserkennung
- Pulssimulation

Der MegaCode Kelly der Fa. Laerdal Medical ist ein Simulator zum Training erweiterter lebensrettender Maßnahmen. Durch die umfangreiche Basisausstattung und vielfältigem Zubehör können weit mehr Szenarien als der Advanced Life Support (ALS) simuliert werden. So ist neben dem ALS-Training, inklusive kompletten Atemwegsmanagement, Defibrillation, externen Pacing und i.v.-Medikamentengabe, eine Auskultation von Thorax und Abdomen sowie die Puls und RR-Messung möglich. Auch das Legen einer Thoraxdrainage kann an diesem Manikin geübt werden.

| Vorteile | Nachteile |
|---|---|
| – alle Varianten des ALS – auch der Wechsel der Algorithmus-Schenkel – simulierbar<br>– Atemwegsmanagement, Defibrillation, EKG-Ableitung, i. v. Punktion sowie Herzdruckmassage können geübt werden<br>– gut zu transportieren<br>– Verbrauchsteile einzeln auswechselbar | – kein quantitatives Feedback zur Durchführung von Thoraxkompression und Beatmung<br>– umständliches Handling der Funktionen über die Fernbedienung<br>– kostenintensiv |

## Anmerkungen

Für diesen Kurs sind Fertigkeiten aus dem Kurs „Basic Life Support“ (s. Kapitel 4.1) wichtig. Diagnostischer Block, Herzdruckmassage und Beatmung sind Skills, die vorausgesetzt werden. Die praktische Umsetzung der erweiterten Maßnahmen des ALS soll mit den Studierenden hier geübt werden. Eine eigenverantwortliche theoretische Vorbereitung der Studierenden für diesen Kurs ist daher unabdingbar. Die Beatmung mittels Maske und Beutel wird in diesem Kurs wie im BLS Kurs geübt. Der ALS wird durchgängig mit einem Kompressions-Ventilationsverhältnis von 30:2 ausgeführt.

## Indikation

Der ALS wird von professionellen Helfern im Team mit entsprechenden Equipment durchgeführt. Zuvor ergab der Diagnostische Block folgende Befunde:
- Patient ohne Reaktion
- Patient mit Atemstillstand oder nur Schnappatmung

## Vorbereitung

Wie immer in der Notfallmedizin ist beim Eintreffen am Notfallort zuerst an den Eigenschutz zu denken. Das Tragen von Einmalhandschuhen sowie das bewusste Wahrnehmen der Situation inklusive eventueller Gefahren ist Standard.

## Materialien

- „MegaCode Kelly“, Fa. Laerdal Medical, Stavanger, Norwegen
- 2 × Beispiel-Blutgasanalyse (BGA), laminiert
- Ultraschall-Gerät mit Konvexschallkopf
- Rettungsrucksack
  - Beatmungsbeutel mit Masken-Set
  - Supraglottische Atemwegshilfen (Guedel-Tubus, Wendel-Tubus)
  - Stethoskop

  - Ampullen: Adrenalin (1 mg), Amiodaron (150 mg) 0,9 % NaCl
  - Durchstechflache: Suprarenin (25 mg; 1 mg/ml)
  - Infusion: Ringer-Acetat-Lösung
- Defibrillator/EKG, z. B. Lifepak 20; Fa. Medtronic-PhysioControl, Redmond, USA
- passende Adapter-Defibrillator-Elektroden
- Beatmungsgerät, z. B. Medumat Easy CPR; Weinmann Emergency Medical Technology GmbH + Co. KG, Hamburg, Deutschland
- Absaugpumpe, z. B. Accuvac basic; Weinmann Emergency Medical Technology GmbH + Co. KG, Hamburg, Deutschland
- Defibrillator-Klebe-Elektroden; z. B. Quick-Combo; Fa. Medtronic – PhysioControl, Redmond, USA

Verbrauchsmaterial:
- Spritzen, 10 ml
- Folienmarker

## Durchführung

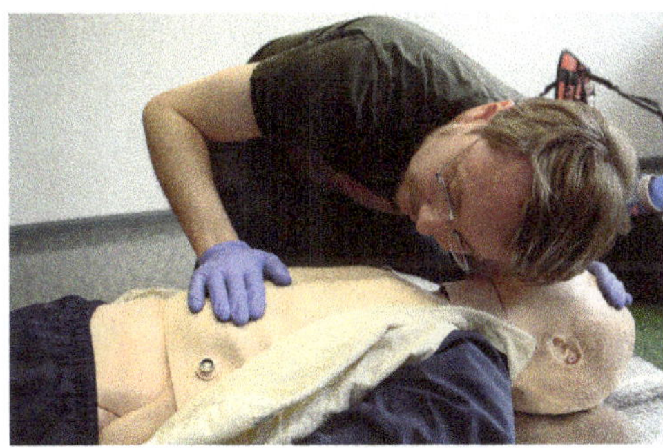

Ansprechen – „shake and shout“
Atemwege frei machen
Atemkontrolle

Abb. 4.13: Diagnostischer Block

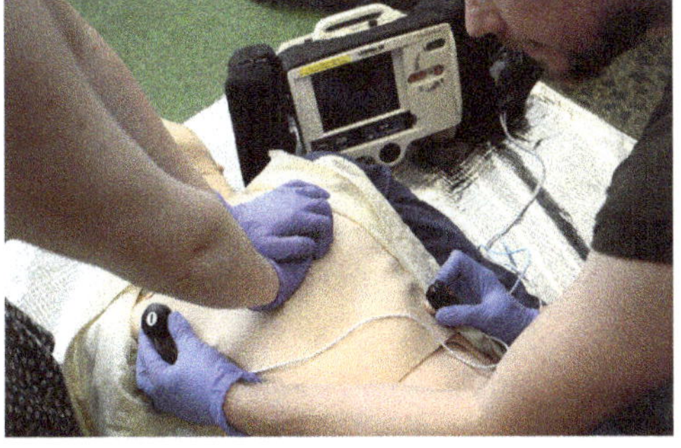

Kompressions-Ventilationsverhältnis 30:2
Defibrillator/EKG anschließen
Unterbrechungen minimieren

Abb. 4.14: Cardiopulmonare Reanimation (CPR)

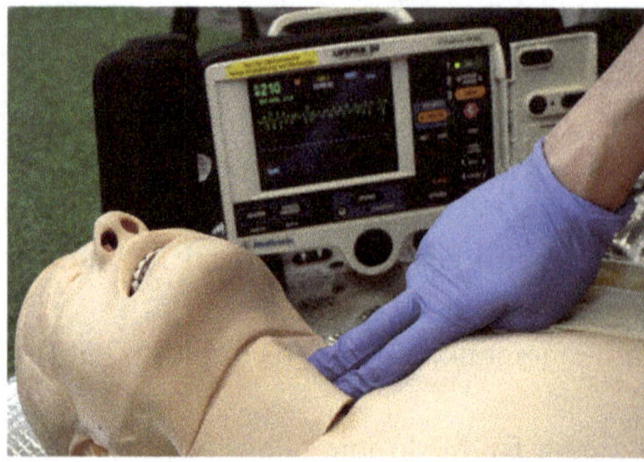

Zentralen Puls tasten
Analyse des EKG
Entscheidungsfindung
- defibrillierbarer Rhythmus (VF, pVT)
- nicht-defibrillierbarer Rhythmus (Pulslose Elektrische Aktivität – [PEA], Asystolie)

Abb. 4.15: Rhytmusanalyse

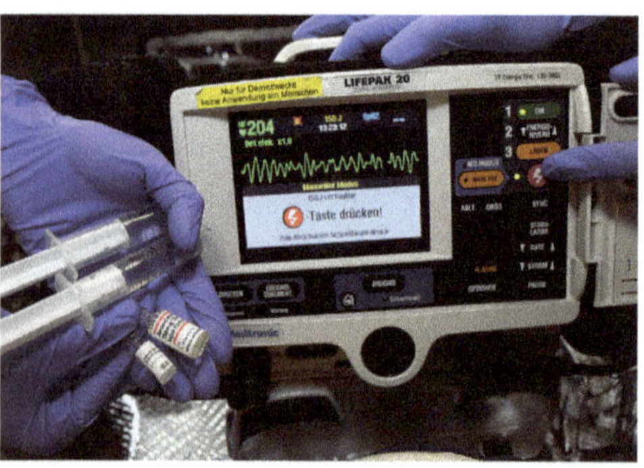


Defibrillator laden (150–200 J; biphasisches Gerät) – dabei CPR fortsetzen
Schockabgabe unter Berücksichtigung der Sicherheit aller Helfer
CPR für zwei Minuten weiterführen
Nach 2 Minuten erneute Rhythmusanalyse
Nach dem 3. Schock:
- Adrenalin 1 mg alle 3–5 Minuten
- Amiodaron 300 mg; ggf. nochmaliger Bolus von 150 mg

Abb. 4.16: Defibrillierbarer Rhythmus (Kammerflimmern [VF], pulslose ventrikuläre Tachykardie [pVT])

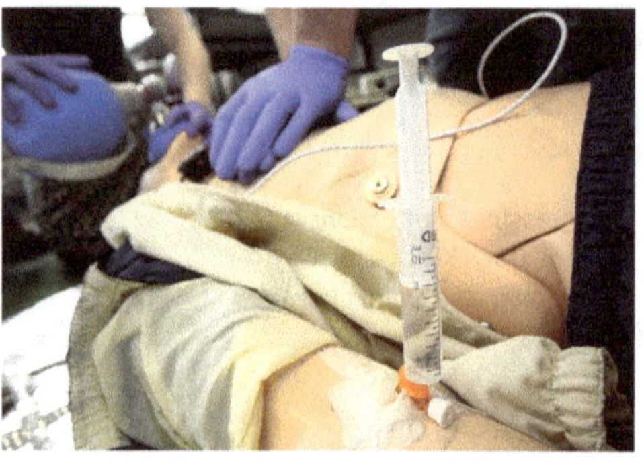

CPR für zwei Minuten fortsetzen
Adrenalin 1 mg alle 3–5 Minuten
Nach 2 Minuten erneute Rhythmusanalyse

Abb. 4.17: Nichtdefibrillierbarer Rhythmus (PEA, Asystolie)

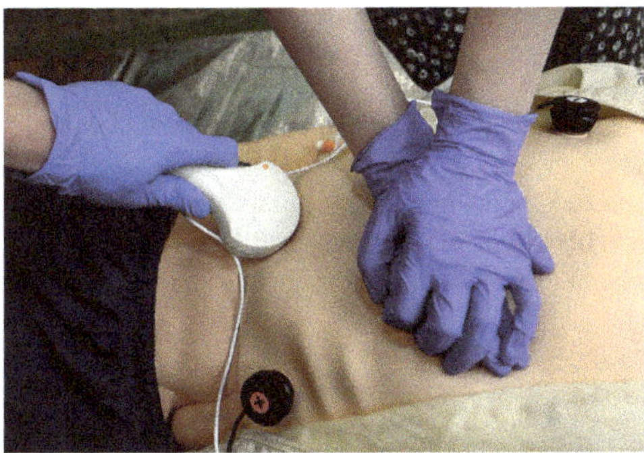

Während der Reanimation:
4 H's und HITS überprüfen und ggf. intervenieren
- Hypoxie
- Hypothermie
- Hypovolämie
- Hypo- / Hyperkaliämie / metabolisch

Herzbeuteltamponade
Intoxikation
Thrombembolie
Spannungspneumothorax

Abb. 4.18: Ursachesuche

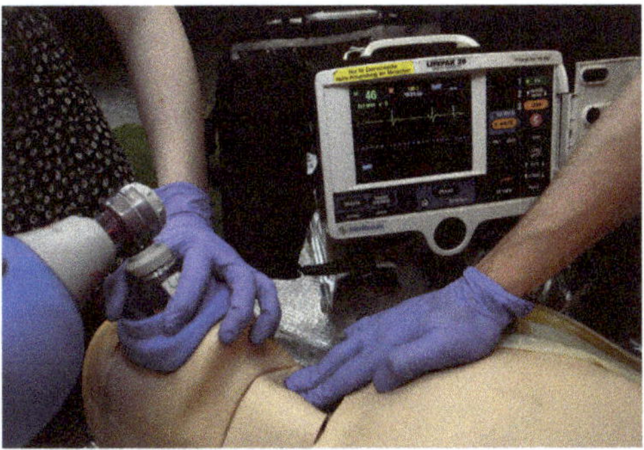

Erfolgreicher Abschluss der Simulation mit ROSC
→ Motivation für Studierende!

Abb. 4.19: *Return of spontanous circulation* (ROSC)

## Lernziele

Die Studierenden sind nach Besuch des Kurses „Advanced Life Support" in der Lage:
- defibrillierbare und nicht-defibrillierbare EKG-Rhythmen zu unterscheiden.
- die dem EKG-Rhythmus entsprechenden Algorithmen anzuwenden.
- die wichtigsten Medikamente des ALS und deren Dosierung wiederzugeben.
- eine sichere Defibrillation durchzuführen.
- alternative Elektrodenpositionen zu zeigen.
- potentiell reversible Ursachen des Herzkreislaufstillstands (4 H's und HITS) zu benennen.

## Take-Home-Message

Jeder praktisch tätige Arzt braucht sehr gute Kenntnisse über lebensrettende Maßnahmen, die über den Wissensstand des Laienhelfers hinausgehen.
Um in dieser Stresssituation richtig und schnell reagieren zu können, müssen die entsprechenden Richtlinien gründlich gelernt und regelmäßig wiederholt werden. Die Übung am Simulator hilft Ängste abzubauen und Abläufe zu visualisieren, die in der Praxis das Überleben des Patienten gewährleisten können.

## Kursablauf

| Nr. | Zeit | Ziel | Inhalt | Methode | Material / Bemerkungen | Wer |
|---|---|---|---|---|---|---|
| | | **Die Teilnehmer (TN) ...** | | | | |
| 1 | 2 min | ... kennen sich untereinander und den Tutor. | Tutor stellt sich vor und bittet die Teilnehmer dies auch zu tun. | Vorstellungsrunde | Kreppband<br>Stifte<br>Namensschilder | Tutor, TN |
| 2 | 2 min | ... sind über den Kursablauf und die Lernziele informiert. | Tutor stellt Kursstruktur und Lernziele vor und macht auf Schwierigkeiten aufmerksam:<br>**Gliederung**<br>Theoretische Einführung<br>Unterschied ALS vs. BLS; Geräte- und Materialhandling; kurze theoretische Wiederholung des ALS-Algorithmus<br>**Praktischer Übung**<br>2 Szenarien (s. u.) werden von der Gruppe bearbeitet und anschließend ausgewertet<br>**Lernziele**<br>Tutor erarbeitet Lernziele mit der Gruppe<br>Visualisierung auf einem Poster | Vortrag<br>Hinweis, dass jederzeit Fragen gestellt werden können. | | Tutor |
| 3 | 1 min | ... erarbeiten gemeinsam die Unterschiede zwischen ALS und BLS heraus. | Unterschied ALS–BLS<br>Invasive Maßnahmen<br>Defibrillation<br>Medikamentengabe<br>Atemwegsmanagement → Kursspezifik: Nur Maske-Beutel-Beatmung<br>Weiterführende Diagnostik<br>H's und HITS<br><br>= Professionelle Helfer mit professionellen Equipment | Interaktives Gespräch | | Tutor, TN |

| Nr. | Zeit | Ziel | Inhalt | Methode | Material / Bemerkungen | Wer |
|---|---|---|---|---|---|---|
| 4 | 10 min | ... können den LifePak 20 (LP 20) bedienen. | **Defibrillation**<br>Benötigte Materialien für eine Defibrillation:<br>EKG-Defibrillator<br>Klebeelektroden<br>Standard- und alternative Elektrodenpositionen (Sternum-Apex; Anterior-Posterior; biaxillär)<br>LifePak 20 (LP 20):<br>Bedienung bei manueller Defibrillation<br>Hinweis auf Halbautomaten-Modus<br>Pacing-Modus und synchronisierte Kardioversion erwähnen | Interaktives Gespräch<br>Demonstration | LifePak 20 (LP 20)<br>Simulator und LP 20 | Tutor, TN |
| | | ... erkennen defibrillierbare EKG-Rhythmen. | **Defibrillierbare EKG-Rhythmen**<br>Pulslose ventrikuläre Tachykardie (pVT) und Kammerflimmern (VF)<br>Mit an Simulator angeschlossenen LP 20 vorführen | | | |
| 5 | 5 min | ... haben einen Überblick über wichtige Inhalte des Notfall-Rucksackes. | **Notfallrucksack**<br>Inhalt: Wo ist was?<br>Infusion und Infusionssystem<br>Spritzen<br>Medikamente<br>Supraglottische Atemwege<br>Beatmungsmaske und -beutel<br>Stethoskop | Interaktives Gespräch<br>Demonstration | Notfall-Rucksack | Tutor und TN |
| | | ... zählen die Medikamente des ALS auf und kennen deren Dosierung. | **Medikamente**<br>Adrenalin: 1 mg pur oder 1:10 Verdünnung; 20 Sek. mit Infusionslösung nachspülen<br>Amiodaron 300 mg, max. 150 mg nachtitrieren; nicht unbedingt mit Glucose aufzuziehen – Alternative: pur / mit NaCl oder Aqua dest. | | | |

| Nr. | Zeit | Ziel | Inhalt | Methode | Material / Bemerkungen | Wer |
|---|---|---|---|---|---|---|
| 6 | 10 min | … wiederholen kurz theoretisch den ALS-Algorithmus. | **ALS-Algorithmus**<br>Algorithmus wird am Poster kurz besprochen<br>**H's und HITS**<br>Mögliche Diagnostik und Therapie der einzelnen Punkte | Interaktives Gespräch | Poster „ALS-Algorithmus“ | Tutor, TN |
| 7 | 15 min | … üben den ALS anhand eines Fallbeispiels. | **Fallbeispiel 1**<br>Rollenverteilung:<br>„Reanimations-Team“<br>Team-Leader, Herzdruckmassage, Beatmung, EKG, Notfall-Rucksack<br>Tutor als aufgeregte Schwester / Pfleger ruft bei „Reanimations-Team“ an<br>„Hallo, hier Schwester / Bruder X von der Station Y. Bei der Pflegerunde … Also … Oma Krause, liegt auf jeden Fall neben dem Bett … reagiert nicht mehr“<br>**Wichtige Punkte**<br>EKG-Rhythmus: durchgehend Asystolie<br>Übernahme des Patienten mit kurzer Anamnese<br>H's und HITS einfordern!<br>Ggf. Blutgasanalyse (BGA)-Ergebnis und Sono-Gerät bereitstellen | Übung | Simulator<br>LP 20<br>Notfall-Rucksack | TN, Tutor |
| | | … erhalten ein Feedback über die gezeigten Maßnahmen. | **Feedback**<br>Von den TN gegenseitig (Was war konkret gut? Was kann verbessert werden?)<br>Vom Tutor | | | |

| Nr. | Zeit | Ziel | Inhalt | Methode | Material / Bemerkungen | Wer |
|---|---|---|---|---|---|---|
| 8 | 15 min | ... üben den ALS anhand eines Fallbeispiels. | **Fallbeispiel 2**<br>Rollenverteilung:<br>Rettungswagen (RTW) und Notarzteinsatzfahrzeug (NEF)<br>Team-Leader, Herzdruckmassage, Beatmung, EKG, Notfall-Rucksack<br>„Ihr seid mit dem RTW und dem NEF auf dem Rückweg von der Uni-Notaufnahme zur Rettungswache. Da seht ihr einen Mann auf dem Gehweg liegen. Da ihr ja der Rettungsdienst seid, steigt ihr aus und seht mal nach.“<br>**Wichtige Punkte**<br>EKG-Rhythmus: VF bis 3. Schock und Medikamentengabe, dann Asystolie bis zur nächsten Medikamentengabe, dann erneut VF bis zum 4. Schock → Erfolg (Bradyarrhythmie mit Puls)<br>Diagnostischer Block<br>H's und HITS schwierig abzuklären | Übung | Simulator<br>LP 20<br>Notfall-Rucksack | TN, Tutor |
| | | ... erhalten ein Feedback über die gezeigten Maßnahmen. | **Feedback**<br>Von den TN gegenseitig (Was war konkret gut? Was kann verbessert werden?)<br>Vom Tutor | | | |
| 9 | 2 min | Abschluss | Blitzlicht, Klärung abschließender Fragen, Verabschiedung, Tutor beendet den Kurs | | | Tutor |

## Anhang: Advanced Life Support

### Poster „ALS-Algorithmus“

# Advanced Life Support

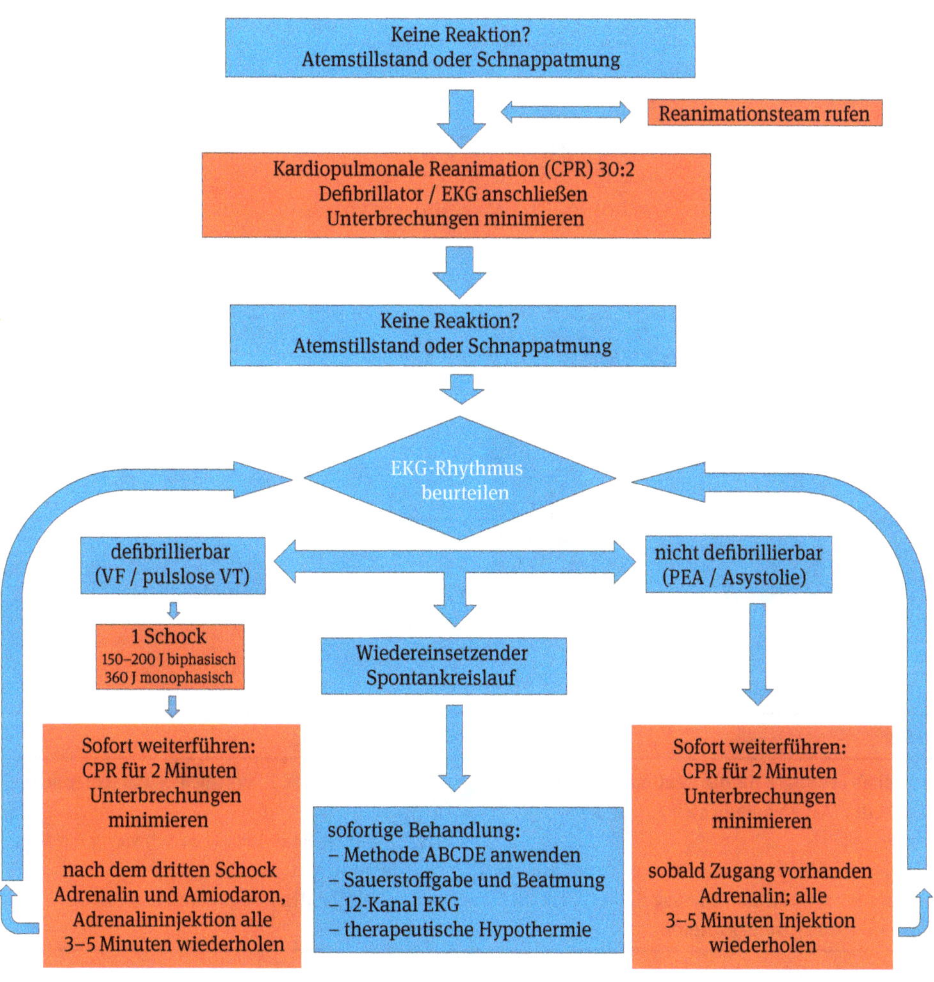


Während CPR:
- korrekte Herzdruckmassage: 100–120/min, Eindrücktiefe 5–6 cm, Entlastung
- Handlungsplanung vor jeder CPR-Unterbrechung
- frühzeitige Sauerstoffapplikation
- Atemwegssicherung durch Intubation (Kapnometrie erwägen)
- Herzdruckmassage ohne Unterbrechung, wenn Atemweg gesichert
- Gefäßzugänge: intravenös / intraossär
- Medikamentengabe: Adrenalin 1 mg alle 3–5 Minuten
- Reversible Ursachen behandeln

Reversible Ursachen (H's und HITS):
- (H)ypoxie
- (H)ypvolämie
- (H)ypo-/Hyperkaliämie/metabolisch
- (H)ypothermie
- (H)erzbeuteltamponade
- (I)ntoxikation
- (T)hrombembolie
- (S)pannungspneumothorax

## 4.3 Atemwegsmanagement

Franziska Küstermann

### Simulator

Laerdal „Airway Management Trainer“, Fa. Laerdal, Stavanger, Norwegen

Der „Laerdal Airway Management Trainer“ von Laerdal besteht aus einem Kopf, der im Nacken beweglich ist, zwei Lungenflügeln und einem künstlichen Magen, der sich bei Fehlintubation aufbläht. Mundhöhle, Pharynx und Larynx sind detailgetreu und realitätsnah gestaltet.

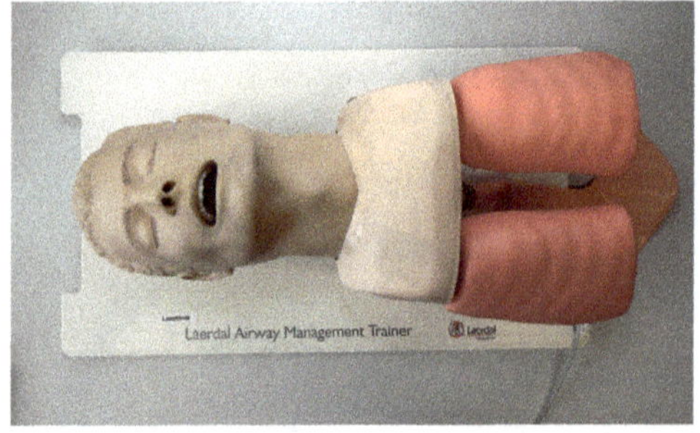


Abb. 4.20: „Laerdal Airway Management Trainer“

| Vorteile | Nachteile |
|---|---|
| – optisches Feedback für die Beatmung (Lungenflügel oder Magen blähen sich auf, je nach Lage des Tubus)<br>– akustisches Feedback für zu starken Druck auf die Zahnreihe (mechanisch ausgelöstes Klicken)<br>– leicht und gut zu transportieren | – starre Strukturen (z.B. erschwerte Verschieblichkeit der Plastikzunge)<br>– Masken-Beutel-Beatmung teils schwierig, da Maske schlecht abdichtet<br>– supraglottische Atemwegshilfen dichten nicht immer gut ab |

### Indikation

Bei Fehlen einer suffizienten Atmung (= Fehlen einer ausreichenden Oxygenierung des Blutes bzw. Fehlen einer normalen Atmung) besteht sowohl für den Ersthelfer im Laienbereich als auch für den erfahrenen Kliniker sofortiger Handlungsbedarf. Der Kurs soll Sicherheit im Umgang mit den verschiedenen Hilfsmitteln der Atemwegssicherung geben um im Notfall schnell und richtig handeln zu können.

### Materialien

- Simulator
- zum Simulator gehöriges Modell der oberen Atemwege (s. u.)
- Masken, Beatmungsbeutel, Filter verschiedener Ausführungen und Größen
- Guedel-Tuben verschiedener Größen
- Wendel-Tuben verschiedener Größen
- Larynxtuben mit jeweiliger Blockungsspritze
- Larynxmasken mit jeweiliger Blockungsspritze
- Combi-Tubus mit Blockungsspritze
- Endotrachealtuben verschiedener Ausführungen und Größen mit Blockungsspritze
- Laryngoskope, verschiedene Spatelblätter
- Cuffdruck-Messer, Führungsstab oder ähnliches Zubehör zum Vorführen

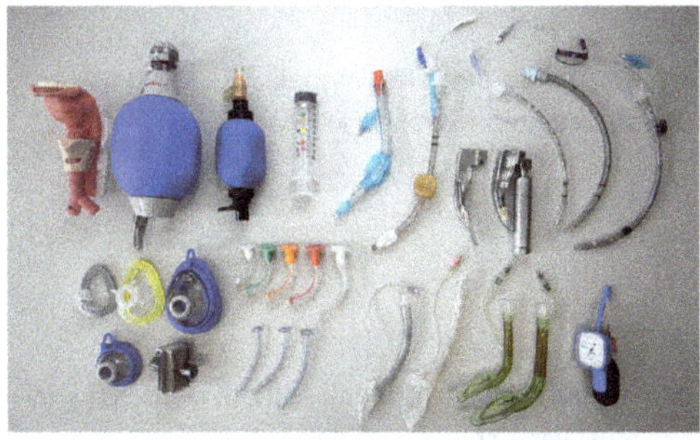

Abb. 4.21: Übersicht über das benötigte Material

Verbrauchsmaterial:
- Lubricant Spray („Laerdal Airway Lubricant for training manikins")

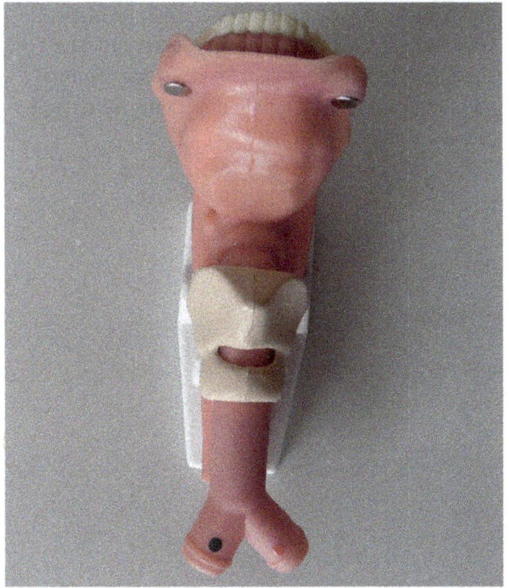

Abb. 4.22: Anatomisches Modell der oberen Atemwege in der Aufsicht

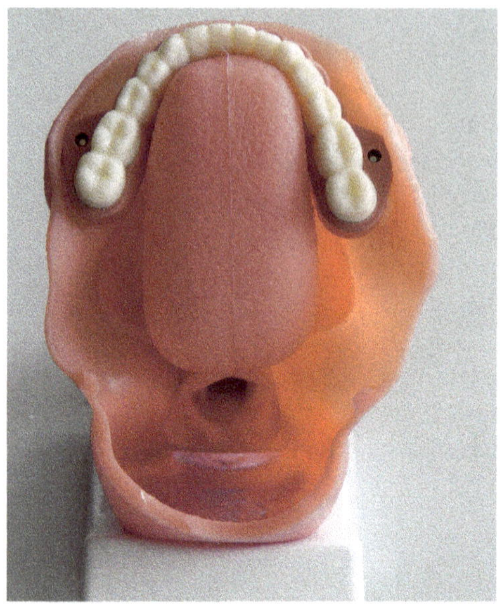

Abb. 4.23: Anatomisches Modell der oberen Atemwege von kranial

## Durchführung

### Atemwegssicherung als Ersthelfer

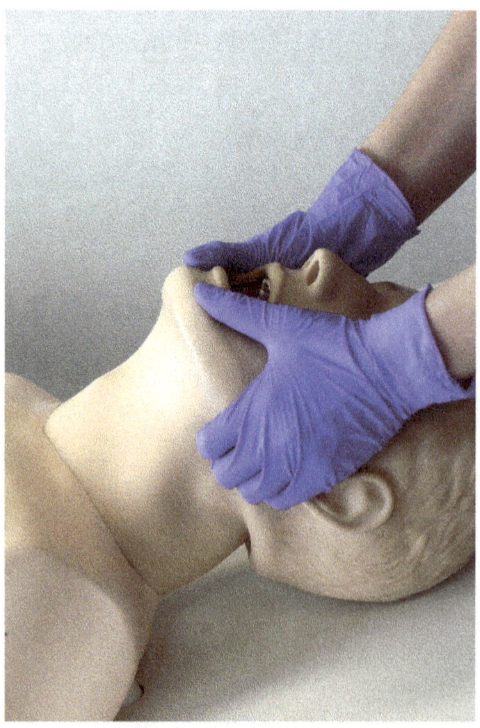

Abb. 4.24: Esmarch'scher Handgriff

Ist eine insuffiziente Atmung erkannt worden, kann zunächst versucht werden durch das Überstrecken des Kopfes und Anwenden des Esmarch'schen Handgriffes eine fortdauernde Verlegung des Atemweges durch die Zunge oder einen Fremdkörper zu verhindern. Dazu hebt man den Kieferwinkel mit kleinem Finger und Ringfinger an und öffnet gleichzeitig den Mund am Kinn mit den Daumen. CAVE: nicht die Weichteile am Mundboden eindrücken und damit die Luftzufuhr beeinträchtigen! Im Falle einer Spontanatmung kann der Patient in die stabile Seitenlage gebracht werden.

**Masken-Beutel-Beatmung**

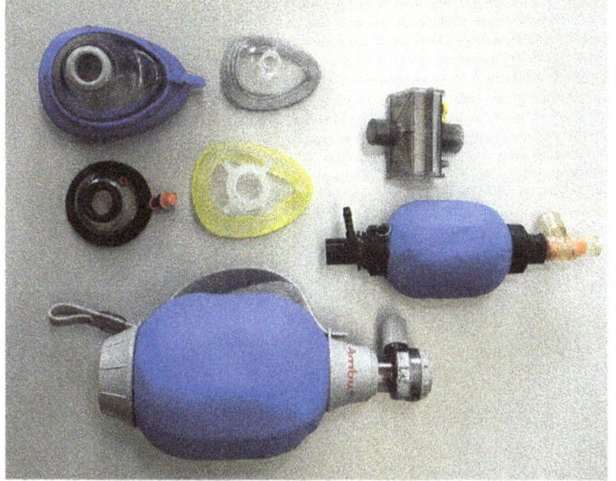

Abb. 4.25: Masken und Beatmungsbeutel verschiedener Größe

Zunächst muss die richtige Maskengröße (sie muss um Mund und Nase gut abdichten, die Augenpartie aber aussparen; beim Erwachsenen gewöhnlich Größe 3–5) aus Beatmungsbeutel verbunden werden.

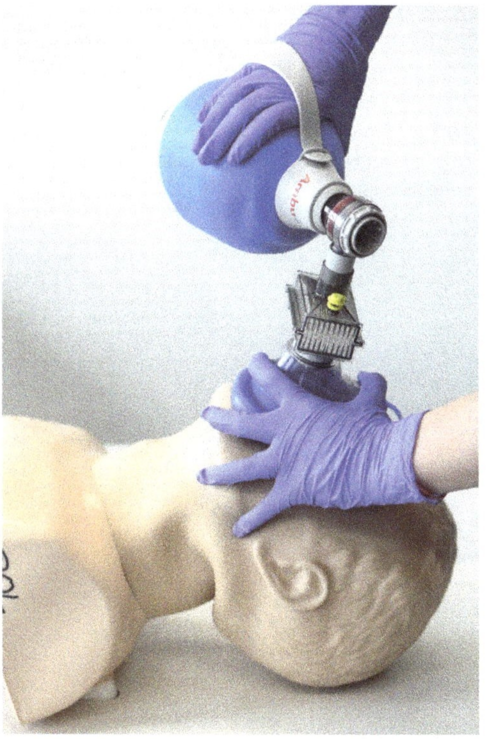

Abb. 4.26: C-Griff

Die Maske wird mit dem C-Griff über Mund und Nase des Patienten fixiert, wobei der Kieferwinkel mit dem kleinen und Ringfinger angehoben werden sollte. Beatmet wird mit einer Frequenz von 10–12/min und einem Atemzugvolumen von ca. 500 ml.

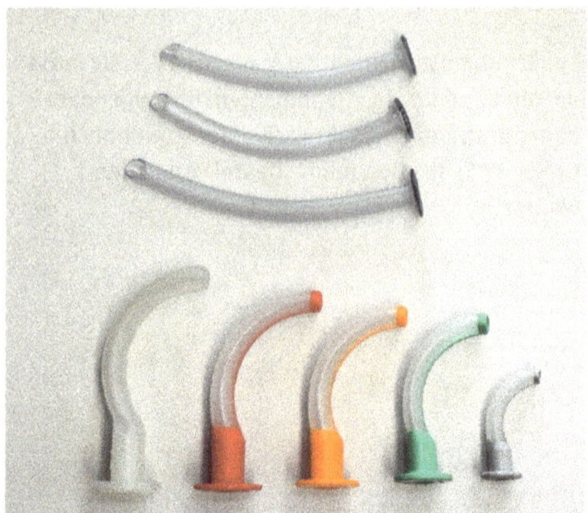

Abb. 4.27: Wendel-Tuben (oben) und Guedel-Tuben (unten) verschiedener Größe

Zur Unterstützung der Maskenbeatmung kann ein Wendel- oder Guedel-Tubus eingelegt werden.

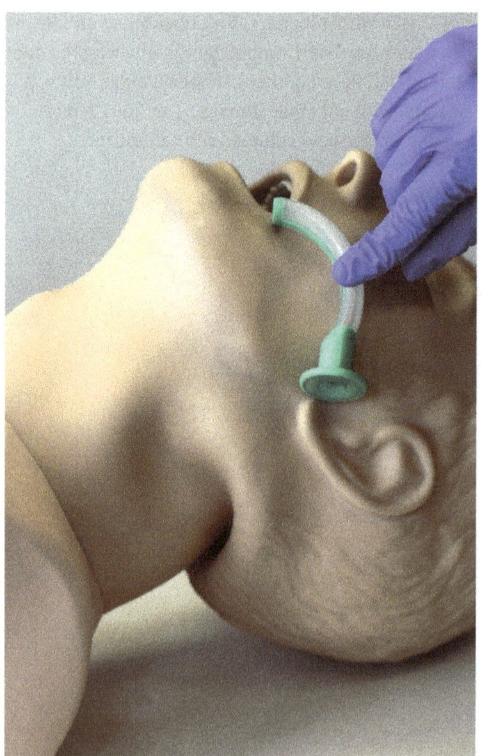

Abb. 4.28: Auswahl des passenden Guedel-Tubus

Der passende Guedel-Tubus wird nach dem Mundwinkel-Ohrläppchen-Abstand ausgewählt und zunächst zum harten Gaumen zeigend eingeführt. Erst in der Mundhöhle wird er um 180° gedreht. So wird ein Zurückschieben der Zunge in den Oropharynx verhindert. Die Beutelbeatmung wird anschließend fortgeführt.

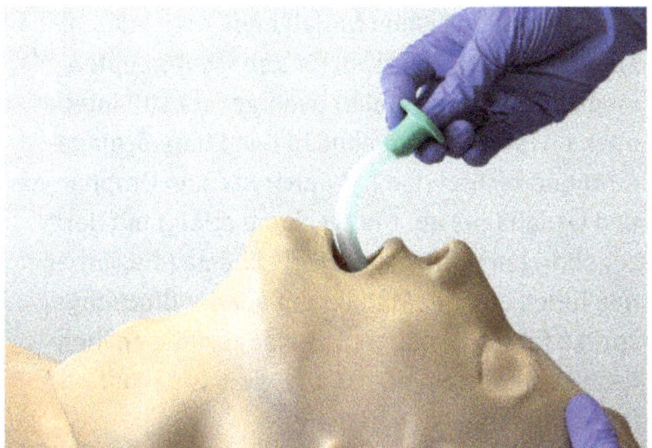

Abb. 4.29: Korrektes Einführen eines Guedel-Tubus

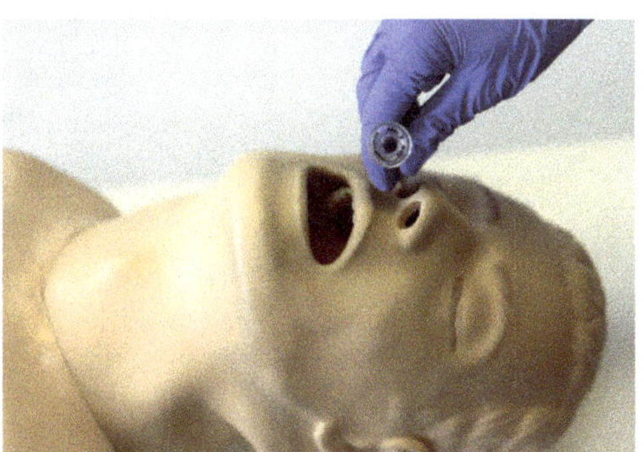

Abb. 4.30: Korrektes Einführen eines Wendel-Tubus

Alternativ kann ein Wendel-Tubus verwendet werden. Dieser wird mit einem anästhesierenden Gleitgel unter leichten Drehbewegungen in das rechte Nasenloch eingeführt. Er sollte niemals gegen Widerstand vorgeschoben werden (Gefahr der Via falsa!). Bei Verlegung linkes Nasenloch wählen!

**Andere supraglottische Atemwegshilfen**

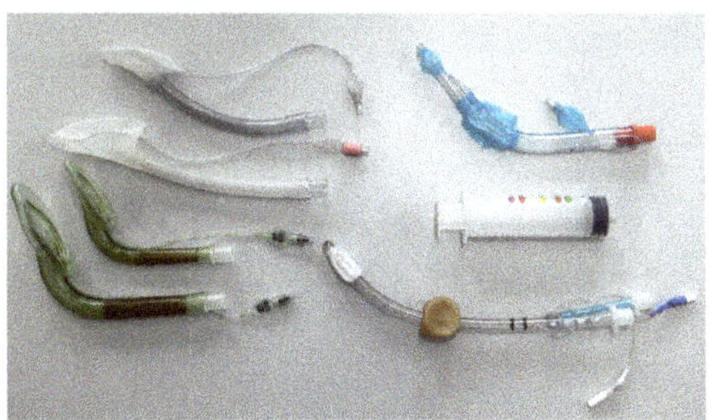

Abb. 4.31: Larynxmasken (links), Larynxtubus (oben rechts) und Combi-Tubus (unten rechts) sowie eine Spritze zum Blocken der supraglottischen Atemwegshilfen (rechts in der Mitte)

Neben Wendel- und Guedel-Tubus gibt es noch andere supraglottische Atemwegshilfen, die die Benutzung einer Maske für die Beutelbeatmung überflüssig machen. Hierzu zählen der Larynxtubus, die Larynxmaske und der Combi-Tubus.

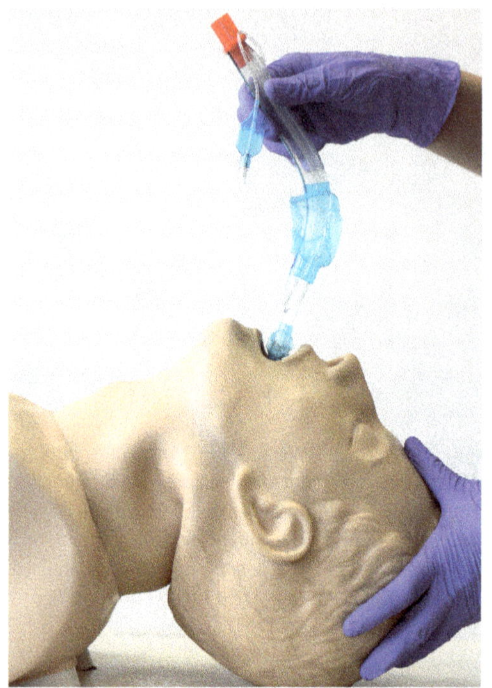

Abb. 4.32: Korrektes Einführen eines Larynxtubus

Der Larynxtubus ist im Notfall beim Kreislaufstillstand das Mittel der Wahl für den nicht-geübten medizinischen Fachhelfer (weniger als 100 Intubationen im Jahr). Er wird blind in den Pharynx eingeführt und dichtet den Hypopharynx zum Oropharynx und Ösophagus ab. Die Blockung erfolgt mit der zugehörigen Spritze nach Farbschema (die Farben des Tubus und der Markierung auf der Blockungsspritze für die benötigte Luftmenge müssen identisch sein). Anschließend erfolg die Lagekontrolle (auskultieren, sehen, fühlen).

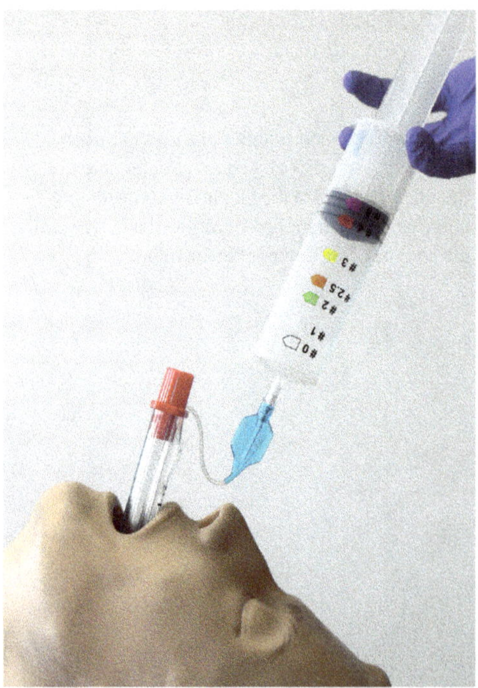


Abb. 4.33: Korrektes Blocken eines Larynxtubus

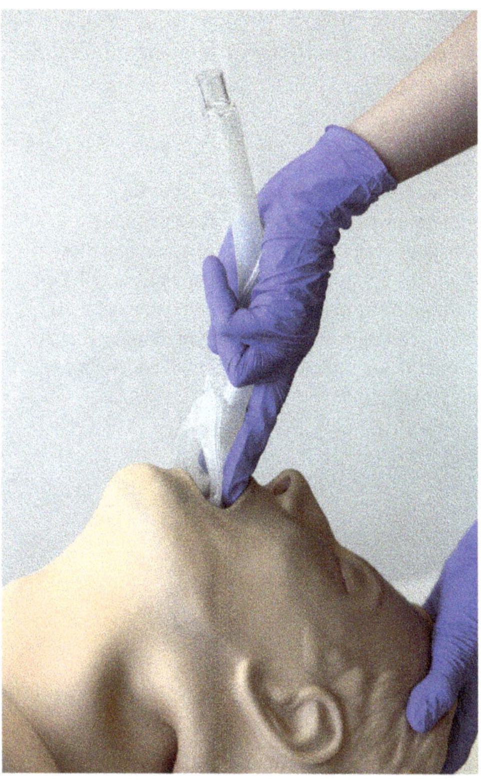

Abb. 4.34: Einführen einer Larynxmaske

Die Larynxmaske findet vor allem für kurze Eingriffe beim nüchternen Patienten und im Algorithmus des schwierigen Atemweges Anwendung. Sie wird gewichtsadaptiert ausgewählt und halbgeblockt unter Führung zweier Finger blind im Pharynx platziert.
Dort umschließt sie den Larynxeingang und dichtet diesen ab.

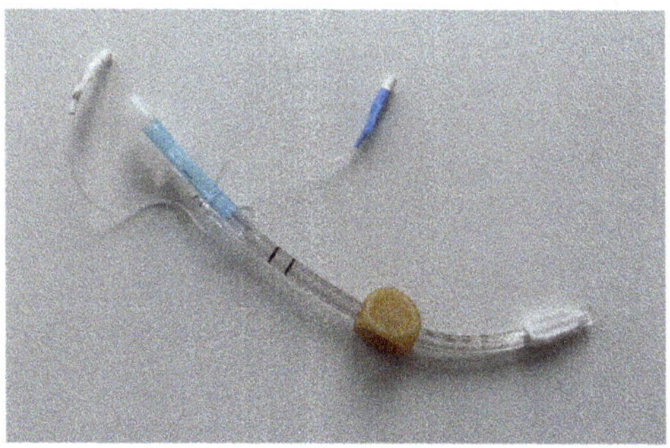

Abb. 4.35: Combi-Tubus.
Man beachte die Numerierung der Lumina. 1 entspricht dem Lumen zwischen beiden Cuffs (analog zum Larynxtubus) und soll auf Grund der höheren Lagewahrscheinlichkeit zunächst beatmet werden. Nach Lagekontrolle erfolgt gegebenenfalls das Wechseln der Lumina.

Der Combi-Tubus hat aus Kostengründen an Bedeutung verloren. Er wird analog zum Larynx-Tubus eingeführt und es werden zunächst beide Cuffs geblockt. Wichtig: Der Combi-Tubus kann nicht falsch liegen. Er hat zwei Lumina: Eines distal, wie bei einem endotrachealen Tubus und eines proximal zwischen zwei Cuffs, analog zum Larynx-Tubus. Meistens kommt er im Pharynx zum Liegen und funktioniert dann wie ein Larynx-Tubus. Bei einer Lage innerhalb des Larynx kann er aber wie ein endotrachealer Tubus benutzt werden. Der proximale Cuff kann dann entblockt werden. Über die Lagekontrolle muss entschieden werden, welches das zu verwendende Lumen ist!

**Wichtig:**
Einen vollständigen Aspirationsschutz bietet keine der genannten Atemwegshilfen, dies kann nur die endotracheale Intubation gewährleisten.

**Endotracheale Intubation**

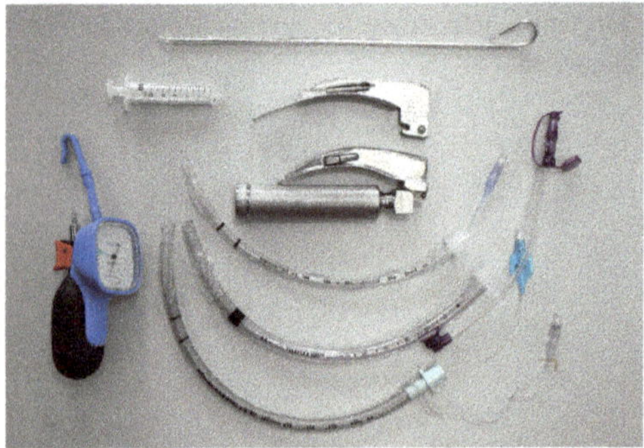

Abb. 4.36: Wichtige Materialien für die endotracheale Intubation

Die endotracheale Intubation ist der Goldstandard der Atemwegssicherung und fester Bestandteil des Atemwegsmanagements. Sie kann an diesem Simulator durchgeführt werden. Im Kurs sollte die Intubation kurz angesprochen und vor allem die dafür benötigten Materialien erklärt und gekannt werden. Die Intubation wird im folgenden Kapitel besprochen.

## Lernziele

Der Studierende ist am Ende des Kurses in der Lage:
- verlegte Atemwege zu erkennen.
- Hilfsmittel zur Atemwegssicherung zu benennen.
- das Freihalten der Atemwege mit und ohne Hilfsmittel zu gewährleisten.
- eine suffiziente Maskenbeatmung durchzuführen.

## Take-Home-Message

Die Sicherung des Atemweges hat im Notfall höchste Priorität – mit ihr steht und fällt das Outcome des Patienten. Durch Übung im Umgang mit den verschiedenen Hilfsmitteln wird Sicherheit erlangt, die Leben retten kann. Das Atemwegsmanagement ist grundlegendes ärztliches Handwerkszeug!

## Kursablauf

| Nr. | Zeit | Ziel | Inhalt | Methode | Material / Bemerkungen | Wer |
|---|---|---|---|---|---|---|
| | | **Die Teilnehmer (TN) ...** | | | | |
| 1 | 5 min | ... kennen den Kursablauf und die Lernziele. | **Begrüßung, Vorstellung und Einleitung**<br>Vorerfahrungen erfragen.<br>Lernziele:<br>– Verlegte Atemwege erkennen:<br>– Hilfsmittel zur Atemwegssicherung benennen können.<br>– Freihalten der Atemwege mit und ohne Hilfsmittel gewährleisten können.<br>– Suffiziente Maskenbeatmung durchführen können. | Vorstellungsrunde | Kreppband<br>Markerstifte<br>Namensschilder | Tutor, TN |
| 2 | 10 min | ... erkennen verlegte Atemwege.<br>... kennen das Vorgehen in der Erstversorgung bei verlegten Atemwegen. | „Was bedeutet „keine Atmung“?“ – „Für uns „nicht suffiziente/normale Atmung.““<br>„Was kann man als Ersthelfer tun?“<br>**Kopf überstrecken und Patienten**<br>a) Bei vorhandener Spontanatmung in stabile Seitenlage bringen.<br>b) Bei fehlender Atmung Maskenbeatmung beginnen (Mund-zu-Mund bzw. Mund-zu-Nase Beatmung erwähnen als Möglichkeit bei nicht vorhandenem Beatmungsbeutel mit Maske).<br>Ziel des Überstreckens:<br>Verhinderung einer Verlegung der Atemwege durch die Zunge oder einen Fremdkörper. | Gespräch<br>TN Vorgehen schildern lassen | Wiederholung der Anatomie des Pharynx und Zungengrundes am anatomischen Modell | Tutor, TN |
| 3 | 15 min | ... kennen das Vorgehen im klinischen Setting.<br>... könnnen den Esmarch’scher Handgriff und C-Griff durchführen. | TN stellen sich ein passendes System aus dem bereitliegendem Material zusammen und begründen ihre Auswahl. | TN stellen Beatmungssystem zusammen<br>Vorführen durch Tutor<br>TN üben | | TN |

| Nr. | Zeit | Ziel | Inhalt | Methode | Material / Bemerkungen | Wer |
|---|---|---|---|---|---|---|
| | | ... können sie Beatmung mit Masken-Beutel-System durchführen. | **Parallel Lehrgespräch**<br>Welche Maskengröße ist geeignet (Erwachsener Größe 3–5, Maske sollte dicht abschließen und die Augen nicht mit bedecken)?<br>Mit welchem Volumen soll beatmet werden und in welcher Frequenz (annähernd im physiologischen Bereich: AF 10–12; AZV 500 ml – **Cave: der Beatmungsbeutel fasst 2 Liter!**)<br>Tutor führt Esmarch-Handgriff und C-Griff vor: Freies Üben.<br>Frage an TN: „Wie kann man sich noch helfen, falls die Beatmung nicht suffizient ist?“<br>Doppelter C-Griff mit zweitem Helfer; Fremdkörper ggf. ausräumen, Selbstschutz diskutieren! | | | |
| 4 | 20 min | ... kennen die Hilfsmittel zur Atemwegssicherung.<br>... können verschiedene Tubusarten benennen und kennen deren Funktionprinzip.<br>... können Techniken zum Freihalten der Atemwege mit und ohne Hilfsmittel einsetzen.<br>... können die richtige Größe der supraglottischen Atmwegshilfen auswählen. | **Guedel-Tubus:**<br>– Verschiedene Größen (orange-grün).<br>– Abmessen Mundwinkel-Ohrläppchen-Abstand.<br>– Einführen mit Lumen zum harten Gaumen, vorsichtig vorschieben und im Oropharynx um 180° drehen.<br>– Einsatzgebiet, Vor- und Nachteile kennen.<br>– Kein Aspirationsschutz, Beißschutz für endotrachealen Tubus, schlechte Toleranz beim wachen Patienten.<br>**Wendel-Tubus:**<br>– Verschiedene Größen bereitlegen.<br>– Größenabschätzung analog zum endotrachealen Tubus (ca. 7–8); bzw. Abschätzen am Kleinfingerumfang des Patienten.<br>– Einführen mit anästhesierendem Gleitgel durch Nasenloch unter leichten Drehbewegungen. | Tuben von TN benennen lassen.<br>Abschätzen der richtigen Tubusgröße erklären lassen.<br>Tutor führt das Einbringen des Tubus vor, anschließend freies Üben des korrekten Einführens und der anschließenden Maskenbeatmung | Simulator<br>verschiedene Maskengrößen und Typen<br>Beatmungsbeutel<br>Filter | Tutor, TN |

| Nr. | Zeit | Ziel | Inhalt | Methode | Material / Bemerkungen | Wer |
|---|---|---|---|---|---|---|
| | | | – Gefahr der Via falsa, niemals gegen Widerstand vorschieben; nicht bzw. eingeschränkt bei Epistaxis oder Gesichtstrauma zu verwenden.<br>– Kein Aspirationsschutz, gute Toleranz beim wachen Patienten. | | | |
| 5 | 20 min | ... können verschiedene supraglottische Atemwegshilfen benennen und kennen deren Funktionsprinzip. | **Larynxtubus:**<br>– Mittel der Wahl zur Atemwegssicherung bei Atemstillstand für Ersthelfer mit weniger als 100 Intubationen im Jahr.<br>– Blindes Einführen in den Pharynx.<br>– Blockung mit zugehöriger Spritze nach Farbschema.<br>– Liegt im Hypopharynx und dichtet diesen zum Ösophagus und Oropharynx hin ab.<br>**Larynxmaske:**<br>– Für kurze Eingriffe beim nüchternen Patienten, im Algorithmus des schwierigen Atemweges.<br>– gewichtsadaptiert<br>– Umschließt den Larynxeingang und dichtet diesen ab.<br>– Einführen halbgeblockt, Entfernen geblockt (um Sekret mit zu entfernen).<br>– Falls vorhanden: Zeigen einer Intubationslarynxmaske, Besprechung des Prinzips.<br>**Combi-Tubus:**<br>– Wenig genutzt.<br>– Blindes Einführen in Pharynx, Blockung beider Cuffs mit zugehöriger Spritze.<br>– Zumeist Lage im Pharynx, Funktionsprinzip wie beim Larynxtubus.<br>– Bei Lage in der Trachea: Funktionsprinzip wie endotracheale Intubation. | Tuben von TN benennen lassen, Unterschiede erklären lassen, durch gezieltes Nachfragen lenken.<br><br>Einführen der verschiedenen Tuben und anschließende Beutelbeatmung mit Lagekontrolle. | Larynxmaske<br>Larynxtubus (verschiedene Größen)<br><br>Combi-Tubus | TN, Tutor |

| Nr. | Zeit | Ziel | Inhalt | Methode | Material / Bemerkungen | Wer |
|---|---|---|---|---|---|---|
| | | | – Nach Einführen Lagekontrolle und Entscheidung über welches Lumen beatmet werden muss. | | | |
| 6 | 15 min | ... kennen das grobe Vorgehen der endotrachealen Intubation.<br>... können verschiedenen Tuben benennen.<br>... kennen die Anatomie der Stimmlippenebene. | **Auswahl der richtigen Größe:**<br>– Frauen 7–8<br>– Männer 7,5–8,5<br>**Aufbau eines Tubus:**<br>Markierung für die Stimmlippen, ggf. Führungsstab besprechen, Woodbridge-Tubus zeigen (Anwendung z. B. bei Eingriffen im HNO-Bereich oder in Bauchlage, Beiß- und Abknickschutz), Cuff und Cuffdruck(-messung) besprechen).<br>**Verschiedene Laryngoskope:**<br>– Macintosh<br>– Miller<br>**Vorgehen:**<br>– Lagerung in verbesserter Jackson-Position (Reklination und Elevation).<br>– Öffnen des Mundes gegebenenfalls mit dem Kreuzgriff.<br>– Stimmlippen einstellen (Einführen des Spatels von rechts, „Was kann ich sehen?“ Achtsamkeit im Umgang mit empfindlichen Strukturen (Epiglottis, Zähne!).<br>– Lagekontrolle! Zuerst erfolgt die Auskultation über dem Magen.<br>– Bei schwierigem Atemweg ist der Goldstandard die fiberoptische Intubation. | Demonstration der Intubation durch den Tutor | Endotrachealtuben verschiedener Größe, Laryngoskope<br>Modell der Anatomie des Larynx | Tutor |
| 7 | 5 min | | **Kursabschluss**<br>– TN Gelerntes zusammenfassen lassen<br>– kurzes Feedback für den Tutor<br>– Evaluation | Blitzlicht | | Tutor, TN |

## 4.4 Die endotracheale Intubation

Magnus Krieghoff

### Simulator

„Evaluation of Difficult Airway Management“ (EDAM)-Intubationssimulator, Fa. Kyoto Kagaku, Kyoto, Japan 612-8388

Am EDAM-Intubationssimulator kann die Einbringung eines Tubus über den Mund in die Luftröhre geübt werden. Während der Übung werden über verschiedene Sensoren unterschiedliche Parameter auf dem angeschlossenen Touchscreen-Monitor abgebildet und am Ende in einer übersichtlichen Zusammenfassung präsentiert.

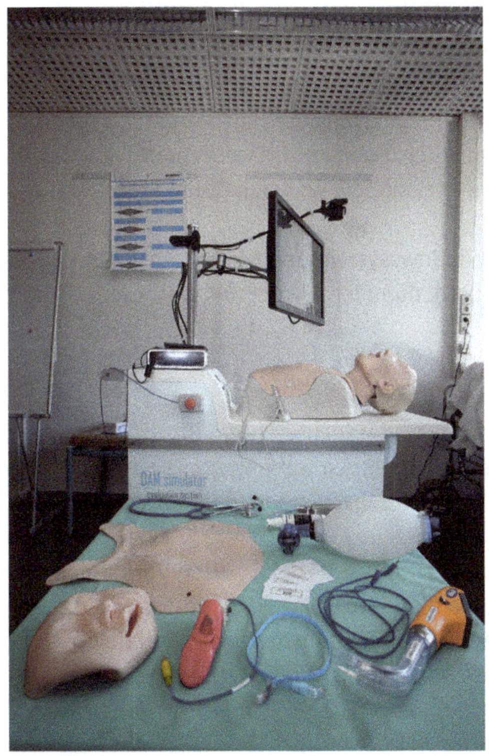

Abb. 4.37: Die endotracheale Intubation

Es werden Kopfposition, Zahndruck, die Position der Laryngoskopspitze, die Einsehbarkeit der Stimmritze, Tiefe des Tubus, Druck auf dem Cuff (an der Spitze des Tubus befindlicher, aufblasbarer Kunststoffballon, der dem luftdichten Verschließen der Luftröhre dient), Belüftung von Lungen oder Magen und die Zeit gemessen. Auf Wunsch ist es auch möglich schwierigere Intubationsverhältnisse in Form eines weniger beweglichen Kiefergelenks oder Nackens zu simulieren.

| Vorteile | Nachteile |
|---|---|
| – leicht verständliches Feedback anhand wesentlicher Messpunkte<br>– verschiedene Szenarien einstellbar<br>– Motivation beim Üben durch Visualisierung der quantitativen Verbesserungen und Vergleich mit anderen Übenden<br>– Gerade nicht übende Kursteilnehmer können die Übung anderer über den Monitor mitverfolgen.<br>– Videolaryngoskop eignet sich gut zur Verdeutlichung anatomischer Verhältnisse<br>– schnelle Austauschbarkeit defekter Einzelteile | – muss vor jeder Übung kalibriert werden<br>– Verschiedene Einzelteile nutzen sich leicht ab und müssen ausgetauscht werden (v. a. die Gesichtsmasken zeigen nach 10 bis 20 Intubationen bereits Risse).<br>– Fehlintubation kaum möglich<br>– vereinzelte Abstürze der Software (nur z.T. nutzerabhängig) |

## Anmerkungen

Es bedarf mehrerer Kurse bis ein Tutor mit der Technik vertraut ist. Danach wird das Auftreten von technischen Problemen, die nicht mit der mechanischen Abnutzung zu erklären sind, seltener. Die Übung wird von manchen Teilnehmern schnell als körperlich anstrengend empfunden und kann daher nicht lange am Stück durchgeführt werden. Der Kunststoffüberzug des EDAM neigt dazu, Staub und Haare anzuziehen, was sich durch Einpudern der Gesichtsmaske mit Talkpuder vermeiden lässt.

Der EDAM startet beim Hochfahren in ein Windowssystem und öffnet selbstständig das Übungsprogramm. Dies dauert etwa 1 bis 2 Minuten, dann ist er voll funktionsbereit.

## Indikation

Die endotracheale Intubation stellt den einzigen, sicheren Aspirationsschutz zur Sicherung der Atemwege dar, sollte aber nur von Personal durchgeführt werden, das bereits viel Erfahrung darin gesammelt hat.

Sie wird bei Atem- bzw. Kreislaufstillstand oder Bewusstlosigkeit ohne Vorhandensein von Schutzreflexen (z. B. bei Schädel-Hirn-Trauma mit einer Glasgow-Coma-Scale < 9) angewandt. Außerdem kommt sie unter bestimmten Operationsindikationen zum Einsatz (z. B. Operationen bei erhöhtem intraabdominellen Druck, bei nicht nüchternen Patienten, Eingriffe im Gesichts- und Halsbereich).

## Vorbereitung

Vor Beginn der Intubation sollten sämtliche benötigten Materialien bereit gelegt und nach Möglichkeit auf ihre Funktionstüchtigkeit überprüft werden. Eine defekte Lichtquelle am Laryngoskop oder ein eingerissener Cuff können, zu spät bemerkt, den Intubationserfolg zunichte machen. Zur Vorbereitung gehört auch, die benötigten Medikamente (Analgetikum,

Narkotikum, Muskelrelaxans) in Spritzen aufgezogen bereit zu stellen und den Patienten in Rückenlage zu positionieren. Ein venöser Zugang am Patienten muss gelegt sein.

Der intubierende Arzt befindet sich an der Kopfseite des Patienten und inspiziert den Intubationsweg. Dabei ist auf den Zahnstatus zu achten und mögliche Fremdkörper, wie z. B. Zahnprothesen, zu entfernen.

Zu Beginn einer Narkoseeinleitung wird der Patient, noch bei Bewusstsein, über eine dicht anliegende Maske mit reinem Sauerstoff beatmet (präoxigeniert). Im Anschluss erfolgen die Verabreichung des Analgetikums und des Narkotikums und eine Zwischenbeatmung mittels Beatmungsbeutel. Beim nicht nüchternen Patienten entfällt die Zwischenbeatmung und es wird sofort das Muskelrelaxans verabreicht (RSI: „rapid sequence induction").

## Materialien

- EDAM-Intubationssimulator
- Login-Karten
- Laryngoskop mit Macintosh-Blatt
- Führungsstab (optional)
- Blockungsspritze
- Cuff-Druckmesser
- Stethoskop
- Beatmungsbeutel
- Fixierung für den Tubus
- White Board
- Laminierte Karten mit Teilschritten der Übung
- Plakat mit Lernzielen

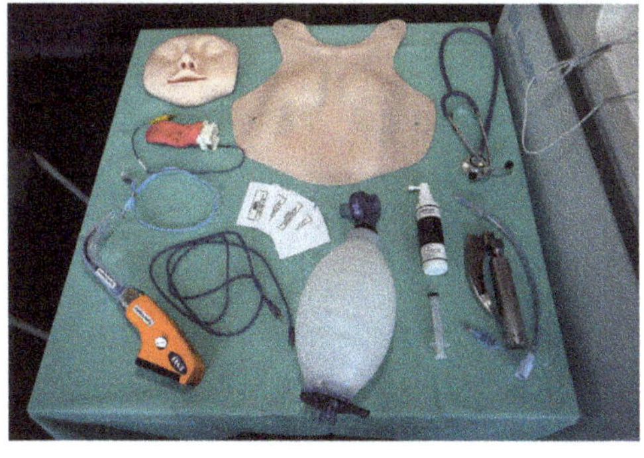

Abb. 4.38: V.l.n.r. oben: Gesichtsmaske, Sensor für Zunge und Epiglottis, Thoraxüberzug, Stethoskop; V.l.n.r. mittig: Datenkabel für Zungengrundsensor, Login-Karten, Beatmungsbeutel, Silikonspray; V.l.n.r. unten: Videolaryngoskop mit Datenkabel, Blockungsspritze, Laryngoskop, Tubus

Verbrauchsmaterial:
- „Lubricant" (Silikonspray)
- Endotracheale Tuben (können wiederverwendet werden bis der Cuff reißt)
- Batterien für die Laryngoskope
- Handschuhe
- Ersatzteile (Gesichtsmasken, Zungen, Kabel der Sensoren)

## Durchführung

### Lagern in verbesserter Jackson-Position

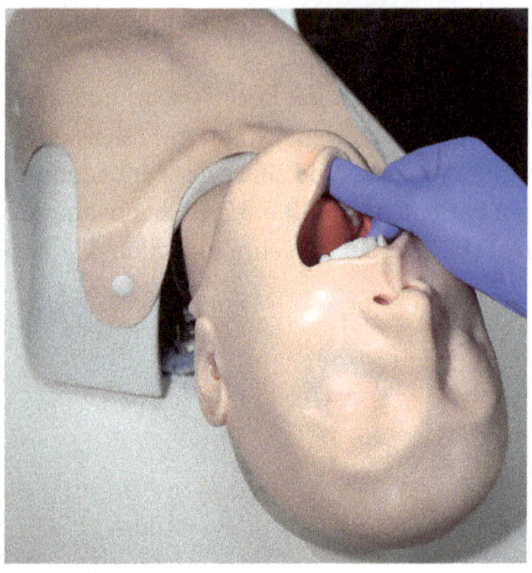

Abb. 4.39: Kreuzgriff, Elevation erfolg hier durch rutschfeste Unterlage

Der Kopf des liegenden Patienten wird in die verbesserte Jackson-Position gebracht. Dafür wird er nach hinten überstreckt und mittels Unterlage leicht angehoben (Reklination und Elevation). Sollte sich der Mund dabei nicht ausreichend öffnen, wendet man den Kreuzgriff an. Dabei drückt der Daumen der rechten Hand den Unterkiefer des Patienten an der Zahnleiste nach kaudal. Der Zeigefinger unterkreuzt den Daumen und wirkt als Widerlager am Oberkiefer.

### Einführen des Laryngoskops

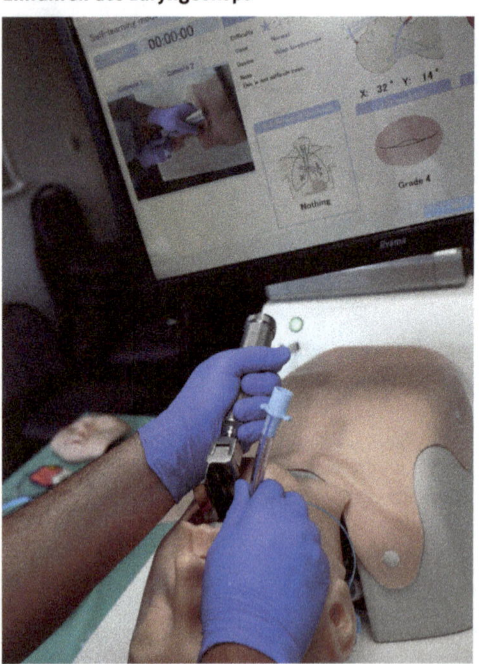


Abb. 4.40: Nach Einführung des Laryngoskops, Darstellung der Druckpunkte auf dem Monitor

Nun wird das ausgeklappte Laryngoskop mit der linken Hand vorsichtig in den Mund des Patienten an der Zunge entlang eingeführt. Dies gilt wegen der Form des Spatels sowohl für Links- als auch für Rechtshänder. Der Kreuzgriff kann nun gelöst werden. Es empfiehlt sich von rechts kommend die Zunge leicht nach links zu drücken. Die Spitze des Macintosh-Spatels soll in der Plica glossoepiglottica (zwischen Zungengrund und Kehldeckel) zum Liegen kommen.

Falls die Epiglottis (Kehldeckel) nicht einsehbar ist, ist es möglich, dass das Laryngoskop bereits zu tief eingeführt wurde. Man spricht vom „Aufladen“ der Epiglottis, wenn die Spatelspitze dorsal und nicht ventral des Kehldeckels positioniert wurde, was zu Verletzungen oder vagalen Reflexen führen kann. Dies gilt es mit dem gebogenen Macintosh-Spatel zu vermeiden.
**Cave:** Es ist nach Möglichkeit zu vermeiden die Zähne des Patienten mit dem Laryngoskop zu berühren bzw. zu verletzen.

**Einstellen der Stimmritze**

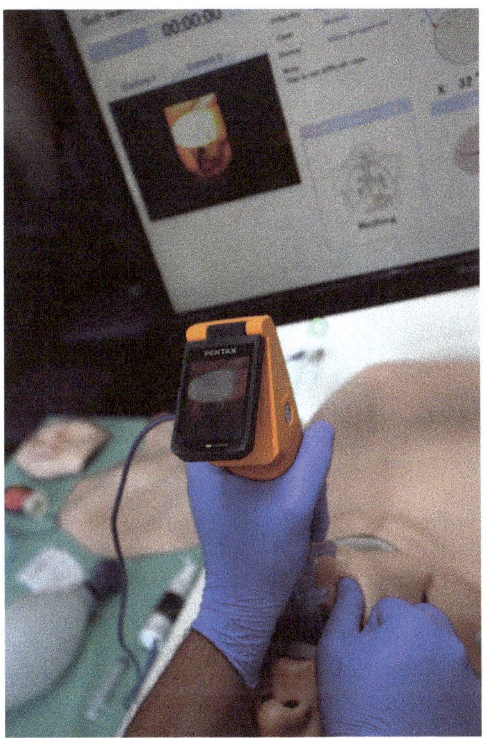


Abb. 4.41: Videolaryngoskop stellt eine gute Ergänzung der Demonstration dar.

Um die Stimmritze einsehen zu können, wird die Spatelspitze in der Plica glossoepiglottica nach ventrokaudal gedrückt. Dieser Handgriff ist anstrengend und kann nicht lang gehalten werden, daher neigen Anfänger dazu, die obere Zahnreihe als Hebelpunkt zu nutzen (cave Zahnschädigungen!). Falls sich die Stimmritze nicht gut einsehen lässt, kann es helfen, wenn eine zweite Person das BURP-Manöver ausführt (Druck von außen auf das Cricoid).

### Einführen des Tubus

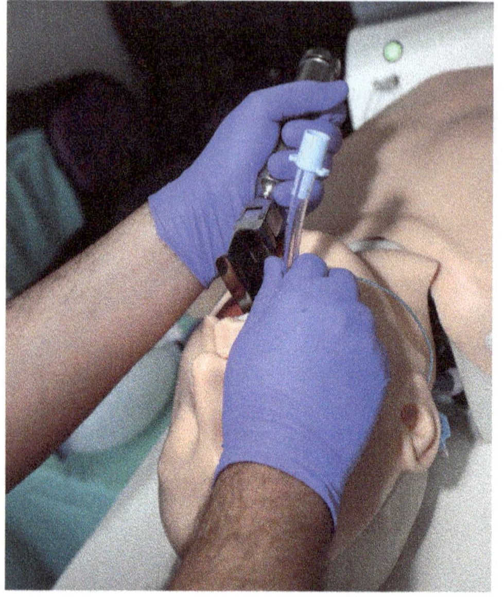

Abb. 4.42: Vorschieben des Tubus unter Sicht

Der intubierende Arzt bekommt nun den Tubus von seiner Assistenz in die rechte Hand gereicht, mit der Krümmung parallel zum Macintosh-Spatel, und schiebt diesen unter Sicht am Spatelblatt entlang durch die Stimmritze in die Trachea. Sollte ein Führungsstab verwendet worden sein, sollte dieser von der Assistenz entfernt werden, wenn die Tubusspitze in der Stimmritzenebene angekommen ist. Der Cuff muss die Stimmlippen vollständig passiert haben, bevor er aufgepumpt wird. Oft haben Tuben an dieser Stelle auch eine schwarze Markierung, die hinter den Stimmlippen verschwinden sollte.
Ist der Tubus in Position, lässt der Intubierende ihn nicht mehr los, bis er endgültig fixiert wurde. Das Laryngoskop kann nun entfernt werden.

### Lagekontrolle und Beatmung

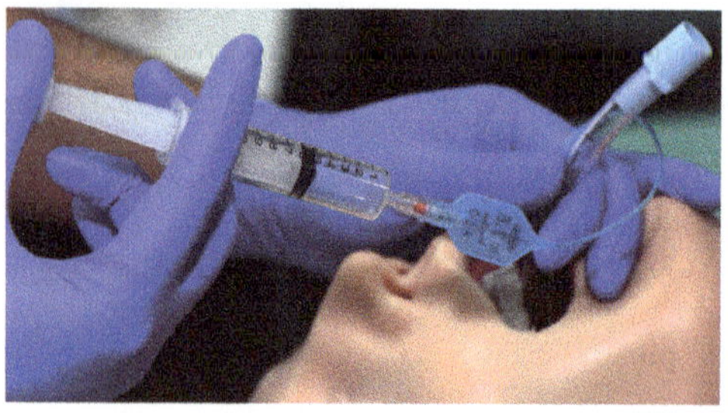

Abb. 4.43: Blocken des Cuffs

Während der Tubus immer noch festgehalten wird, blockt die Assistenz den Cuff mit 5 bis 10 ml Luft und schließt danach den Beatmungsbeutel an den Tubus an.
Bei der folgenden Lagenkontrolle insuffliert der Intubierende mit der Hand, die nicht den Tubus hält, Luft über den Tubus. In dieser Zeit auskultiert die Assistenz mit einem Stethoskop zunächst über dem Magen, dann über beiden Lungen, um eine Fehllage des Tubus zu überprüfen. Eine weitere Methode der Lagekontrolle ist die Messung des Kohlendioxidgehaltes in der Ausatemluft (Kapnometrie).

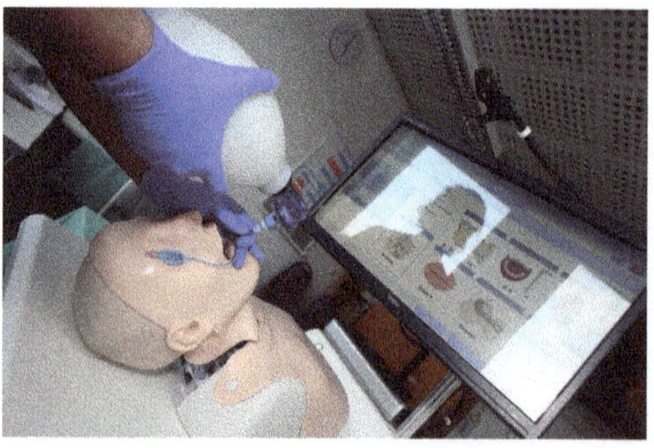

Abb. 4.44: Die Beatmung der Lungen beendet die Simulation.

Ist der Tubus korrekt gelegt, wird dieser nun mittels Pflasterstreifen oder speziellen Fixierungsvorrichtungen am Mund des Patienten befestigt und kann losgelassen werden. Abschließend wird mittels Cuff-Druck-Messer überprüft, ob im Cuff etwa 20 bis 30 mmHg Luftdruck herrschen und ggf. korrigiert.

**Abschluss**

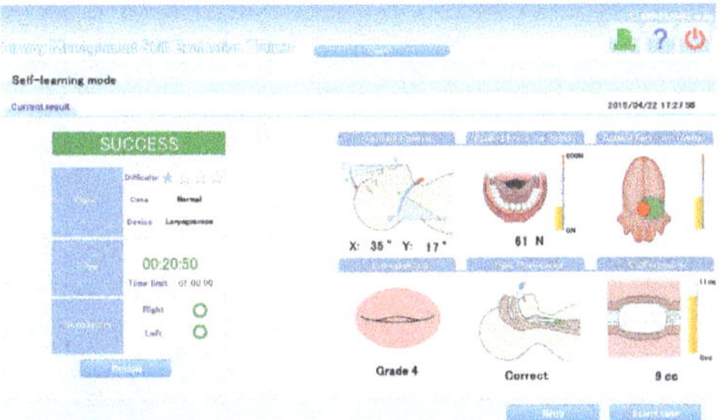


Abb. 4.45: Auswertungsbildschirm nach abgeschlossener Übung

Sobald vom Simulator eine Beatmung festgestellt wurde, beendet dieser die Übung automatisch. Die Messergebnisse können jetzt in einer Übersicht zusammenfassend eingesehen werden. Alle Übungen eines Logins werden gespeichert und können später in Tabellenform erneut abgerufen werden.

## Lernziele

Nach Besuch des Kurses „Intubation" ist der Studierende in der Lage:
- wichtige Indikationen für eine Intubation zu erläutern.
- die notwendigen Materialien zur Durchführung einer Intubation bereitzulegen und zu erläutern.
- die für eine Intubation notwendigen Medikamentengruppen zu benennen.
- eine Intubation am Simulator mit allen vor- und nachbereitenden Maßnahmen korrekt durchzuführen.
- die sicheren Zeichen einer korrekten Tubuslage zu erläutern.

## Take-Home-Message

Die Durchführung der endotrachealen Intubation ist eine wichtige Fertigkeit für die Sicherung der Atemwege des Patienten. Sie benötigt viel Erfahrung und wird in der Praxis hauptsächlich von Anästhesisten und Notärzten durchgeführt. Weniger erfahrene Helfer sollten daher eher auf die Sicherung der Atemwege durch Maskenbeatmung achten, bis eine professionelle Versorgung möglich ist.

## Kursablauf

| Nr. | Zeit | Ziel | Inhalt | Methode | Material / Bemerkungen | Wer |
|---|---|---|---|---|---|---|
| | | **Die Teilnehmer (TN) ...** | | | | |
| 1 | 5 min | ... kennen sich untereinander und den Tutor.<br>... sind über den Kursablauf und die Lernziele informiert. | Kursplan:<br>– Theorie und Materialien zur Intubation<br>– Demonstration des Intubationsablaufes<br>– Übungszeit<br>– Lernziele wiederholen/Abschluss | Blitzlicht<br>Jeder TN schildert in 1–2 Sätzen seine Erfahrungen mit Intubation<br>Hinweis, dass Fragen immer erwünscht sind | Kreppband<br>Markerstifte Namensschilder | Tutor, TN |
| 2 | 10 min | ... zählen die Materialien sowie einfache Hilfsmittel zur Intubation auf.<br>... erläutern die Indikationen zur Intubation.<br>... nennen die zur Intubation notwendigen Medikamente. | – Materialien (siehe rechts) zeigen und benennen<br>– Anwendung/Intubationsindikationen erarbeiten<br>– Medikamente zusammentragen<br>– (Opioid, Narkotikum, Relaxans) | TN fragen und ggf. ergänzen<br>Indikationen | Laryngoskop/ Videolanryngoskop<br>Spatelblätter unterschiedlicher Größe (gebogen, gerade)<br>verschiedene Tuben<br>Spritze<br>Cuffdruckmesser<br>Führungsstab<br>Handschuhe<br>Beatmungsbeutel<br>Klebeband | Tutor, TN |
| 3 | 20 min | ... ordnen Einzelschritte in den Gesamtablauf der Intubation ein.<br>... stellen den Unterschied zur Notfallintubation (Crush Intubation) heraus.<br>... erkennen anatomische Landmarken (Videolaryngoskop) | **1. Orientierung**<br>abschätzen Intubationsschwierigkeit und Klassifikation der Anatomie des Larynx zeigen<br>**2. Lagerung des Patienten zur Intubation**<br>verbesserte Jackson Position, BURP- Manöver, Sellick-Handgriff | Flowchart über Ablauf der Intubation erstellen lassen<br>Vorbereitung der Materialien bis Cuff-Druck-Kontrolle<br>Demonstration | EDAM- Simulator<br>Lubricant<br>Intubationsmaterialien | Tutor |

| Nr. | Zeit | Ziel | Inhalt | Methode | Material / Bemerkungen | Wer |
|---|---|---|---|---|---|---|
| | | … wenden die Klassifikationen nach Cormack/Mallampati an. | **3. Ablauf Intubation**<br>Handhabung Laryngoskop, Vorbereitung/Handhabung Tubus/Führungsstab, Blockung, Beatmung, Cuffdruck Messung<br>– Vorbereitung Materialien<br>– Präoxygenierung<br>– Injektion Opioid → Narkotikum<br>– Zwischenbeatmung über Gesichtsmaske<br>– Vollrelaxierung<br>– endotracheale Intubation<br>– kontrollierte manuelle Beatmung<br>**4. Crush Intubation**<br>– Präoxygenierung (5 min)<br>– Liegt eine Magensonde?!<br>– Einleitung<br>– Intubation = ohne Zwischenbeatmung<br>**BURP-Manöver**<br>(„**B**ackwards **U**pwards **R**ightwards **P**ressure“: die Assistenz drückt den Schildknorpel nach rechts dorsokranial, kann Sicht auf Stimmritze verbessern)<br>**Sellick-Handgriff**<br>Assistenz drückt Ringknorpel nach dorsal, um die obere Ösophagusenge zu verschließen und eine Aspiration zu vermeiden, umstritten<br>**Mallampati-Klassifikation**<br>Einschätzung der Schwierigkeit der endotrachealen Intubation, Schwierigkeitsgrad I: weicher Gaumen, Uvula und Gaumenbögen voll sichtbar, II: Spitze der Uvula und Gaumenbögen nicht mehr sichtbar, III: harter und weicher Gaumen sichtbar, IV: nur weicher Gaumen sichtbar | | | |

| Nr. | Zeit | Ziel | Inhalt | Methode | Material / Bemerkungen | Wer |
|---|---|---|---|---|---|---|
| | | | **Klassifikation nach Cormack und Lehane**<br>Einsehbarkeit der Stimmritze, I: vollständig einsehbar, II: teilweise einsehbar, III: nur Epiglottis sichtbar, IV: nur Zungengrund sichtbar | | | |
| 4 | 5 min | ... führen sichere und unsichere Zeichen der korrekten Tubuslage auf.<br>... erkennen Zeichen der Fehlintubation. | **Sicher**<br>Tubus einführen unter Sicht, Kapnographie<br>**Unsicher**<br>Auskultation Lunge/Magen,<br>beschlagener Tubus (atemsynchron), beatmungssynchrone Thoraxbewegung<br>**Fehlintubation**<br>Magen<br>Zu tief → einseitig | Erfragen,<br>ggf. ergänzen | | Tutor, TN |
| 5 | 45 min | ... vertiefen ihre Fähigkeiten in der Durchführung der Intubation durch Übung. | Abwechselndes Üben der TN am EDAM-Simulator | TN Übungszeit, Hilfestellung durch Tutor | EDAM-Simulator<br>Login-Karten<br>Intubationsmaterialien<br>Lubricant | TN |
| 6 | 5 min | ... haben die Möglichkeit noch offene Fragen zu stellen, kurze Zusammenfassung des Kurses, Wiederholen der Lernziele | | Rekapitulation<br>Wiederholen der Lernziele<br>Blitzlicht | | Tutor, TN |

## 4.5 Neugeborenen-Reanimation

Juliane Lutze

### Simulatoren

„Resusci Baby“, Fa. Laerdal Medical, Stavanger, Norwegen (1)
Neugeborenen Intubations-Trainer, Fa. Laerdal Medical, Stavanger, Norwegen (2)
Säugling Airway Management Trainer, Fa. Laerdal Medical, Stavanger, Norwegen (3)

Im Kurs „Reanimation von Neugeborenen“ erlernen die Studierenden die Durchführung der Reanimation des Neugeborenen und üben diese intensiv. Anhand des Neugeborenen Intubations-Trainers (s. u.) und des Säugling Airway Management Trainers (s. u.) erwerben die Studierenden zuerst Kenntnisse und Fertigkeiten des Atemwegsmanagements beim Neugeborenen. Diese können die Studierenden dann bei der Neugeborenen-Reanimation anwenden, die mit Hilfe des Simulators „Resusci Baby“ (s. u.) von der taktilen Stimulation über das Atemwegsmanagement bis zur kardiopulmonalen Reanimation erarbeitet und trainiert wird.

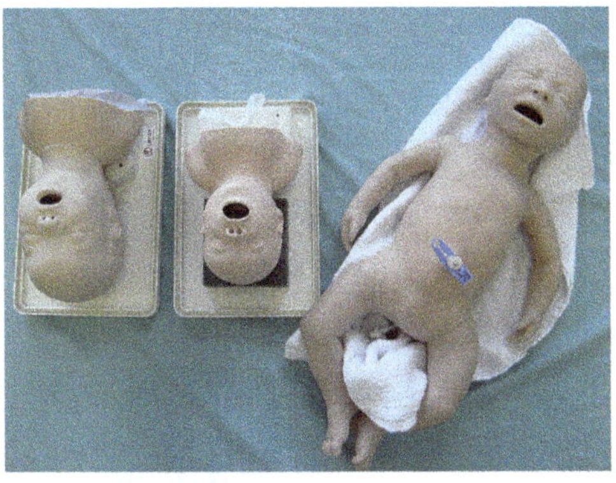

Abb. 4.46: Simulator 1: „Resusci Baby“ (rechts)
Simulator 2: Neugeborenen Intubations-Trainer (mittig)
Simulator 3: Säugling Airway Management Trainer (links)

Der Simulator 1 ermöglicht das Erlernen und Üben der Maßnahmen bei der Reanimation von Neugeborenen: das Wärmemanagement, die suffiziente Beatmung und die kardiopulmonale Reanimation des Neugeborenen.

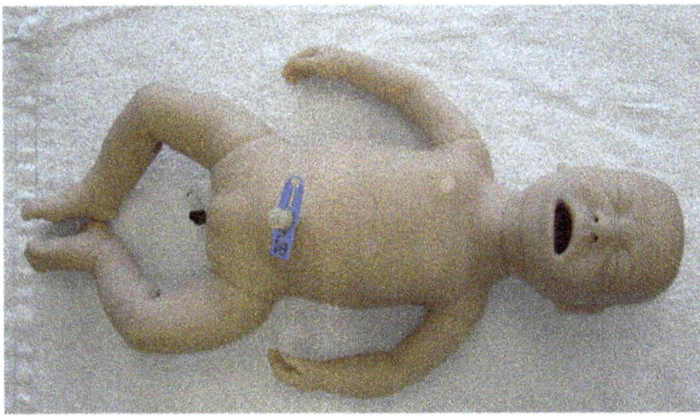

Abb. 4.47: Simulator 1: „Resusci Baby“

Das Erlernen und Üben des Atemwegsmanagements beim Neugeborenen: Maskenbeatmung, endotracheale Intubation und Atemwegssicherung durch supraglottische Atemwege, können trainiert werden.

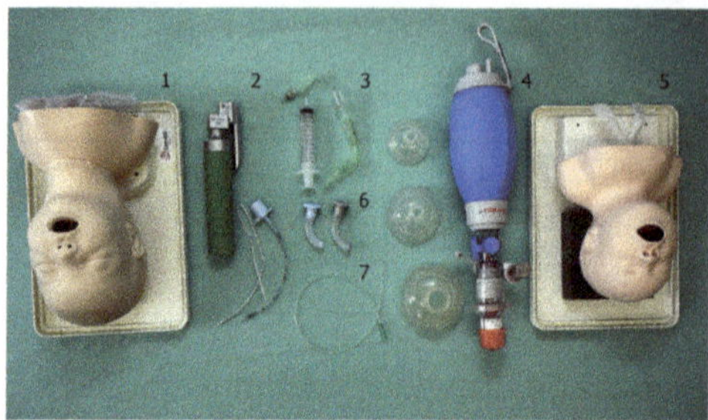


Abb. 4.48: Simulator 2: Neugeborenen Intubations-Trainer (5) und Simulator 3: Säugling Airway Management Trainer (1) mit dem benötigten Material für das Atemwegs management des Neugeborenen – Laryngoskop mit Endotrachealtubus und Führungsstab (2), Larynxmaske und Spritze (3), Beatmungsbeutel mit Beatmungsmasken (4), Guedel-Tuben (6), Magensonde (7)

| Vorteile | Nachteile |
|---|---|
| **Simulator 1: „Resusci Baby“** | |
| – Maskenbeatmung ist bei korrekter Durchführung suffizient möglich bei realistischen Beatmungsdrücken von 20 cm $H_2O$–30 cm $H_2O$ (Erfolgskontrolle ist die Thoraxexkursion)<br>– weitere Möglichkeiten der Atemwegssicherung, wie z. B. Nasopharyngealtubus, können ebenfalls angewendet werden<br>– Training der endotrachealen Intubation ist realitätsnah möglich<br>– kardiopulmonale Reanimation kann realistisch simuliert werden<br>– eine Nabelschnur kann angebracht werden, in der Nabelschnur sind die Nabelschnurgefäße dargestellt | – Simulation eines „floppy infant“ ist nicht möglich, da das Manikin insgesamt sehr steif ist<br>– handelsübliche Maskengrößen runder Masken passen nicht ideal, aber ausreichend, um einen dichten Sitz der Maske zu ermöglichen<br>– die Mandibula ist fixiert, bei Beatmung über einen Nasopharyngealtubus kann dadurch der Mund nicht geschlossen und die Beatmung nicht effektiv durchgeführt werden<br>– die Atemwege sind nicht austauschbar<br>– der Simulator gibt kein Feedback über die Qualität der kardiopulmonalen Reanimation<br>– der Nabelschnuransatz ist eine Schwachstelle, an der die Haut des Manikins leicht einreißt, da die Nabelschnur lang und unflexibel ist |
| **Simulatoren 2 und 3: Neugeborenen Intubations-Trainer und Säugling Airway Management Trainer** | |
| – die Simulatoren sind sehr robust und eignen sich daher auch für hohe Belastungen bei Einsatz im Studierendenunterricht<br>– Maskenbeatmung ist bei korrekter Durchführung suffizient möglich bei realistischen Beatmungsdrücken von 20 cm $H_2O$–30 cm $H_2O$ (Erfolgskontrolle ist durch die direkt sichtbare Beatmung der Lungen möglich)<br>– Atemwegssicherung durch supraglottische Atemwege, z. B. Larynxmaske und Nasopharyngealtubus, ist ebenfalls möglich<br>– Training der endotrachealen Intubation ist realitätsnah möglich | – die Mandibula ist fixiert, bei Beatmung über einen Nasopharyngealtubus kann dadurch der Mund nicht geschlossen und die Beatmung nicht effektiv durchgeführt werden |

## Indikation

Die Reanimation eines Neugeborenen ist nötig, wenn bei der Beurteilung des Neugeborenen initial nach der Geburt keine suffiziente Spontanatmung oder Herz-Kreislauf-Funktion vorliegen (Herzfrequenz < 100/min).

Maßnahmen der Reanimation müssen bei ca. 1 % der Neugeborenen ergriffen werden. In den allermeisten Fällen ist nur eine Belüftung der Lungen erforderlich, nur in den seltensten Fällen ist eine kardiopulmonale Reanimation und Medikamentengabe notwendig. Entscheidender Faktor für den Erfolg der Reanimation ist die effektive Beatmung. Diese ist meist durch Maskenbeatmung möglich, nur selten muss intubiert werden[1].

Nicht nur für zukünftige Pädiater ist die Reanimation von Neugeborenen relevant – Ärzte aller Fachrichtungen sollten die Neugeborenen-Reanimation, beispielsweise für Notarzt-Einsätze, beherrschen.

## Vorbereitung

Die Reanimation von Neugeborenen sollte in einem warmen und zugluftfreien Raum bei guter Beleuchtung stattfinden.

Um Wärmeverluste des Neugeborenen zu vermeiden, sollte eine Wärmelampe bzw. das Wärmebettchen eingeschaltet werden.

Die Vollständigkeit und Funktionstüchtigkeit des für die Reanimation notwendigen Materials sollte vorab überprüft und das Material leicht verfügbar gelagert werden.

## Materialien

- Simulatoren 1, 2 und 3
- „Airway Lubricant“ (Gleitmittel) für die Simulatoren
- Wärmebettchen bzw. Wärmelampe und Liegeunterlage
- warme, trockene Tücher
- Handschuhe
- Apgar-Uhr (Stoppuhr)
- Pulsoxymeter mit Klebesensor
- Säuglings-Stethoskop
- Beatmungsbeutel (einschließlich Manometer, Überdruckventil) und Positive End-Expiratory Pressure (PEEP)-Ventil
- Beatmungsmasken (verschiedene Modelle) verschiedener Größe (0, 1, 2)
- Laryngoskop mit geradem Spatel (Miller-Spatel)

---

**1** S. Richmond, J. Wyllie. *Versorgung und Reanimation des Neugeborenen. Sektion 7 der Leitlinien zur Reanimation 2010 des European Resuscitation Council.* Notfall Rettungsmed 2010.

- Endotrachealtuben
- Sauerstoff-Raumluft-Mischer
- Absaugeinheit und Absaugkatheter
- Magensonde
- Nabelvenenkatheter
- Adrenalin, Glucose 5 % Lösung (welche Infusionslösung verwendet werden sollte, wird kontrovers diskutiert)

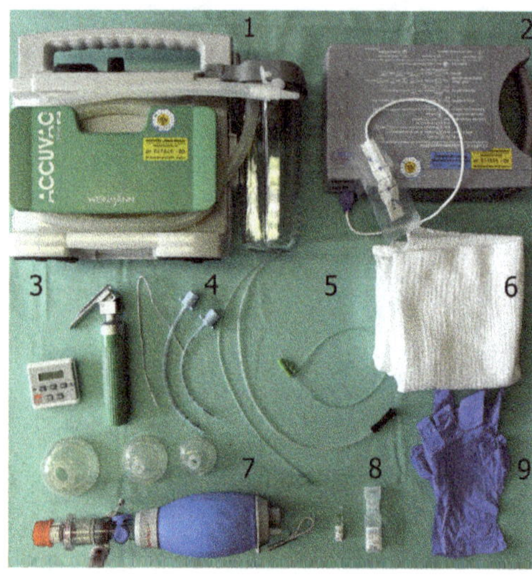


Abb. 4.49: Das für die Neugeborenen-Reanimation benötigte Material – Absaugeinheit (1), Pulsoxymeter mit Klebesensor (2), Apgar-Uhr (3), Laryngoskop mit Endotrachealtuben und Führungsstab (4), Nabelvenenkatheter, Absaugkatheter und Magensonde (5), warme, trockene Tücher (6), Beatmungsbeutel mit Beatmungsmasken (7), Adrenalin- und NaCl-Ampullen (8), Handschuhe (9).

## Durchführung „Atemwegssicherung beim Neugeborenen"

### Masken-Beutel-Beatmung

#### Vorbereitung, Optimierung der Kopfposition

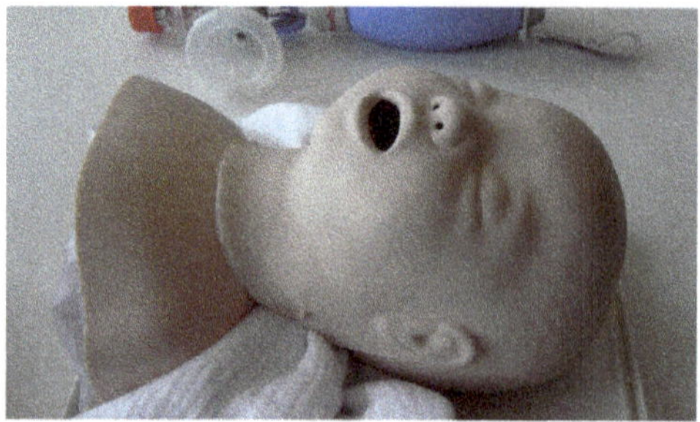

Abb. 4.50: Vorbereitung der Masken-Beutel-Beatmung: Kopf des Neugeborenen in Neutralposition

Die Kopfposition des Neugeborenen wird optimiert: Durch Anlegen einer Nackenrolle oder indem ein gefaltetes Tuch unter die Schultern gelegt wird, wird der Kopf in die Neutralposition gebracht (Stirn und Nasenspitze des Kindes liegen auf einer Geraden parallel zur Unterlage).
Eine geeignete Maske wird ausgewählt und mit dem Beatmungsbeutel konnektiert.

**Aufsetzen der Maske**

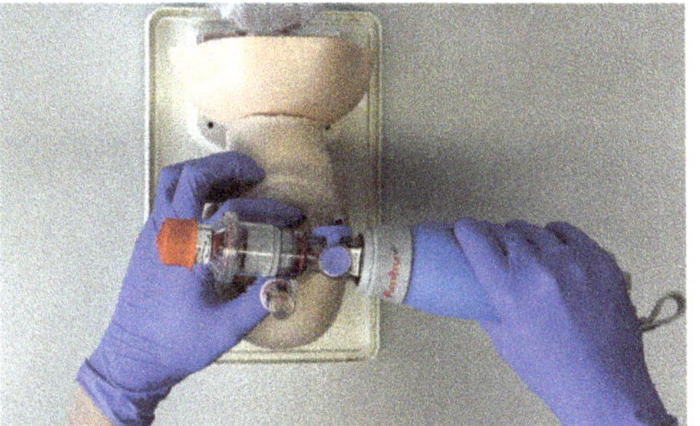

Abb. 4.51: Aufsetzen der Maske mit dem C-Griff

Die Maske wird im C-Griff mit Daumen und Zeigefinger gehalten und von der Nase her aufgesetzt. Die weiteren Finger werden auf der Mandibula platziert, keinesfalls dürfen sie auf den Mundboden drücken. Für die effektive Beatmung ist entscheidend, dass die Maske dicht abschließt.

**Beatmung**

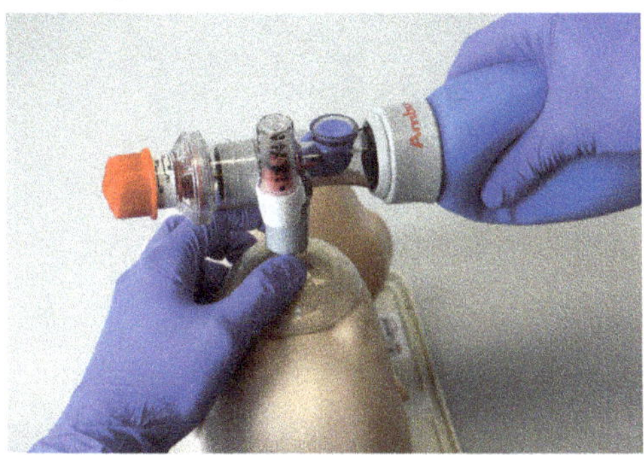

Abb. 4.52: Durchführung der Masken-Beutel-Beatmung am Simulator 3

Nun kann mit dem Beatmungsbeutel manuell beatmet werden. Der Erfolg der Beatmung wird durch Thoraxexkursionen sichtbar.

**Endotracheale Intubation**

**Vorbereitung, Optimierung der Kopfposition**

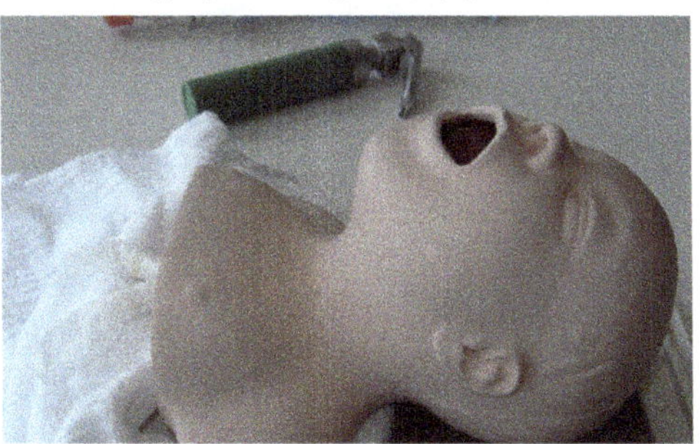

Abb. 4.53: Vorbereitung der endotrachealen Intubation: Kopf des Neugeborenen in Neutralposition, im Hintergrund Laryngoskop mit Miller-Spatel

Bei Neugeborenen eignet sich aufgrund der anatomischen Verhältnisse besonders ein Laryngoskop mit geradem Spatel (Miller-Spatel) für die endotracheale Intubation.

Der Kopf des Neugeborenen wird in Neutralposition gelagert.

### Darstellung des Larynx und der Stimmlippen

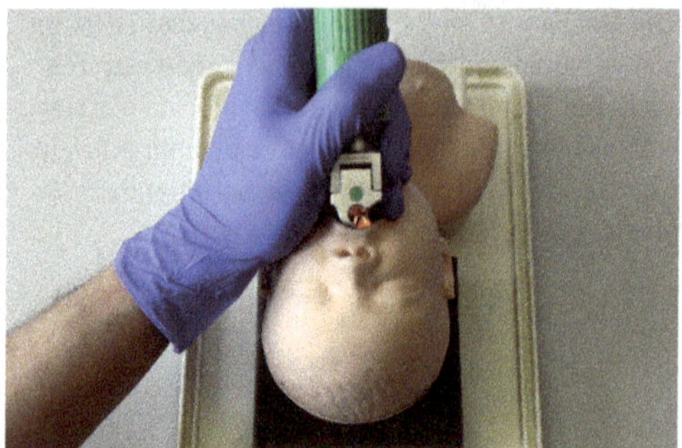

Abb. 4.54: Darstellung der Stimmlippen mit dem Laryngoskop

Zur Darstellung des Larynx und der Stimmlippen wird der Mund geöffnet und das Laryngoskop entlang der linken Seite der Zunge eingeführt. Im Unterschied zum Erwachsenen wird die Epiglottis aufgeladen.

### Einbringen und Positionierung des Endotrachealtubus

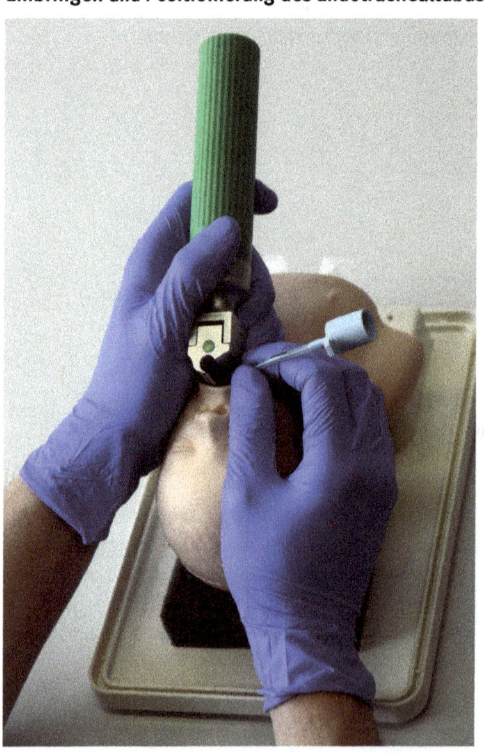

Abb. 4.55: Positionierung des endotrachealen Tubus

Nun stellen sich die Stimmlippen dar. Der Endotrachealtubus wird entlang des Spatelblattes eingeführt, bis die schwarze Markierung unterhalb der Stimmlippenebene positioniert ist.

### Lagekontrolle und Beatmung

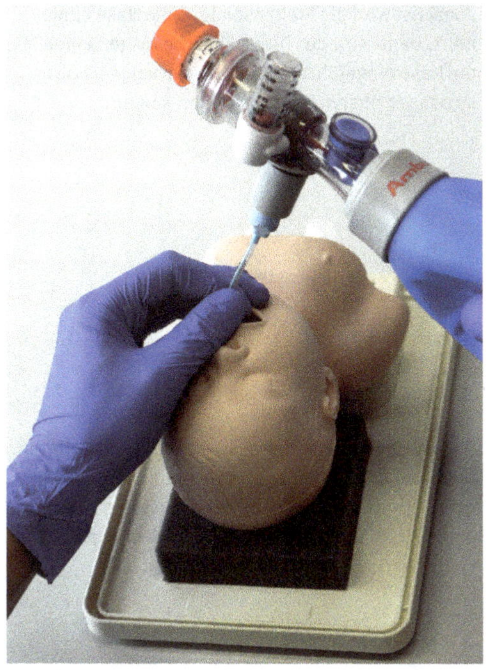

Abb. 4.56: Beatmung über den Endotrachealtubus mit Beatmungsbeutel am Simulator 2

Der Tubus wird fixiert und das Laryngoskop entfernt. Nun wird ein Beatmungsbeutel mit dem Tubus konnektiert und die Beatmung begonnen.
Die zuverlässigste Lagekontrolle erfolgt durch die Messung von $CO_2$ in der Exspirationsluft.

## Nasopharyngealtubus

### Vorbereitung, Optimierung der Kopfposition

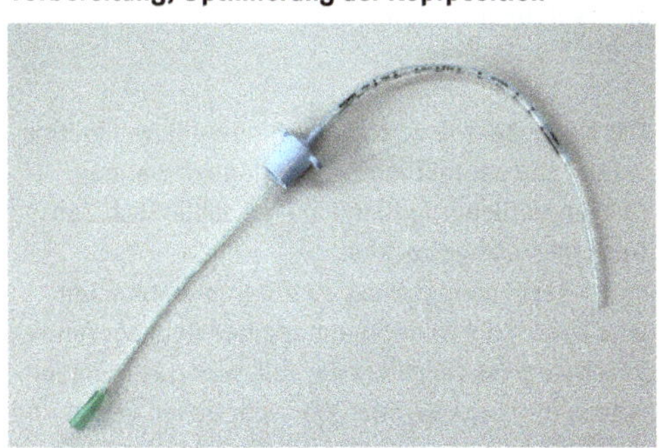

Abb. 4.57: Vorbereitung der Anlage eines Nasopharyngealtubus: Der Tubus ist auf eine Magensonde aufgezogen.

Der Kopf des Neugeborenen wird in Neutralposition gelagert.
Die Anlage eines nasopharyngealen Tubus wird erleichtert, indem der Tubus auf eine Magensonde aufgezogen wird.

**Anlage des Nasopharyngealtubus**

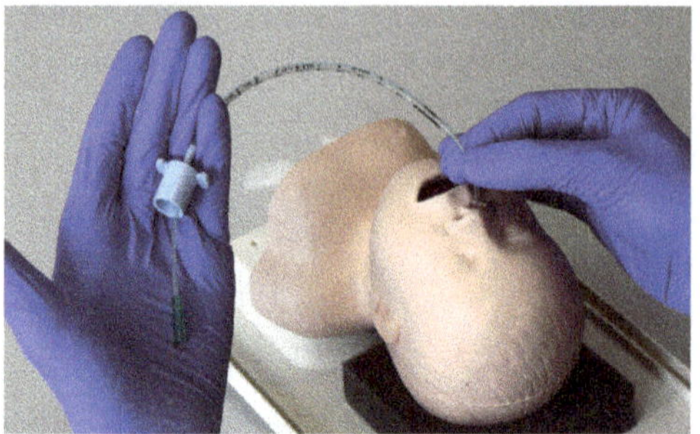

Abb. 4.58: Die Magensonde wird in die Nase eingeführt.

Zunächst wird die Magensonde in die Nase eingeführt. Dann wird der Tubus über die Magensonde in die Nase eingeführt und 4 cm–5 cm vorgeschoben, so dass er pharyngeal zum Liegen kommt.

**Beatmung**

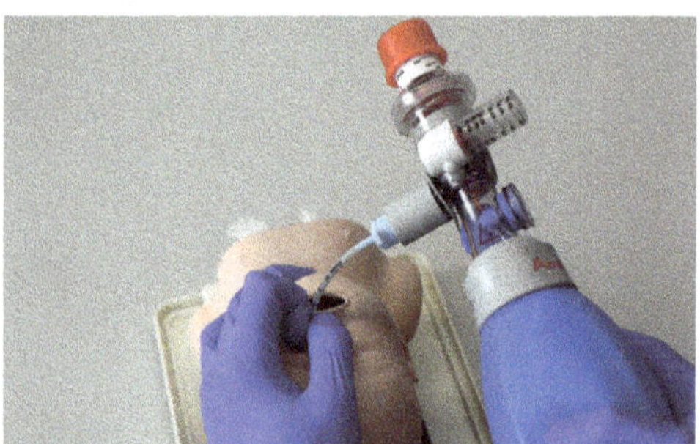

Abb. 4.59: Beatmung über den Nasopharyngealtubus mit Beatmungsbeutel am Simulator 2

Der Tubus wird fixiert und die Magensonde entfernt. Nun kann ein Beatmungsbeutel mit dem Tubus konnektiert werden. Durch Verschluss des freien Nasenlochs und des Mundes ist dann eine effektive Beatmung möglich.

### Durchführung „Reanimation des Neugeborenen"

**Taktile Stimulation**

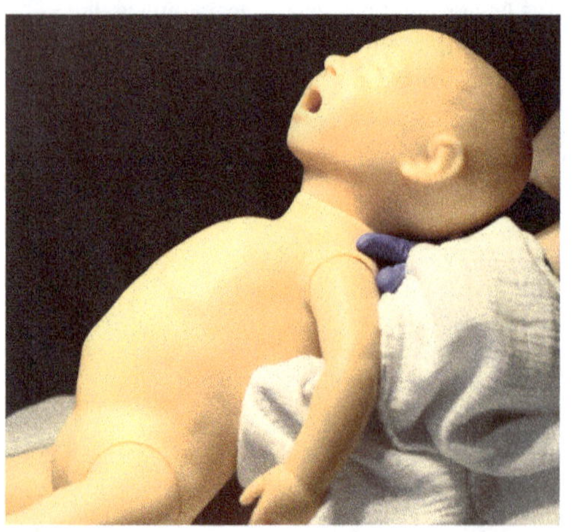

Abb. 4.60: Taktile Stimulation durch gründliches Abtrocknen des Neugeborenen

Das Neugeborene wird zur Verhinderung von Wärmeverlust und zur taktilen Stimulation mit warmen, trockenen Tüchern gründlich – einschließlich des Gesichtes – abgetrocknet.
In der Regel genügt diese sanfte Stimulation, um eine suffiziente Spontanatmung des Neugeborenen anzuregen. Ist dies nicht der Fall, wird das Neugeborene in ein vorgewärmtes Wärmebettchen gelegt und durch weitere Reanimationsmaßnahmen versorgt.

**Initiale Beurteilung**

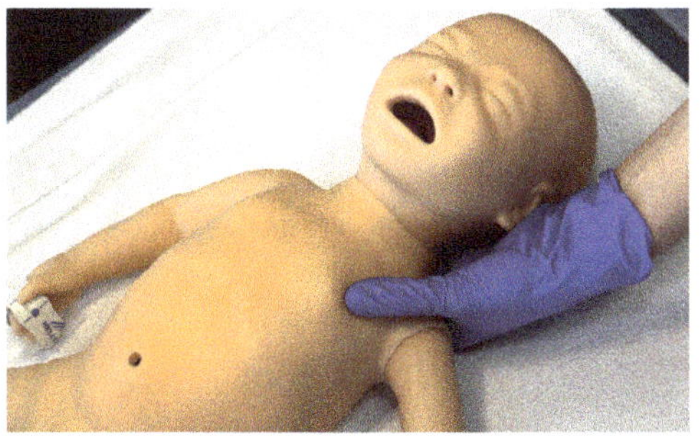

Abb. 4.61: Initiale Beurteilung des Neugeborenen unter Optimierung der Kopfposition

Entscheidend bei der initialen Beurteilung des Neugeborenen nach der Geburt sind die Überprüfung von Atmung und Herzfrequenz. Der Untersucher stabilisiert dabei den Kopf des Neugeborenen in der Neutralposition.
Die Herzfrequenz kann zuverlässig durch Auskultation des Herzens oder Pulsoxymetrie erhoben werden. Liegt keine suffiziente Spontanatmung vor oder ist die Herzfrequenz < 100/ min, dann sind Reanimationsmaßnahmen notwendig.

**Belüftung der Lunge**
5 Initialbeatmungshübe (je 2–3 s gehalten), ca. 15 s weitere Beatmung ( Frequenz 30/ min)

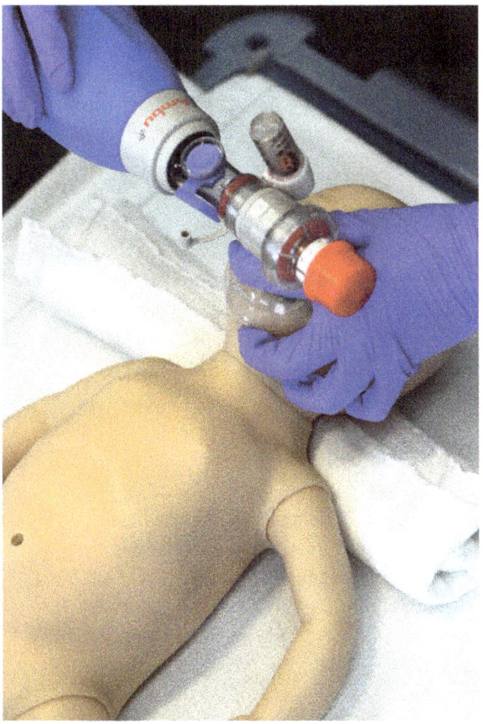

Abb. 4.62: Belüftung der Lunge durch Masken-Beutel-Beatmung

Die Atemwege werden eröffnet durch Lagerung des Kopfes in Neutralposition, gegebenenfalls durch zusätzliche Anwendung des Esmarch-Handgriffs (siehe Kapitel 4.3 Atemwegsmanagement) oder eines Guedel-Tubus (siehe Abb. 4.27), bei Verlegung der Atemwege (z. B. durch Mekonium) auch durch Absaugen. Um den Kopf in Neutralposition zu stabilisieren, wird ein gefaltetes Tuch unter die Schultern gelegt oder eine Nackenrolle angebracht.
Zur Entfaltung der Lunge werden fünf Initialbeatmungshübe über je 2 s–3 s durchgeführt. Anschließend wird ca. 15 s lang mit einer Frequenz von 30/min weiter beatmet. Die Effektivität der Beatmung am Simulator wird durch Überprüfung der Thoraxexkursionen kontrolliert.
Die Beatmung wird mit Raumluft durchgeführt. Nur bei mangelhafter Verbesserung der Sauerstoffsättigung trotz effektiver Beatmung sollte eine Sauerstoffgabe in Erwägung gezogen werden.

### Wiederbeurteilung

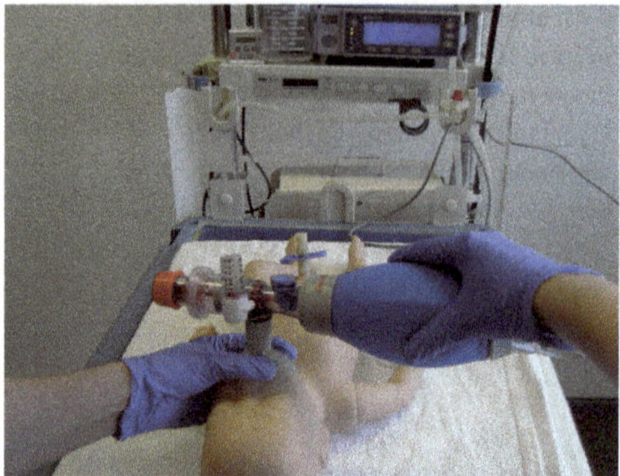

Abb. 4.63: Wiederbeurteilung von Atmung und Herzfrequenz des Neugeborenen

In den meisten Fällen gelingt schon nach etwa 30 s Beatmung eine Anregung einer suffizienten Spontanatmung oder eine Verbesserung der Herzfrequenz.
Liegt keine suffiziente Spontanatmung vor, so wird weiter beatmet (Frequenz 30/min–60/min).
Erfolgt trotz effektiver Beatmung keine Verbesserung der Herzfrequenz und Stabilisierung auf > 100/min, so wird eine kardiopulmonale Reanimation begonnen.

### Kardiopulmonale Reanimation (CPR)

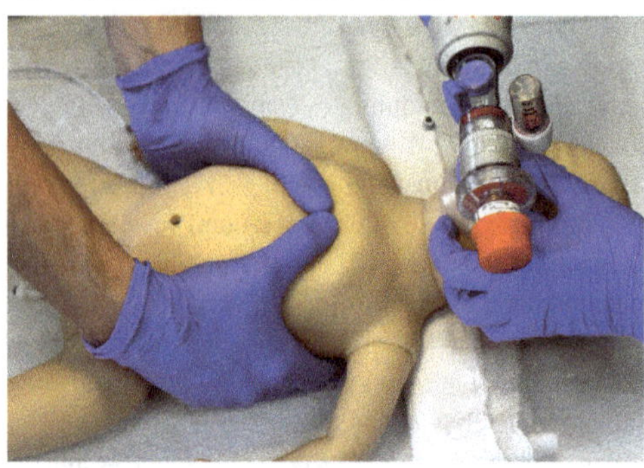

Abb. 4.64: Kardiopulmonale Reanimation des Neugeborenen am Simulator 1

Für die Herzdruckmassage wird der Thorax des Kindes im Zangengriff umfasst und beide Daumen werden nebeneinander in der Mitte des Brustkorbs direkt unter einer gedachten Linie durch die Mamillen bzw. einen Finger breit über dem Processus xiphoideus platziert. Bei der Herzdruckmassage sollte 1/3 des Thoraxdurchmessers komprimiert und anschließend auf eine vollständige Entlastung geachtet werden.
Kompression und Ventilation erfolgen im Verhältnis 3:1 – auf drei Kompressionen folgt eine Beatmung. Die kardiopulmonale Reanimation wird mit der Frequenz 120/min durchgeführt.

### Wiederbeurteilung alle 30 s

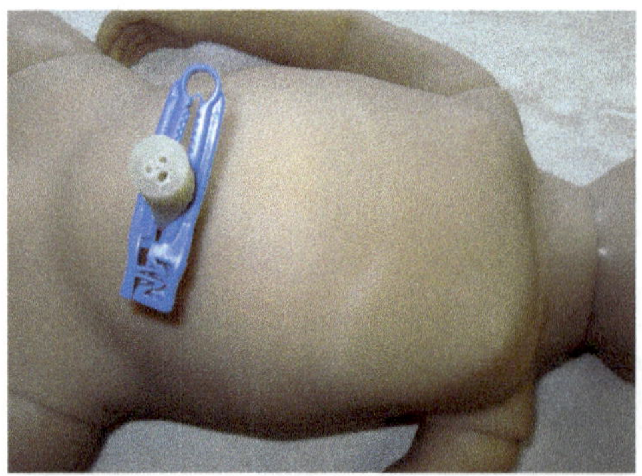

Abb. 4.65: Nabelschnurgefäße im Nabelschnurstumpf des Simulators 1

Während der kardiopulmonalen Reanimation erfolgt alle 30 s eine Wiederbeurteilung der Herzfrequenz. Bleibt die Herzfrequenz trotz effektiver Beatmung < 60 /min, wird die CPR fortgesetzt. Die Gabe von Adrenalin (10 µg–30 µg/kg Körpergewicht) und Glucose 5 % Lösung (10 ml/kg Körpergewicht) kann in diesem Fall erwogen werden, als Zugangsweg eignet sich besonders ein Nabelvenenkatheter. Verbessert sich die Herzfrequenz auch weiterhin nicht, kann die Adrenalingabe alle 3 min–5 min wiederholt werden. Wenn durch die Gabe von Glucose-Lösung eine Verbesserung der Situation erreicht wird, kann auch diese im Verlauf wiederholt werden.

### Lernziele des Kurses

Nach diesem Kurs sind die Studierenden in der Lage:
- einen Neugeborenen-Reanimationsplatz vorzubereiten.
- die Reanimationsbedürftigkeit eines Neugeborenes zu erkennen.
- den Ablauf einer Neugeborenen-Reanimation mündlich wiederzugeben und zu erläutern.
- die Atemwegssicherung am Neugeborenen-Simulator korrekt durchzuführen und dabei eine effektive Maskenbeatmung zu erreichen.
- die Anlage eines nasopharyngealen Tubus praktisch zu demonstrieren.
- die endotracheale Intubation praktisch zu demonstrieren.
- die kardiopulmonale Reanimation am Neugeborenen-Simulator effektiv durchzuführen.

### Take-Home-Message

- Die Reanimation eines Neugeborenen ist indiziert, wenn das Neugeborene bei der initialen postpartalen Beurteilung keine suffiziente Spontanatmung oder Herz-Kreislauf-Funktion zeigt.
- Die Neugeborenen-Reanimation beginnt mit taktiler Stimulation durch gründliches Abtrocknen des Neugeborenen mit warmen, trockenen Tüchern: Diese dient dem Wärmemanagement und der sanften Stimulation des Neugeborenen.
- Entscheidender Faktor für den Erfolg der Neugeborenen-Reanimation ist die effektive Beatmung.

## Kursablauf

| Nr. | Zeit | Ziel | Inhalt | Methode | Material / Bemerkungen | Wer |
|---|---|---|---|---|---|---|
| 0 | 15 min | | **Vorbereitung des Kurses**<br>Zur Neugeborenen-Reanimation benötigtes Material bereitlegen und mit einem OP-Tuch bedecken.<br>Atemwegssimulatoren und Material für das Atemwegsmanagement beim Neugeborenen auf einem separaten Tisch aufbauen. | | für die Neugeborenen-Reanimation benötigtes Material:<br>s. Kursablauf Abschnitt 3 und Abb. 4.49 | Tutor |
| | | **Die Teilnehmer (TN) ...** | | | | |
| 1 | 5 min | ... kennen Ziele und Ablauf des Kurses. | **Begrüßung und Vorstellung des Kurses**<br>– Tutor stellt sich vor und begrüßt die TN.<br>– Tutor stellt die Lernziele des Kurses und den Kursablauf vor.<br>– TN stellen sich vor (Fachsemester, Vorerfahrungen, Motivation) und schreiben sich ein Namensschild. | Kennenlernrunde | Kreppband<br>Stift für Namensschilder | Tutor, TN |
| 2 | 3 min | ... kennen Indikationen zur Reanimation von Neugeborenen.<br>... kennen Besonderheiten des Vorgehens bei der Reanimation von Neugeborenen. | **Einführung in die Neugeborenen-Reanimation: Definition, Indikation, Besonderheiten**<br>Definition Neugeborenen-Reanimation:<br>– Reanimation eines Neugeborenen unmittelbar nach der Geburt<br>– **Cave:** Begriff weicht von der Definition des Neugeborenen = Geburt bis 28. Lebenstag ab.<br>– Kursinhalt ist nur die Reanimation reifer Neugeborener.<br>Indikation zur Reanimation von Neugeborenen:<br>– Neugeborenes zeigt bei der initialen postpartalen Beurteilung keine suffiziente Atmung oder Herz-Kreislauf-Funktion.<br>– Schwerpunkt im Kurs ist der „floppy infant“, also das hypotone, apnoische Neugeborene. | Vortrag des Tutors | | Tutor |

| Nr. | Zeit | Ziel | Inhalt | Methode | Material / Bemerkungen | Wer |
|---|---|---|---|---|---|---|
| | | | Besonderheiten des Vorgehens:<br>Vorgehen bei der Reanimation von Neugeborenen wird regelmäßig entsprechend der aktuellen Studienlage überarbeitet und kann an verschiedenen Kliniken differieren. | | | |
| 3 | 5 min | … erarbeiten das für die Neugeborenen-Reanimation benötigte Material. | **Zur Reanimation notweniges Material**<br>**Erarbeitung des benötigten Materials:**<br>– Wärmebettchen oder Wärmelampe und Liegeunterlage (Wickelunterlage)<br>– warme, trockene Tücher<br>– Handschuhe<br>– Apgar-Uhr (= Stoppuhr, Apgar-Uhr genannt, da 1 min/5 min/10 min post partum der Apgar-Score erhoben wird)<br>– Pulsoxymeter mit Klebesensoren<br>– Säuglings-Stethoskop<br>– Beatmungsbeutel (einschl. Überdruckventil, Manometer) und PEEP-Ventil<br>– Beatmungsmasken<br>– Laryngoskop mit Spatelblättern<br>– Endotrachealtuben<br>– Sauerstoff-Raumluft-Mischer<br>– Absaugeinheit und Absaugkatheter<br>– Magensonde<br>– Nabelvenenkatheter<br>– Adrenalinampullen, Glucose 5 % Lösung | Interaktive Gesprächsrunde: Zusammentragen des benötigten Materials | Das zur Reanimation benötigte Material wird nacheinander unter dem OP-Tuch hervorgeholt. | TN |

| Nr. | Zeit | Ziel | Inhalt | Methode | Material / Bemerkungen | Wer |
|---|---|---|---|---|---|---|
| | 12 min | ... verstehen die Funktions- und Anwendungsweise des Materials, v. a. Besonderheiten gegenüber dem Einsatz bei Erwachsenen. | **Einsatz des Materials in der Neugeborenen-Reanimation:**<br>Wärmemanagement:<br>– Demonstration der Beheizung des Wärmebettchens (danach besser ausschalten wegen der hohen Wärmeentwicklung).<br>Pulsoxymetrie:<br>– Monitoring von Herzfrequenz und $SpO_2$.<br>– Anbringen der Klebesensoren an Hand oder Fuß: prä- bzw. postduktale Sättigung wird gemessen.<br>Beatmungsbeutel:<br>– Funktion und Einsatz des Überdruckventils: für die initiale Belüftung der Lungen können Beatmungsdrücke > 40 cm $H_2O$ notwendig sein, für die weitere Beatmung sollte eine Druckbegrenzung erfolgen.<br>– Funktion des PEEP: positive end-expiratory pressure zum Offenhalten der Alveolen, sollte 5–8 cm $H_2O$ betragen.<br>Beatmungsmaske:<br>– Auswahl einer geeigneten Maske demonstrieren: dicht sitzende Maske wählen, die nicht die Augen bedeckt.<br>Sauerstoffgerät:<br>– Beatmung mit Raumluft, nur bei mangelhaftem Anstieg der $SpO_2$ Sauerstoffgabe.<br>Absaugeinheit:<br>– Abgesaugt wird nur, wenn eine Indikation vorliegt (Verlegung der Atemwege mit Mekonium, Schleim, Vernix), da als Folge des Absaugens Bradykardie (Vagusreizung) oder Laryngospasmus auftreten können. | Interaktive Gesprächsrunde & Demonstration durch Tutor | Funktions- und Anwendungsweise des Materials wird interaktiv erarbeitet, dann jeweils vom Tutor demonstriert | Tutor, TN |

| Nr. | Zeit | Ziel | Inhalt | Methode | Material / Bemerkungen | Wer |
|---|---|---|---|---|---|---|
| | | | Nabelvenenkatheter:<br>– Schneller Zugangsweg beim Neugeborenen. | | | |
| 4 | 8 min | ... kennen verschiedene Möglichkeiten des Atemwegsmanagements beim Neugeborenen und wissen, wie diese korrekt durchgeführt werden. | **Atemwegsmanagement beim Neugeborenen**<br>**Demonstration der Möglichkeiten des Atemwegsmanagement beim Neugeborenen:**<br>– Masken-Beutel-Beatmung<br>– endotracheale Intubation<br>– Nasopharyngealtubus<br>– Mund-zu-Mund-Nase-Beatmung | Demonstration durch Tutor | | Tutor |
| | 12 min | ... führen die Atemwegssicherung des Neugeborenen am Simulator korrekt durch: Suffiziente Maskenbeatmung, korrekte Anlage eines Nasopharyngealtubus und korrekte endotracheale Intubation. | **Praktisches Üben des Atemwegsmanagements beim Neugeborenen:**<br>– Resusci Baby: Maskenbeatmung, Nasopharyngealtubus<br>– Neugeborenen Intubationstrainer: endotracheale Intubation<br>– Säugling Airway-Management-Trainer: Maskenbeatmung mit Guedel-Tubus, Larynxmaske (Anwendung der Fertigkeiten der Erwachsenen-Reanimation) | Praktisches Üben an Stationen (Rotation) | Resusci Baby<br>Neugeborenen Intubationstrainer<br>Säugling Airway-Management-Trainer<br>Material für das Atemwegsmanagement des Neugeborenen | TN, durch Tutor supervidiert |
| 5 | 5 min | ... bekommen einen ersten Eindruck vom Ablauf der Neugeborenen-Reanimation. | **Algorithmus der Neugeborenen-Reanimation**<br>**Echtzeitdemonstration der Neugeborenen-Reanimation:**<br>– Der Tutor demonstriert gemeinsam mit einem TN, dem zuvor seine Aufgaben (Anbringen Pulsoxymeter, Herzdruckmassage) gezeigt werden, die Reanimation eines Neugeborenen (in „Echtzeit“ ohne Erläuterungen).<br>– Taktile Stimulation<br>– Beurteilung<br>– Beatmung (5 Initialbeatmungen, 15 s Weiterbeatmung) | Demonstration (Tutor & ein zuvor kurz eingeführter TN) | Resusci Baby<br>Wärmebettchen<br>Material für die Neugeborenen-Reanimation | Tutor |

| Nr. | Zeit | Ziel | Inhalt | Methode | Material / Bemerkungen | Wer |
|---|---|---|---|---|---|---|
| | | | – Wiederbeurteilung<br>– CPR (HF < 60/min)<br>– Wiederbeurteilung alle 30 s, Adrenalingabe erwägen | | | |
| | 15 min | ... kennen und verstehen den Ablauf der Neugeborenen-Reanimation. | **Erläuterung der einzelnen Schritte im Algorithmus der Neugeborenen-Reanimation:**<br>Die einzelnen Schritte werden nacheinander interaktiv diskutiert: Hintergrund und Ziel der jeweiligen Maßnahme werden besprochen. | Interaktives Gespräch | | Tutor, TN |
| | 20 min | ... führen am Simulator die Reanimation des Neugeborenen korrekt durch. | **Praktisches Üben der Neugeborenen-Reanimation:**<br>– Die TN üben im Wechsel die Neugeborenen-Reanimation im Team (ein TN übernimmt jeweils die Leitung)<br>– Vitalparameter u. a. Befunde des Neugeborenen (Beschreibung des initialen Befundes, $SpO_2$, Herzfrequenz) kann das Team vom Tutor erfragen.<br>– Nach jeder Reanimation erfolgt eine gemeinsame Auswertung.<br>– Das Team wird mehrfach neu formiert, der Tutor variiert in den weiteren Reanimationssituationen den Ablauf der Reanimation (indem z. B. HF > 60/min vorgegeben wird).<br>– Jede Reanimation endet erfolgreich, entweder mit Einsetzen einer suffizienten Spontanatmung des Kindes oder mit einer stabilen Situation des Kindes unter der weiteren effizienten Beatmung. | Praktisches Üben<br>Tutor vervollständigt die Simulation durch Angabe von $SpO_2$, Herzfrequenz etc., Tutor wirkt aber nicht bei der Reanimation mit | Resusci Baby<br>Wärmebettchen<br>Material für die Neugeborenen-Reanimation | TN |
| 6 | 5 min | | **Kursabschluss**<br>Klären offener Fragen, Tutor wiederholt die Lernziele des Kurses, formuliert Take-Home-Messages und lässt Raum für Fragen, um den Lernerfolg sicherzustellen. | Abschlussrunde<br>Blitzlicht | | Tutor, TN |

## 4.6 Thermische Verletzungen

Peter Appelt

### Simulatoren

„Resusci Junior Skillguide", Fa. Laerdal Medical, Stavanger, Norwegen
„Resusci Baby", Fa. Laerdal Medical, Stavanger, Norwegen

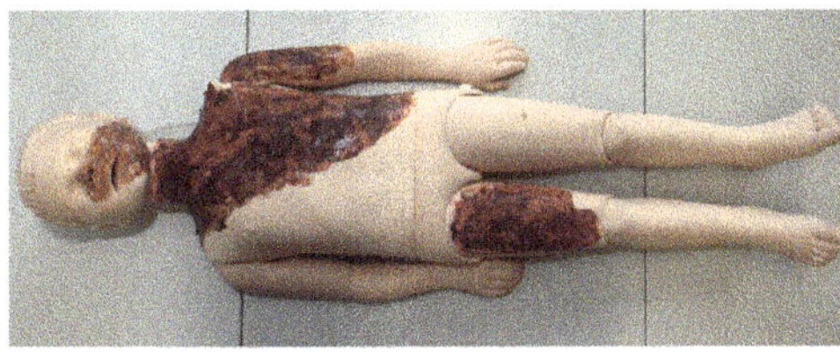

Abb. 4.66: Thermische Verletzungen

Praktische Fertigkeiten bei der Behandlung von thermischen Verletzungen können mithilfe von Simulationspatienten (SPs) und Simulatoren vermittelt und geübt werden. Dabei sollte möglichst eine Realistische Unfalldarstellung (RUD) erfolgen um den visuellen Aspekt in Diagnose und Therapiefindung zu trainieren.

Dabei eignet sich der Einsatz von SPs besonders, wenn neben den medizinischen Maßnahmen auch Kommunikation und Interaktion mit dem Patienten geübt werden soll. Dynamische Szenarien können mit SPs gut trainiert werden. Nachteilig ist, dass vor jedem Kurs der SP für die RUD geschminkt werden muss (Zeit- und Materialaufwand!). Ein immer gleiches Schminkergebnis bei jedem SP ist nicht zu erwarten.

Setzt man im Kurs Simulatoren ein ist ein einmaliges Schminken für eine Reihe von Kursterminen möglich (geringerer Zeit- und Materialaufwand, Standardisierung der Fälle möglich). Wichtige Voraussetzung ist, dass die Simulatoren über eine wasserdichte Oberfläche (z. B. PVC oder Polyethylen) verfügen. Diese ist notwendig, da die RUD mit gefärbter Latexmilch, die am Material haften muss, erfolgt. Mit Simulatoren ist es möglich alle Altersklassen – vom Neugeborenen bis zum alten Menschen – in einem RUD-Szenario darzustellen. Auch invasive Maßnahmen sind an Simulatoren durchführbar.

Mit den in diesem Kapitel beschriebenen Simulatoren können thermische Verletzungen im Säuglings- und Kleinkindsalter dargestellt werden.

Eine weiterführende Bewertung des Simulators „Resusci Baby" der Fa. Laerdal Medical findet sich im Kapitel „Neugeborenen-Reanimation".

| Vorteile | Nachteile |
|---|---|
| – Gute Darstellung der entsprechenden Altersstufen.<br>– PVC-Haut eignet sich gut zum Schminken der Wunden mittels Latexmilch.<br>– Durchführung invasiver Maßnahmen möglich.<br>– Einfaches Abschminken mittels Abziehen der geschminkten Latex-Wunde und anschließender Reinigung der Manikinhaut mit Seifenlauge.<br>– Einfach zu transportieren. | – Kostenintensiv für die Art der Nutzung (Schminkaufwand!)<br>– Zeitaufwand für die RUD ca. 1,5–2 Std. pro Simulator (Trocknungszeit der Latexmilch berücksichtigt) |

## Materialien

- „Resusci Junior Skillguide“
  - RUD: 3° Verbrennung 12 % KOF Thorax; kirschrote Wangen
- Resusci Baby, Fa. Laerdal Medical, Stavanger, Norwegen
  - RUD: 2°a Verbrennung 4 % KOF Thorax; teedurchtränkte Oberbekleidung
- Notfallkoffer
  - Beatmungsbeutel + Masken in verschiedenen Größen
  - Sauerstoffsonde, ggf. Tuben
  - i. v. Zugang + verschiedene Infusionen inkl. Infusionsbesteck
  - Blutdruckmanschette, Stethoskop
  - Medikamente: Paracetamol (Sup.), Metamizol (Amp.), Fentanyl(ersatz) (Amp.)
  - Verbandsmaterial: Verbandstücher, Kompressen, Mullbinden, etc.
- Audioquelle mit Wiedergabemöglichkeit für Babygeschrei (mp3)

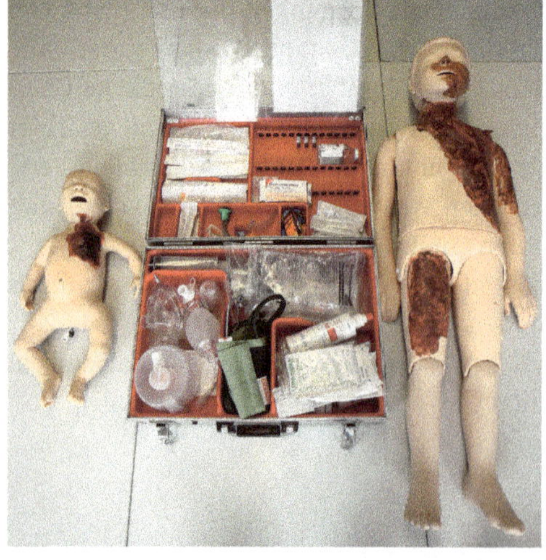

Abb. 4.67: Simulatoren und Materialien

## Realistische Unfalldarstellung (RUD)

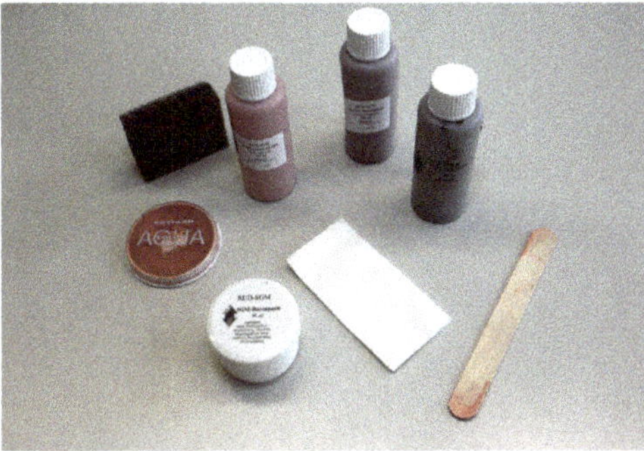

Abb. 4.68: Schminkmaterialien

- Verbrennungsset (hell- und dunkelrotbraun, schwarz), RUD-SGM GmbH, Schwabach, Deutschland
- Blasenpaste, RUD-SGM GmbH, Schwabach, Deutschland
- AquaCream MakeUp, RUD-SGM GmbH, Schwabach, Deutschland
- Holzmundspatel
- Mehrlagige Taschentücher

Verbrennungen können mit durchsichtiger Latexmilch, die mit Acrylfarben eingefärbt wird, geschminkt werden. Praktisch ist die Verwendung von Fertigsets mit unterschiedlich eingefärbter Latexmilch.

Vor Beginn des Schminkens sollte berücksichtigt werden:

- Die darzustellende Verbrennungsgröße muss auf Areale der Manikinhaut übersetzt werden. Dazu kann z. B. die Handflächenregel verwendet werden. Die Handfläche des Manikin entspricht dabei einem Prozent der Körperoberfläche.
- Die Taschentücher werden in ihre einzelnen Lagen getrennt und in kleinere Stücke zerrissen.

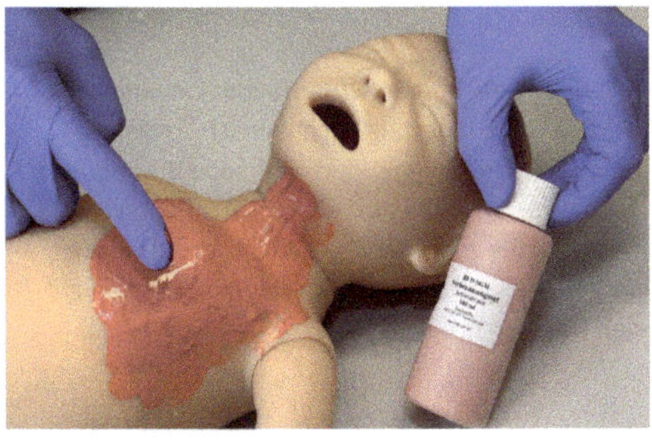

Abb. 4.69: Grundierung

Im ersten Arbeitsschritt wird die zuvor ermittelte Fläche des Simulators mit hellrot-braunen Latex grundiert. In die noch flüssige Latexmilch werden Taschentücherlagen eingearbeitet. Evtl. muss noch zusätzlich Latexmilch hinzugegeben werden, falls der Zellstoff nicht komplett getränkt ist. Anschließend muss die Latexmilch austrocknen.

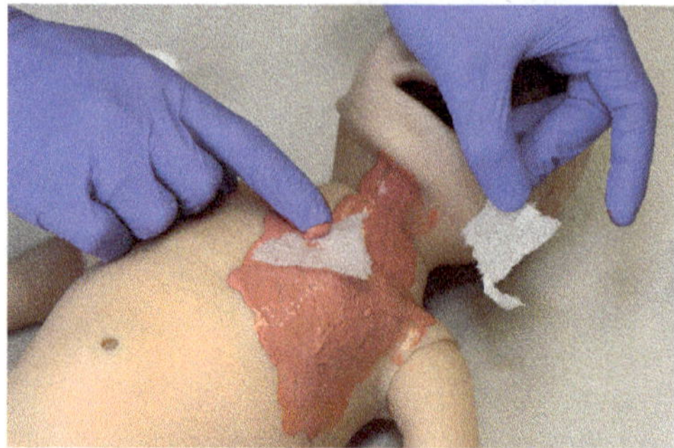

Abb. 4.70: Einarbeitung von Taschentüchern

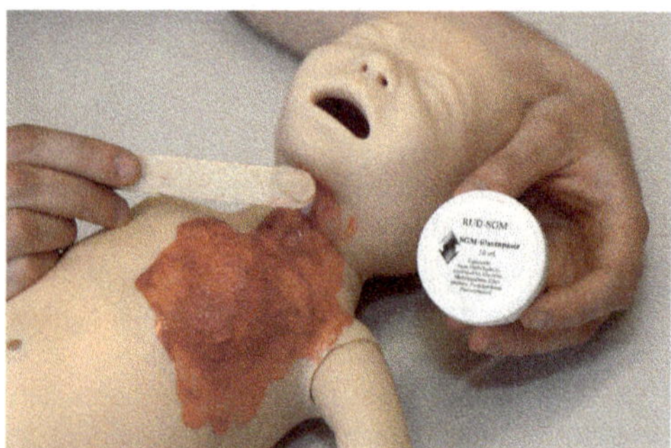

Abb. 4.71: Modellierung von Brandblasen

Um mehr Struktur zu erzielen wird eine zweite Schicht hellrot-braune Latexmilch samt Taschentuch aufgebracht und ebenfalls getrocknet. Anschließend werden mit Holzmundspatel und Blasenpaste Brandblasen modelliert.

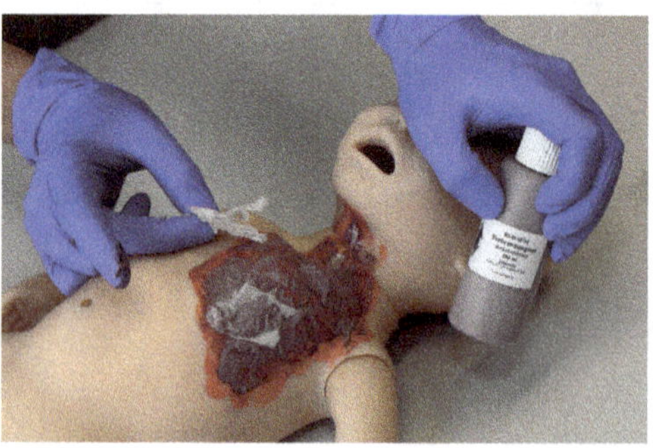

Abb. 4.72: Fixierung der Brandblasen

Mit einer Schicht dunkelrot-brauner Latexmilch werden diese fixiert. Je nach Wunsch – wässrig-durchsichtig oder eher derb wirkende Brandblasen – kann erneut mit Zellstoff eine Struktur aufgebracht werden. Eine weitere Latexschicht wird vereinzelt aufgetragen, die Struktur wird durch Betupfen mit den Fingern verbessert.

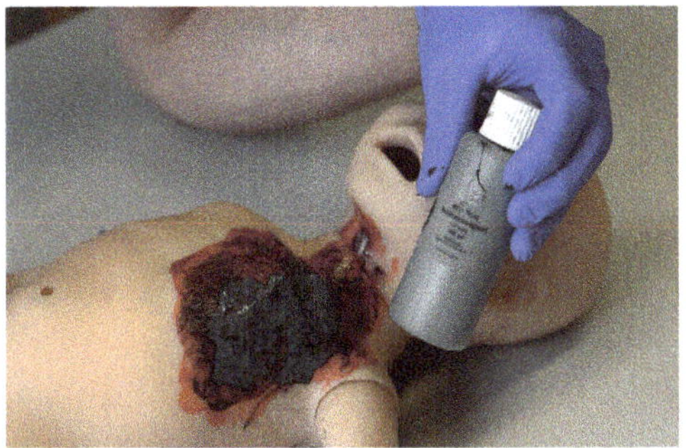

Abb. 4.73: Darstellung von Ruß

Soll eine rußige Umgebung dargestellt werden, wird am Ende eine schwarze Latexschicht aufgetragen. Um ein realistisches Aussehen zu gewährleisten sollte auch hier eher lokal als flächenhaft gearbeitet werden und mit dem Fingern nachgetupft werden.

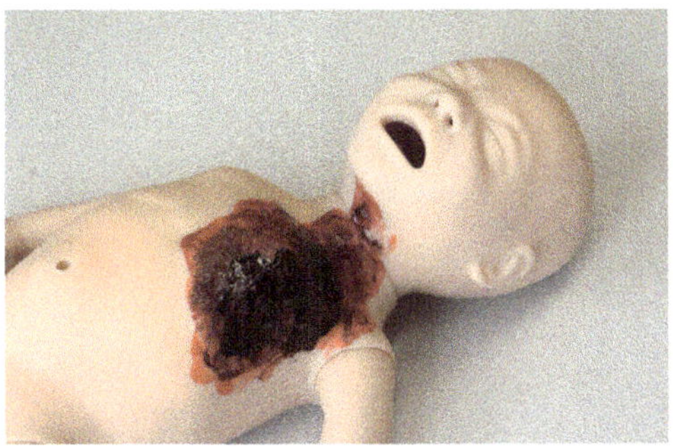

Abb. 4.74: Verfeinerung der Wundränder

Für ein rundum realistisches Schminkergebnis können nun noch die Wundränder mit roter, blauer und schwarzer Schminke verfeinert werden.

## Lernziele

Die Studierenden sind nach Besuch des Kurses „Thermische Verletzungen" in der Lage:

- die Regeln des Eigenschutzes zu beachten.
- die Erstversorgung einer thermischen Verletzung korrekt durchzuführen.
- Größe und Schweregrad der verbrannten Fläche einzuschätzen.
- den erwarteten Flüssigkeitsbedarf einer thermischen Verletzung abzuschätzen und die Grundzüge der Verbrennungskrankheit zu erklären.
- Verlegungskriterien in ein Brandverletztenzentrum zu nennen.

## Take-Home-Message

Thermische Verletzungen stellen potentiell lebensbedrohliche Situationen dar, die ein rasches und gezieltes Handeln erfordern. Vor Beginn der Erstversorgung erfolgt stets eine Inspektion der Umgebung, um die eigene Sicherheit zu gewährleisten und eine erneute Verletzung des Patienten zu verhindern.
Die korrekte Einschätzung des Ausmaßes der Verletzung ist essentiell für das weitere Vorgehen und muss gründlich am gesamten Körper des Verletzten erfasst werden.

## Kursablauf

| Nr. | Zeit | Ziel | Inhalt | Methode | Material / Bemerkungen | Wer |
|---|---|---|---|---|---|---|
| | | **Die Teilnehmer (TN) ...** | | | | |
| 1 | 2 min | ... kennen sich untereinander und den Tutor. | Tutor stellt sich vor und bittet die Teilnehmer dies auch zu tun. | Vorstellungsrunde | Kreppband<br>Markerstift<br>Namensschilder | Tutor, TN |
| 2 | 3 min | ... sind über den Kursablauf und die Lernziele informiert. | Tutor stellt Kursstruktur und Lernziele vor und macht auf Schwierigkeiten aufmerksam.<br>**Gliederung:**<br>– Theoretischer Teil: Gemeinsames Erarbeiten des Vorgehens bei thermischen Verletzungen<br>– Praktischer Teil: 2 Szenarien (s. u.) werden bearbeitet, TN nehmen die Rolle von Notarzt bzw. Rettungsassistent/Sanitäter ein.<br>**Lernziele:**<br>– sind auf einem Poster visualisiert<br>– s. Fließtext oben | Lehrgespräch<br>Hinweis, dass jederzeit Fragen gestellt werden können | | Tutor |
| 3 | 20 min | ... beschreiben die Grundlagen der Versorgung einer thermischen Verletzung. | **Theoretischer Teil**<br>Gemeinsames Erarbeiten der Grundlagen der Versorgung einer thermischen Verletzung anhand folgenden Fallbeispiels:<br>„Ihr werdet als Notarzt zu einem Feuerwehreinsatz hinzugerufen, ein Einfamilienhaus brennt.<br>Nach Angaben des Einsatzleiters sind vier unverletzte Personen bereits gerettet, eine Person wird noch im Erdgeschoss des Hauses vermutet. Wie geht ihr vor?"<br>Zehn relevante Themenkomplexe, die eine Richtschnur für die Versorgung sein können: | Interaktives Gespräch | | Tutor, TN |

| Nr. | Zeit | Ziel | Inhalt | Methode | Material / Bemerkungen | Wer |
|---|---|---|---|---|---|---|
| | | | **1. Selbstschutz**<br>Rettung ist Sache der Feuerwehr; 90 Sekunden Zeit um bei Zimmerbränden das Zimmer wieder zu verlassen; Sauerstoff in brennenden Gebäuden ist lebensgefährlich.<br>**2. Entfernen des schädigenden Agens**<br>d.h. Ablöschen mit Baumwolldecke; Entfernen leicht lösbarer heißer Kleidung; Abschaltung von Strom (Eigenschutz!!!)<br>**3. Beurteilung der Vitalfunktionen**<br>ABCDE-Schema des ATLS[1]; Anamnese und Untersuchung auf Unfallhergang; Eine Hypotonie bei Verbrennung ist immer verdächtig auf Begleitverletzungen oder Mischintoxikation mit CO oder Cyaniden.<br>**4. Auschluss Begleitverletzungen**<br>**Cave:**<br>Inhalationstrauma, Mischintoxikationen<br>**5. Beurteilung der thermischen Verletzung**<br>Ausdehnung in Bezug auf Körperoberfläche (KOF) mit der 9er-Regel nach Wallace (inkl. Adapt. für Kinder) oder Handflächenregel[2]<br>Verbrennungstiefe in 5 Stadien (1°. 2a°, 2b°, 3°, 4°)<br>**6. Präklinische Versorgung**<br>der Verbrennungswunde: Abdeckung mit trockenem Verbandsmaterial; keine Manipulation (Eröffnen von Blasen, Salben o.Ä.)!; Kühlung nur bei kleineren Verletzungen innerhalb der ersten Minuten sinnvoll (ca 20°C warmes Wasser)<br>**7. Schutz vor Wärmeverlust**<br>„Nach der Hitze droht Kälte!“; z. B.: vorgeheizte Rettungsmittel, warme Infusionslösungen, Abdecken | | | |

| Nr. | Zeit | Ziel | Inhalt | Methode | Material / Bemerkungen | Wer |
|---|---|---|---|---|---|---|
| | | | **8. Schmerztherapie**<br>Metamizol bzw. Paracetamol i. v., ggf. Fentanyl, Ketamin, Morphin i. v.;<br>bei Kindern/Säuglingen auch Suppositorien möglich<br>**9. Infusionstherapie**<br>Vollelektrolytlösung (z. B. Ringer-Acetat);<br>500–1000 ml/h; bei Kindern 10 – 20 ml/(kg*h);<br>ggf. Einsatz von Katecholamine<br>**10. Kriterien für Verlegung in Brandverletztenzentrum**<br>Verbrennungen an komplizierten Lokalisationen (Gesicht, Hals, Hände, Füße, Anogenitalregion, Achselhöhlen, über großen Gelenken ...) bei > 15 % KOF zweitgradig oder > 10 % KOF drittgradiger Verbrennung, bei mechanischen Begleitverletzungen, Inhalationstrauma, Vorerkrankungen, Alter < 8 oder > 60, Elektrounfällen | | | |
| 4 | 2 min | ... erarbeiten die Versorgung von thermischen Verletzungen anhand zweier Szenarien. | Poster aufdecken, Schlagworte wiederholen, nachfragen, ob Inhalte klar sind, auf Rückfragen warten. | Fragerunde | Poster „Checkliste Thermische Verletzungen“ | Tutor, TN |
| 5 | 28 min | ... üben die Versorgung von thermischen Verletzungen anhand zweier Szenarien. | **Erstes Szenario Wohnungsbrand**<br>Einweisung in die Rollen des Rettungsdienstteams:<br>– 1 × Notarzt; 1 × Rettungsassistent<br>„Ihr werdet als Rettungsdienst zum Brand in der Wohnung eines Mehrfamilienhauses gerufen. Die Feuerwehr hat einen Verletzten angekündigt und wird ihn bis an die Gefahrengrenze bringen.<br>Eure Aufgabe: Verhaltet euch entsprechend den erarbeiteten Grundsätzen und kommentiert euer Handeln. Wenn ihr etwas messen oder wissen wollt, z. B. den Puls, dann sagt das laut. Beendet das Szenario, indem Ihr das anzufahrende Krankenhaus anruft und alle relevanten Informationen übergebt.“ | Fallbeispiele mit Feedback | Simulator mit Realistischer-Unfall-Darstellung (RUD)<br>Fünfjähriger mit großflächiger Verbrennung Brustkorb und kirschroten Wangen<br>Notfallkoffer | 2 TN, übrige TN beobachten |

| Nr. | Zeit | Ziel | Inhalt | Methode | Material / Bemerkungen | Wer |
|---|---|---|---|---|---|---|
| | | | – Tutor als Feuerwehrmann übergibt ein eben „gerettetes“ Kind<br><br>Befunde:<br>Kind, 25 kg, drittgradige Brandverletzungen am Brustkorb, ca.12 % KOF, kirschrote Wangen und Lippen. Kind ist bewusstlos hat aber Atmung (AF ~55) und Kreislauf (HF 166, RR 134/87)<br><br>Ideales Vorgehen:<br>Nach ABCDE-Regel; Atmung durch Auskultation prüfen; $O_2$ über Nasensonde (bei Spontanatmung); bei CO-Vergiftung Intubation (CO auszuspülen); Zugang rosa Flexüle (20 G)<br>Schmerztherapie: Metamizol 1–2 mg/kg KG + Fentanyl 50–100 µg absolut (10 µg/kg KG, gegen Schmerz titrieren)<br>Infusionstherapie: 10–20 ml/kg KG (300–500 ml)<br>Verlegung in Brandverletztenzentrum (> 10 % KOF drittgradiger Verbrennung)<br><br>Feedback<br>– durch Zuschauer, Tutor moderiert und ergänzt<br>– Inhalationstrauma: die wahrscheinlichste Ursache für die Bewusstlosigkeit sind CO- oder Cyanid-(Misch-)Intoxikation | | | |

| Nr. | Zeit | Ziel | Inhalt | Methode | Material / Bemerkungen | Wer |
|---|---|---|---|---|---|---|
| | | | **Zweites Szenario Säugling**:<br>Einweisung in die Rollen des Rettungsdienstteams:<br>– 1 × Notarzt; 1 × Rettungsassistent<br>„Ihr seid von der Rettungsleitstelle in eine Wohnung im 7. OG eines Hochhauses geschickt worden. Eure Aufgabe: Verhaltet euch entsprechend den erarbeiteten Grundsätzen und kommentiert euer Handeln. Wenn ihr etwas messen oder wissen wollt, z. B. den Puls, dann sagt das laut. Beendet das Szenario, indem Ihr das anzufahrende Krankenhaus anruft und alle relevanten Informationen übergebt."<br>– Tutor als überforderter Vater/Mutter mit schreiendem Säugling<br>– auf einem Tisch steht eine verschüttete Teetasse<br>– der Vater/Mutter beschreibt, dass „das Gör rumgezappelt hat" und dabei sei die Teetasse übergeschwappt.<br><br>Befunde:<br>Säugling, 7 kg, Verbrühungen vom Grad IIa auf Thoraxvorderseite, ca 4 % KOF, Puls 178, RR 105/85 (normal 80/60), AF ~40<br><br>Ideales Vorgehen:<br>Zugang gelbe Flexüle (24 G), Schmerztherapie: Fentanyl ca. 1 µg /kg KG, also ca. 10 µg, 150–250 mg Paracetamol/Metamizol als Suppositorium, Infusionstherapie akut nicht unbedingt nötig, ca 100–200 ml Ringer (Schockgefahr ab 5–10 % verbrannter KOF), Verlegung in Brandverletztenzentrum (Alter < 8 J) | | Simulator mit RUD<br>mp3-Wiedergabe-möglichkeit mit Lautsprechern – Kindergeschrei<br>Notfallkoffer<br>beflecktes Hemdchen<br>Tasse | 2 noch nicht aktive TN, übrige TN beobachten |

| Nr. | Zeit | Ziel | Inhalt | Methode | Material / Bemerkungen | Wer |
|---|---|---|---|---|---|---|
| | | | Feedback:<br>durch Zuschauer, Tutor moderiert und ergänzt | | | |
| 6 | 2 min | Abschluss | Klärung abschließender Fragen, Verabschiedung, Blitzlicht, Tutor beendet den Kurs | | | Tutor |

[1] Advanced Trauma Life Support® (ATLS®), Elsevier GmbH, ISBN: 978-3-437-48205-2.

[2] S1-Leitlinie „Thermische und Chemische Verletzungen", Deutsche Gesellschaft für Verbrennungsmedizin.

## ANHANG: Thermische Verletzungen

### Checkliste „Versorgung Thermischer Verletzungen"

1. Selbstschutz
2. Entfernen des schädigenden Agens
3. Beurteilung der Vitalfunktion
4. Ausschluss Begleitverletzungen
5. Beurteilung der thermischen Verletzung
6. Präklinische Versorgung
7. Schutz vor Wärmeverlust
8. Schmerztherapie
9. Infusions-/Kreislauftherapie
10. Verlegung, ggf. in ein Brandverletztenzentrum

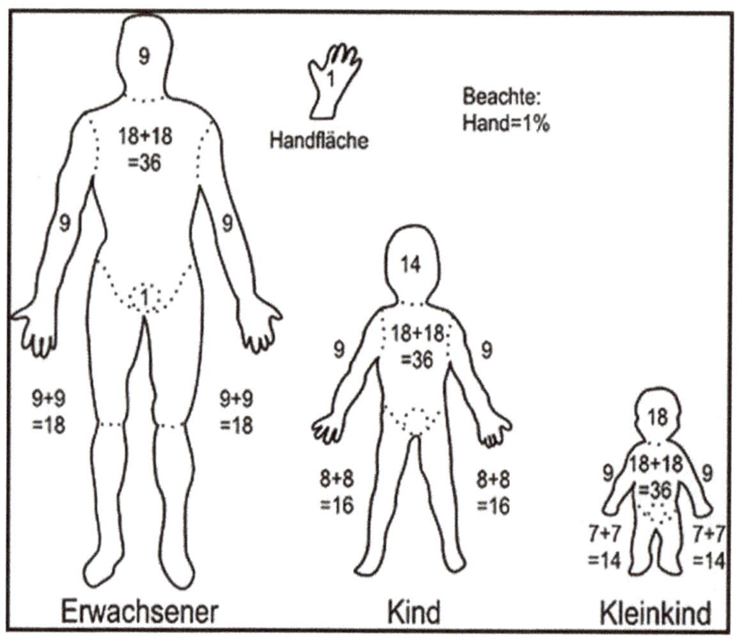

## 4.7 Sonographie des akuten Abdomens

Nicole Geuthel

### Simulatoren

Fast/Acute Abdomen Phantom „FAST/ER FAN“ (1)
Ultrasound Examination Training Model „ECHOZY“ mit dazugehörigem anatomischen Modell des Oberbauchs (2)
Ultrasound Examination Training Model „ABDFAN“ mit dazugehörigem anatomischen Modell des Oberbauchs (3)
Fa. Kyoto Kagaku, Kyoto, Japan 612-8388

An Simulator 1 ist es möglich, die gängigen Schnitte des FAST (Focused Assessment with Sonography for Trauma)-Untersuchungsschemas zu demonstrieren und zu üben. Außerdem sind hier, wie auch in Simulator 3, zahlreiche Pathologien der einzelnen Organe dargestellt (z. B. Zysten, Steine oder solitäre Raumforderungen). Diese eignen sich nicht nur sehr gut für praktische Übungen, sondern auch zum Erlernen der Befundbeschreibung. Für die Orientierung im Ultraschall und das Üben einer strukturierten Ultraschalluntersuchung des Abdomens ist auch Simulator 2 ausreichend. Hier findet man, im Gegensatz zu den beiden anderen Simulatoren, die Organe im physiologischen Zustand vor.

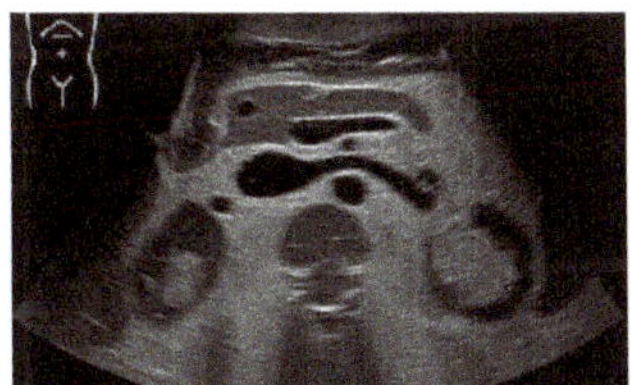

Abb. 4.75: Oberbauch-Querschnitt

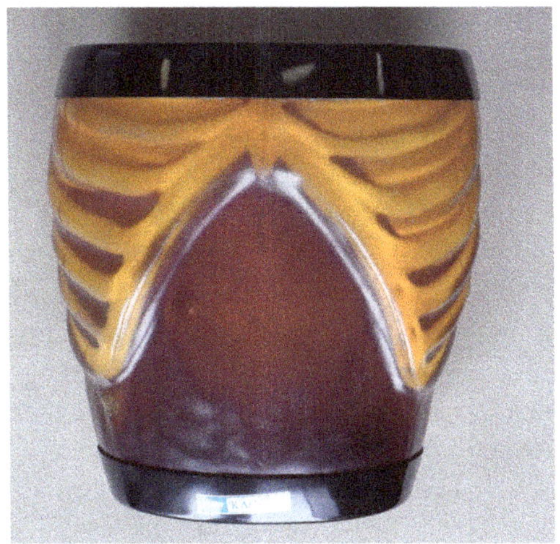

Abb. 4.76: Simulator 3 (weitere Simulatorenbilder im Kapitel 2.5 „Sonographie der Leber“)

Fast/Acute Abdomen Phantom „FAST/ER FAN“

| Vorteile | Nachteile |
|---|---|
| – Erklären und Üben der einzelnen Untersuchungsschritte in Ruhe möglich<br>– Realitätsnahe Darstellung relevanter physiologischer Strukturen<br>– Erlernen/Wiederholen anatomischer Lagebeziehungen gut möglich<br>– verschiedene Pathologien sichtbar<br>– leicht zu reinigen<br>– vereinfachte Schallbedingungen | – viel Druck mit Schallkopf auf Simulator für gute Bildqualität nötig<br>– Einrisse bei großer Druckbelastung, Reparatur nur bedingt/unbefriedigend möglich<br>– Vierkammerblick am Herzen ist aufgrund der Härte des Materials nur schwer darstellbar<br>– Arteria mesenterica inferior fehlt |

### Anmerkungen

Alle Simulatoren eignen sich sehr gut um die Grundlagen einer Ultraschalluntersuchung sowie die Befundbeschreibung zu erlernen und zu üben. Durch die stark vereinfachten Schallbedingungen (keine erschwerten Verhältnisse durch Adipositas, Atmung oder Luftüberlagerung) sind die Phantome für Sonographie-Einsteiger sehr zu empfehlen.

### Indikation

Die Sonographie ist eine wichtige Methode in der Diagnostik von Patienten mit „akutem Abdomen“, da sie nicht invasiv, nahezu ubiquitär verfügbar, schnell durchzuführen und dabei kostengünstig ist. Auch im Bereich des Polytrauma-Managements werden diese Vorteile des Ultraschalls in der FAST-Sonographie genutzt. Gleichermaßen dient die Sonographie auch im niedergelassenen Bereich oft als primäre Bildgebung, sowohl zu diagnostischen Zwecken als auch zur Verlaufskontrolle.

### Vorbereitung

Vor Untersuchungsbeginn sollte der Untersuchungsablauf kurz mit dem Patienten besprochen werden, wobei eine schriftliche Aufklärung und Einwilligung des Patienten bei einer klassischen Ultraschalluntersuchung (ohne Kontrastmittel oder Punktion) nicht notwendig ist. Außerdem sollte eine ruhige Untersuchungsatmosphäre geschaffen werden, in der die Privatsphäre des Patienten geschützt ist und er Atemkommandos gut folgen kann. Die Raumbeleuchtung sollte so gewählt werden, dass man sowohl das Ultraschallbild auf dem Monitor, als auch eventuelle Reaktionen des Patienten (z. B. bei druckschmerzhafter Gallenblase) gut beurteilen kann. Der Patient wird zu Beginn in Rückenlage untersucht. Später kann bei schwierigen Schallbedingungen auch eine Lagerung in Seitenlage notwendig werden.

## Materialien

- Simulatoren 1, 2 und 3
- Ultraschallgerät mit Konvexschallkopf
- Baumwolltücher zum Abwischen
- Anatomisches Oberbauchmodell
- Kaffeefiltertüte zur Demonstration der Schnittebenen

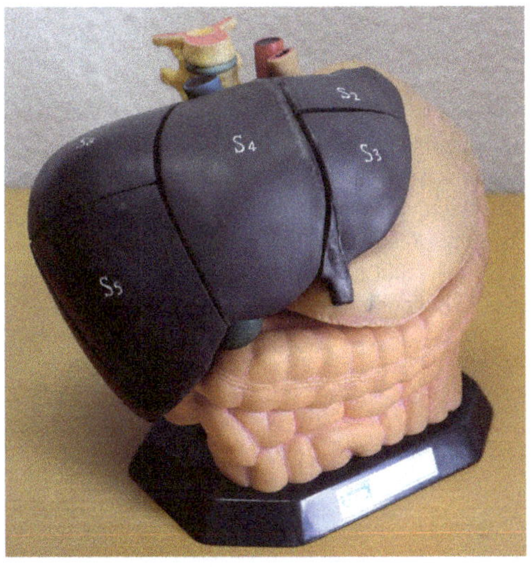


Abb. 4.77: Anatomisches Oberbauch-Modell

Verbrauchsmaterial:
- Ultraschallgel
- Reinigungstücher für Schallköpfe (z. B. Cleanisept, Fa. Dr. Schumacher GmbH, Melsungen, Deutschland)

## Durchführung „FAST"

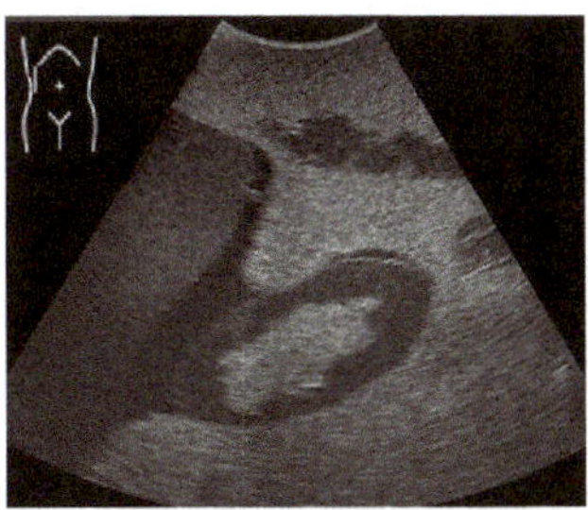

Abb. 4.78: Morison-Pouch

Nach Verifizierung der korrekten Ausrichtung des Schallkopfes werden die drei Peritonealtaschen aufgesucht, in denen sich bevorzugt intraabdominelle Flüssigkeit ansammelt.
Es werden dazu in der vorderen Axillarlinie rechts Leber und Niere im Sagittalschnitt dargestellt. Anschließend wird der, zwischen Leber und Niere gelegene, Morison-Pouch dargestellt und dessen Echogenität beurteilt.
Der Schallkopf wird in dieser Position auch nach kranial verschoben, um den rechten Recessus costodiaphragmaticus beurteilen zu können.

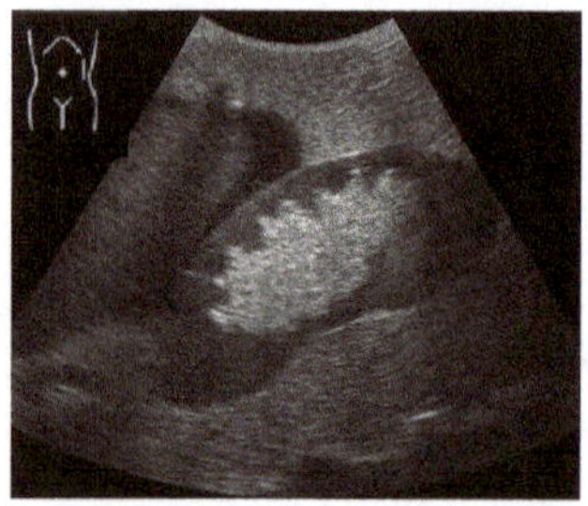

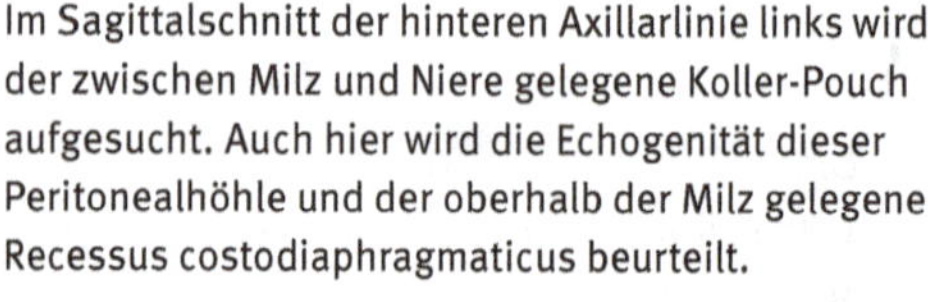

Im Sagittalschnitt der hinteren Axillarlinie links wird der zwischen Milz und Niere gelegene Koller-Pouch aufgesucht. Auch hier wird die Echogenität dieser Peritonealhöhle und der oberhalb der Milz gelegene Recessus costodiaphragmaticus beurteilt.

Abb. 4.79: Koller-Pouch

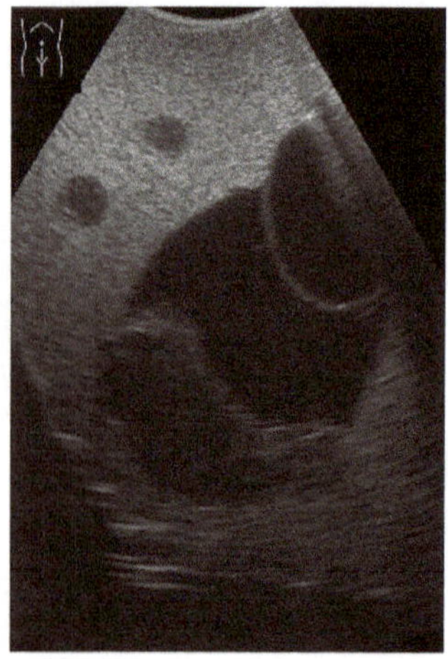

Die Excavatio rectovesicalis (männl.)/Excavatio rectouterina (weibl., sog. Douglas-Raum) wird suprapubisch sowohl im Sagittal-, als auch im Transversalschnitt untersucht. Da es sich hier um den Raum zwischen Rektum und Blase handelt, sollten beide Organe im Bild zu sehen sein, um die Echogenität des Zwischenraums beurteilen zu können.

Abb. 4.80: Excavatio rectovesicalis im Sagittalschnitt

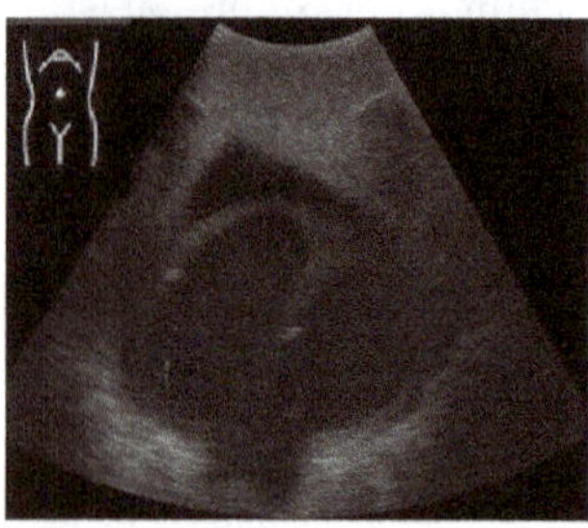

Schließlich wird der Vierkammer-Blick auf das Herz dargestellt.
Dazu wird der Schallkopf im Epigastrium im Transversalschnitt aufgesetzt und nach kranial gekippt (CAVE: nur mit hohem Druckaufwand auf den Schallkopf am Simulator 1 darstellbar!).

Abb. 4.81: Vierkammer-Blick

## Befundung

Die Peritonealhöhlen sind nicht physiologisch angelegt, sondern nur als Peritonealduplikatur vorhanden. Sie werden dann sichtbar, wenn sich der Raum mit Flüssigkeit füllt, welche sich in der Sonographie echofrei darstellt. Ist also in einer der Peritonealtaschen eine echofreie Struktur zu sehen, muss davon ausgegangen werden, dass sich hier frei Flüssigkeit im Abdomen befindet. Hierbei können bereits wenige Milliliter dargestellt werden. Ähnlich verhält es sich beim Herzbeutel. Dieser liegt dem Herz an und wird erst durch Flüssigkeitsansammlung sichtbar. Um welche Art von Flüssigkeit es sich handelt, kann vom sonografischen Befund nicht abgeleitet werden.

**Durchführung „Untersuchung der Gallenblase"**

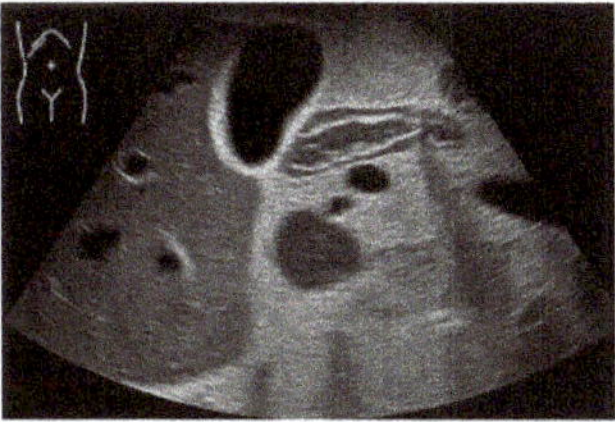

Abb. 4.82: Gallenblase am Unterrand der Leber im Sagittalschnitt

Die Gallenblase liegt am Unterrand der Leber, ist aber in ihrer Lage variabel. Trotzdem dient die rechte Medioklavikularlinie als guter Anhaltspunkt, um das Organ aufzusuchen. Ist die Gallenblase gut im Bild eingestellt, wird diese in der Sagittal- und Transversalebene durchmustert. Dabei stellt sich das Organ im Sagittalschnitt als tropfenförmige, im Transversalschnitt als runde, echofreie Struktur dar. Die Gallenblasenwand sollte einschichtig, gleichmäßig dünn (< 3 mm) und das Gallenblasenlumen frei von Binnenreflexen sein.

## Befundung

Eine der häufigsten Pathologien der Gallenblase sind Gallensteine. Sie imponieren als echoreiche Strukturen im umgebenden, echofreien Lumen der Gallenblase und werfen distal einen Schallschatten. Außerdem sind sie bei Lagerung des Patienten beweglich. Ist der Patient trotz des Konkrements beschwerdefrei, spricht man von einer asymptomatischen Cholezystolithiasis. Kommt jedoch zu den Steinen eine Wandverdickung über 3 mm, mit sichtbarer 3-Schichtung der Wand und Druckschmerz dazu, liegt eine akute Cholezystitis vor. Auch Polypen oder maligne Raumforderungen können dargestellt werden.

**Durchführung „Untersuchung der Nieren"**

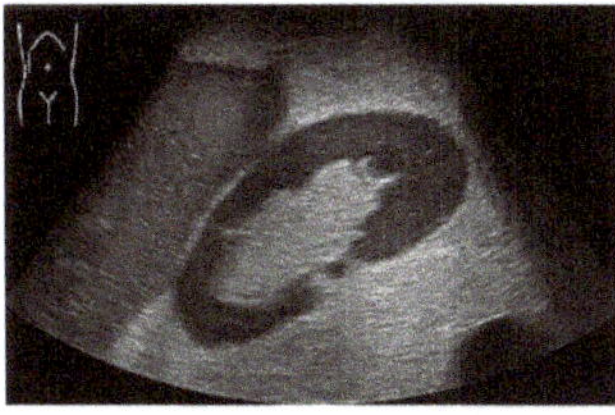

Abb. 4.83: Längsschnitt der rechten Niere

Die Nieren können, abhängig von der Konstitution des Patienten, von ventral, ventrolateral und dorsolateral untersucht werden. Auch hier wird das Organ in beiden Ebenen durchmustert. Dabei wird das Nierenparenchym und Nierenbeckenkelchsystem beurteilt, welche sich anhand ihrer unterschiedlichen Echogenität gut voneinander abheben. Weiterhin sollten die Organkonturen, die Parenchymbreite und ein eventueller Harnstau beachtet werden. Die gesamte Niere sollte in Länge und Breite ausgemessen werden.

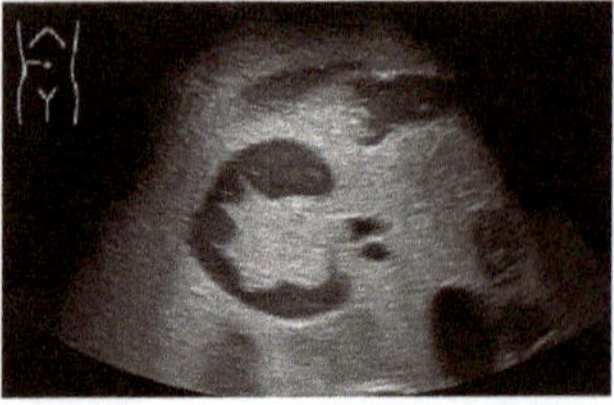

Abb. 4.84: Querschnitt der rechten Niere

## Befundung

Häufig findet man bei der Untersuchung der Nieren Zysten. Hierbei handelt es sich um echofreie, scharf begrenzte, gutartige Raumforderungen mit dorsaler Schallverstärkung, sowie Ein- und Austrittsecho. Außerdem können auch in der Niere Steine auftreten, wobei die sonographischen Eigenschaften analog zu denen der Gallensteine sind. Aber auch weiterreichende Pathologien können an der Niere sichtbar werden. So kann ein verschmälertes Nierenparenchym Zeichen eines arteriellen Hypertonus sein und ein echofreies Nierenbeckenkelchsystem auf einen Harnstau hinweisen.

**Durchführung „Untersuchung der Aorta abdominalis"**

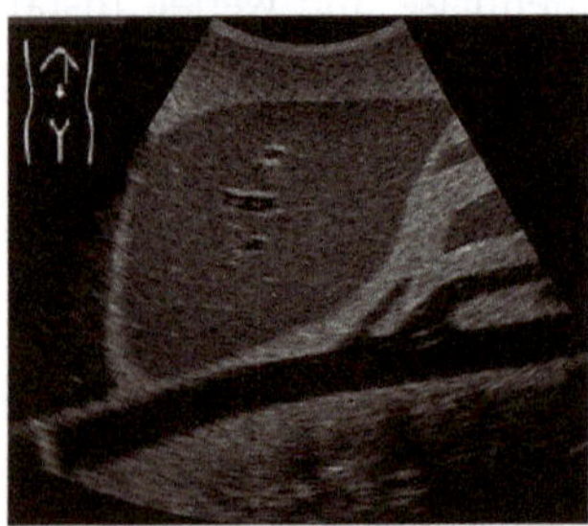

Abb. 4.85: Aorta abdominalis im Sagittalschnitt mit den ersten beiden unpaaren Abgängen (Truncus coeliacus und Arteria mesenterica superior)

Zur Untersuchung der Aorta abdominalis wird der Schallkopf paramedian links im Epigastrium aufgesetzt. Anschließend wird er, sowohl im Sagittal- als auch im Transversalschnitt, nach kaudal bis zur Bifurcatio aortae geführt. Dabei sollten die großen Aortenabgänge aufgesucht und gleichzeitig Lumen und Wandbeschaffenheit der Aorta selbst beurteilt werden. Die Arteria mesenterica inferior ist hierbei nur sehr selten darstellbar. Sie ist in keinem der Simulatoren angelegt.

## Befundung

Bei der Untersuchung der Aorta werden vor allem Lumen und Wandbeschaffenheit beurteilt. So zeigt sich Arteriosklerose anhand echoreicher Plaques in der Aortenwand, die sowohl zu Wandverdickungen als auch zu einer Längenzunahme führen können. Dadurch zeigt die Aorta unter Umständen einen geschlängelten Verlauf. Der Aortendurchmesser nimmt von kranial nach kaudal stetig ab und ist infrarenal kleiner als 3 cm. Ist dieser größer als angegeben, liegt ein Aortenaneurysma vor.

### Lernziele

Nach diesem Kurs ist der Studierende in der Lage:
- den richtigen Schallkopf für die Abdomensonographie auszuwählen.
- die Grundfunktionen eines handelsüblichen Ultraschallgeräts zu kennen und das Gerät entsprechend zu bedienen (siehe Poster im Anhang).
- sich entsprechend der Konvention im Ultraschallbild zu orientieren.
- eine FAST-Sonographie durchzuführen und den Befund zu interpretieren.
- eine Ultraschalluntersuchung von Gallenblase, Nieren und Aorta abdominalis durchzuführen und diese zu erläutern.
- häufige, in der Ultraschalluntersuchung erkennbare Pathologien zu benennen, im Bild zu zeigen und zu erklären.

### Take-Home-Message

- Für die Abdomensonographie wird ein Konvexschallkopf verwendet.
- Vor Untersuchungsbeginn sind die Orientierung und die Optimierung des Bildes wichtig.
- Eine Ultraschalluntersuchung ist eine dynamische Untersuchung, die an den genannten Simulatoren ohne Bewegungs- oder Luftartefakte geübt werden kann.

## Kursablauf

| Nr. | Zeit | Ziel | Inhalt | Methode | Material / Bemerkungen | Wer |
|---|---|---|---|---|---|---|
| | | **Die Teilnehmer (TN) ...** | | | | |
| 1 | 5 min | ... kennen den Kursablauf. Der Tutor ist über das Vorwissen der TN informiert. | Vorstellung von Tutor und TN<br>Kursablauf:<br>Präsentation (Theorie)<br>Praktischer Teil an 3 Stationen<br>Erfahrungen der TN in Hinblick auf Ultraschall erfragen. | Kurzreferat | | Tutoren, TN |
| 2 | 10 min | ... kennen die Grundlagen der Sonographie und die vier Schwerpunktthemen (FAST, Gallenblase, Niere und Aorta). | Präsentation mit Grundlagen und wichtigsten Schritten zur Untersuchung des Abdomens.<br>**Grundlagen**<br>Richtige Schallkopfwahl (begründet durch Eigenschaften); Schnittebenen (Orientierung im Transversal- und Sagittalschnitt).<br>**FAST**<br>Einstellung der 5 Schnitte (4-Kammer-Blick, Excavatio rectovescalis, Morison- und Koller-Pouch) und Befundinterpretation.<br>**Gallenblase, Nieren, Aorta**<br>Untersuchungstechnik und wichtigste Pathologien (Cholezystolithiasis, akute Cholezystitis, Nierenzysten, Arteriosklerose, Aortenaneurysmata). | Präsentation | PC<br>Beamer<br>Präsentation „Akutes Abdomen“<br>Poster „Orientierung im Ultraschallbild“<br>Poster „Geräteeinstellungen“ | Tutor 1, TN |
| 3 | 65 min | ... haben die Orientierung im Ultraschallbild sowie die Gerätebedienung verstanden und können diese an vier Übungsaufgaben (siehe Handout) durchführen. | **1. Station**<br>freie abdominelle Flüssigkeit<br>– Position vordere Axillarlinie sagittal rechts<br>– Position hintere Axillarlinie sagittal links<br>– Position suprapubisch transversal und sagittal<br>– Gallenblase/ Cholezystitis<br>– Medioklavikularlinie rechts sagittal und transversal | Selbständiges Arbeiten durch TN<br>Tutor supervidieren | **1. Station**<br>– Ultraschallgerät<br>– Simulator 1<br>– Sono-Gel<br>– Kaffeefilter | Tutor 1, Tutor 2<br><br>Pro Station 2–3 TN |

| Nr. | Zeit | Ziel | Inhalt | Methode | Material / Bemerkungen | Wer |
|---|---|---|---|---|---|---|
| | | | **2. Station**<br>– Nieren<br>– Aorta<br>**3. Station**<br>– Quiz: Lebersegmente<br>– OB-Transversalschnitt | | **2. Station**<br>– Ultraschallgerät<br>– Simulatoren 2 und 3<br>– Sono-Gel<br>– Kaffeefilter<br>**3. Station**<br>– PC<br>– Quiz zum Kurs<br>– Anatomische Oberbauch-Modelle<br>– Kaffeefilter | |
| 4 | 10 min | ... kennen die Leitstrukturen im Oberbauch-Querschnitt. | Nachbesprechung der Stationen<br>Auflösung Quiz<br>Fragen klären | Interaktiv | Lösungen des Quiz | Tutoren, TN |

## ANHANG: Sonographie des akuten Abdomens

### Präsentation „Akutes Abdomen“

**Folie 1**

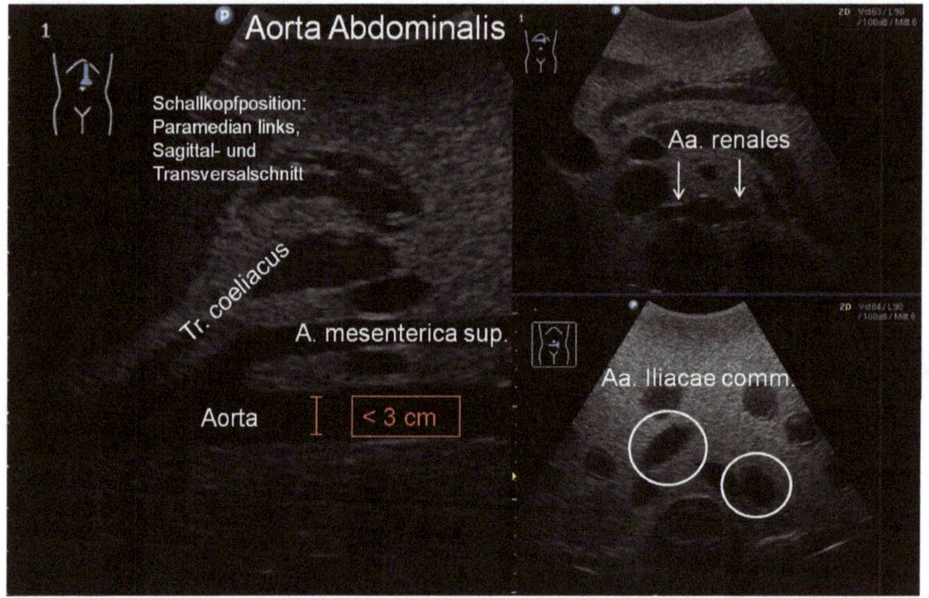

**Folie 2**

## Aorta - Pathologie

### Aortenaneurysma:

Sonographische Kriterien
- Zunahme der Aorta von kranial nach kaudal
- Ø infrarenale Aorta > 3 cm

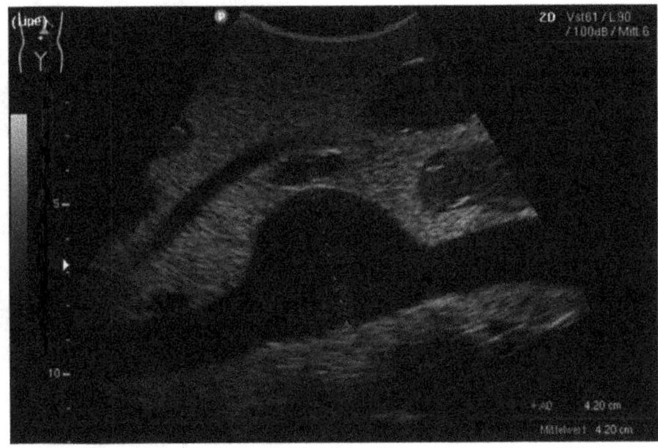

**Folie 3**

## Cholezystolithiasis und akute Cholezystitis

| Normalbefund | |
|---|---|
| Länge | bis 11 cm |
| Quer-Ø | bis 4 cm |
| Wandstärke | < 3 mm |
| Schichten | einschichtig |
| Druckschmerz | kein |
| Binnenreflex | kein |
| Postprandial | |
| Wandstärke | < 4 mm |
| Schichten | mehrschichtig |

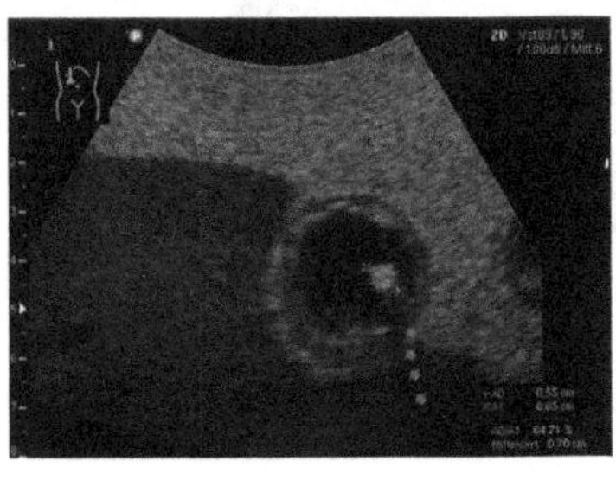

### Akute Cholezystitis:

- 3-schichtige Wand
- Wand verdickt > 3 mm
- Steine
- Druckschmerz
- Eventuell Exsudat

### Cholezystolithiasis:

Sonographische Steinzeichen
- Stein (Kuppen-)Reflex
- Distaler Schallschatten
- Mobilität
- Echofreies Lumen

**Folie 4**

## Nieren

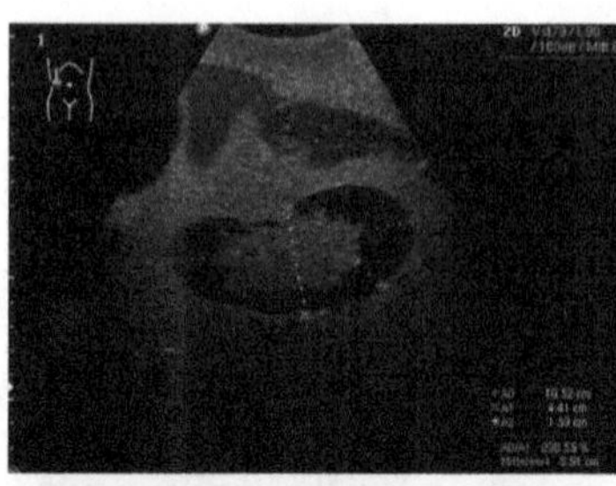

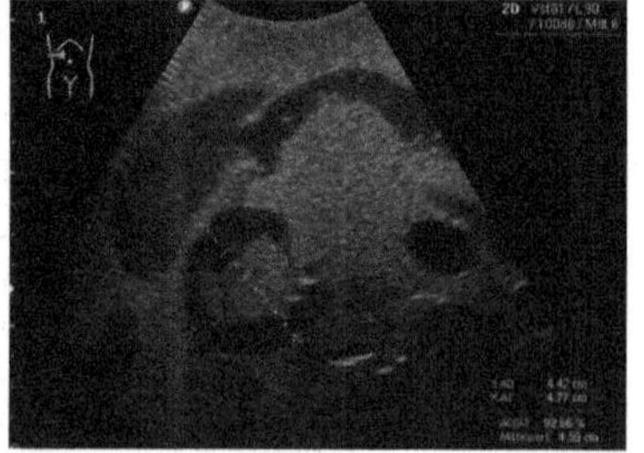

### Lage:

- paravertebral
- parallel zum M. psoas
- re: dorsomedial des rechten LL
- li: mediokaudal der Milz

### Größe:

| | |
|---|---|
| – Länge | 10 - 12 cm |
| – Breite | 4 – 6 cm |
| – Tiefe | 3 – 5 cm |
| – Parenchymdicke | < 1,5 – 2,5 cm |

**Folie 5**

## Zysten

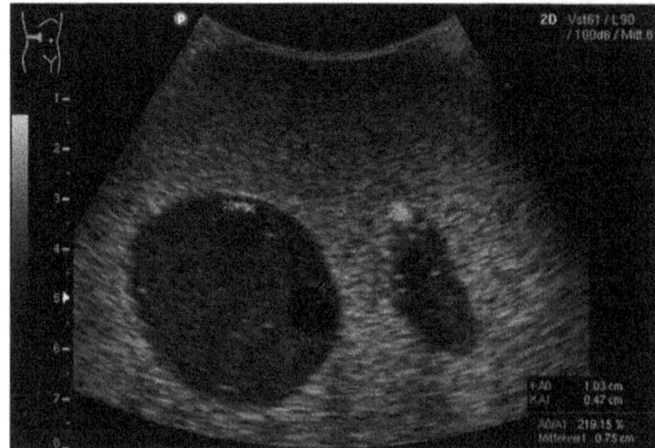

### Zystenkriterien:

- Echofreiheit
- Scharfe, dünne Begrenzung
- Distale Schallverstärkung
- Ein- und Austrittsecho
- Laterales Schattenzeichen

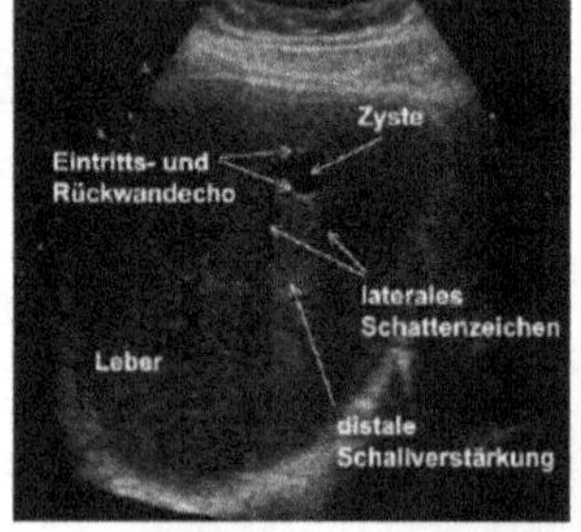

## Poster „Orientierung im Ultraschallbild“

# ORIENTIERUNG im Ultraschall-Schnittbild

Sagittal-Schnitt

Transversal-Schnitt

Sicht am Patienten von rechts

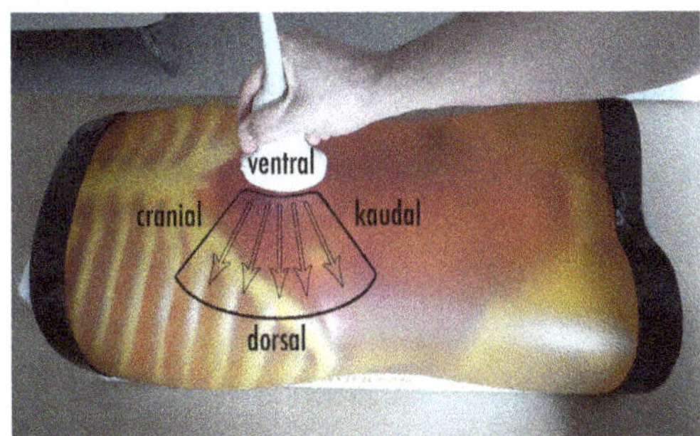


Sicht am Patienten von kaudal

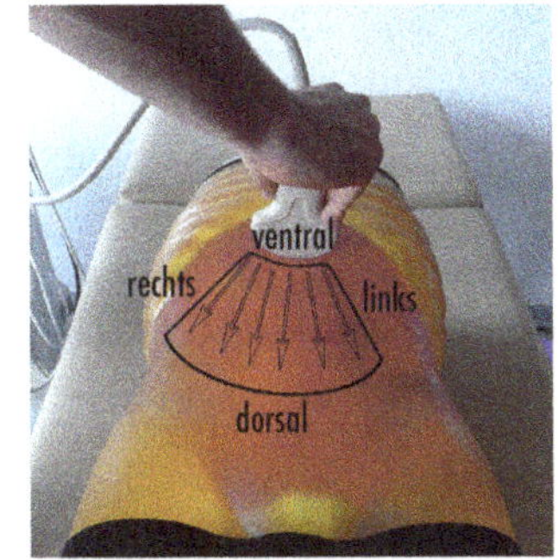


Sicht am Ultraschallgerät

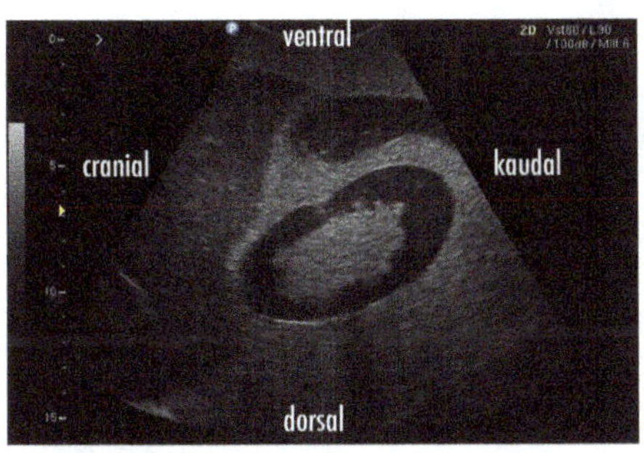


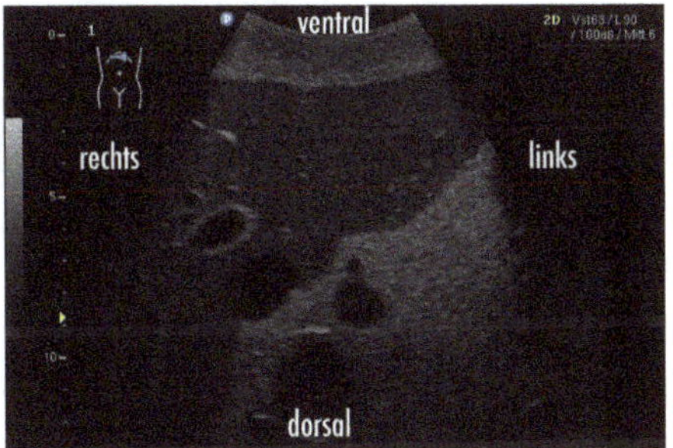


# SCHALLKOPFBEWEGUNGEN

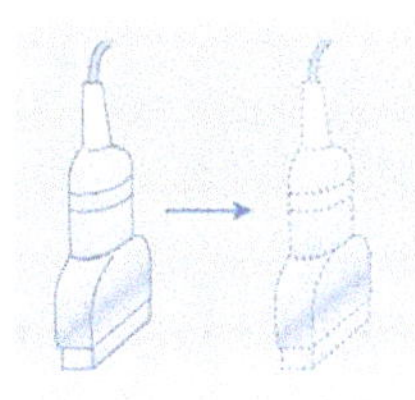

a Verschieben

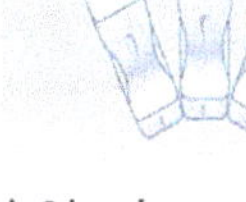

b Schwenken

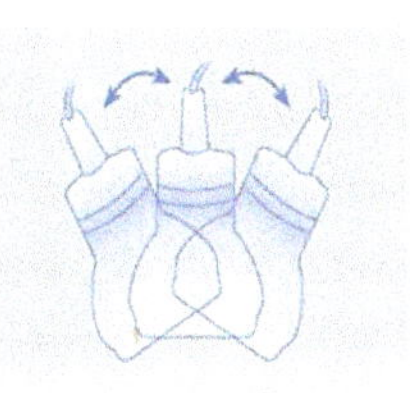

c Wippen

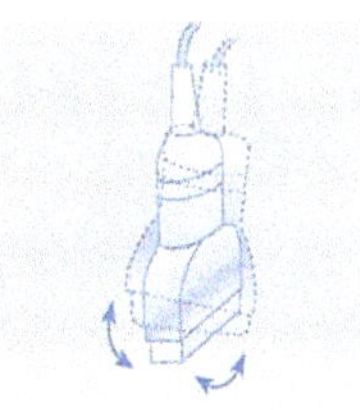

d Drehen

## Poster „Geräteeinstellungen“

# GERÄTEEINSTELLUNGEN

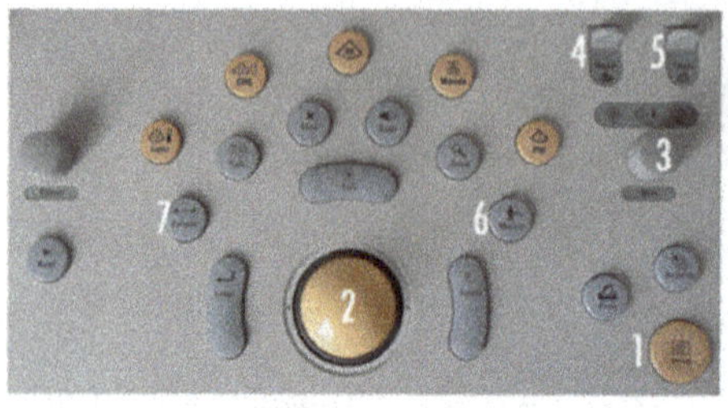

1) FREEZE
friert das momentane Bild ein, weitere Bearbeitung möglich

2) TRACKBALL
steuert den Curser, bspw. zur Vermessung

3) GAIN (Gesamtverstärkung)
legt fest, wie sehr die empfangenen Signale verstärkt werden

4) BILDTIEFE
reguliert die Eindringtiefe der Wellen, durch Einstellung der Wartezeit des Empfängers auf eingehende Echos

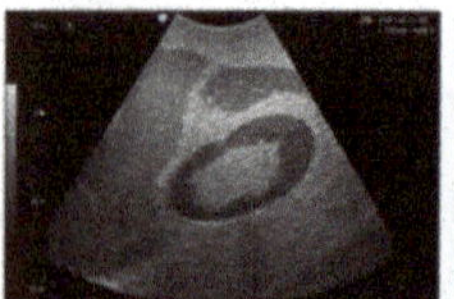

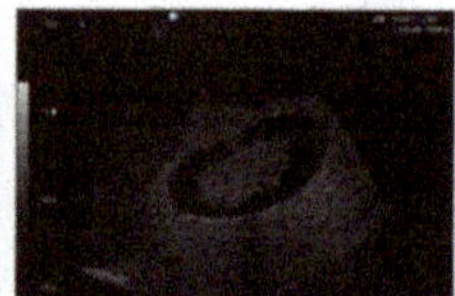

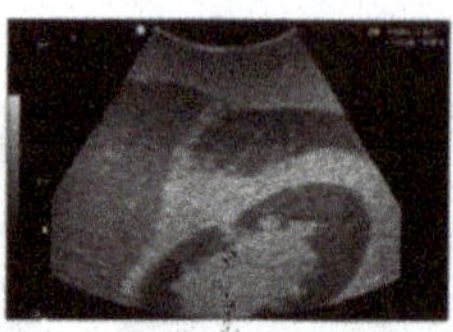

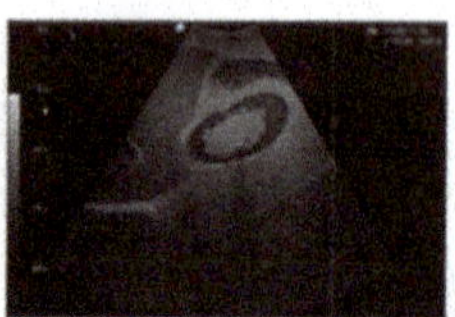

5) FOCUS
tiefenabhängige Schärfeeinstellung

6) BODYMARKER
Piktogramm zum Eintragen der Schallkopfposition

7) MESSUNG
Organmaße
Achsen senkrecht zueinander

8) tiefenabhängiger GAIN
Empfangsempfindlichkeitseinstellung pro Tiefenschicht

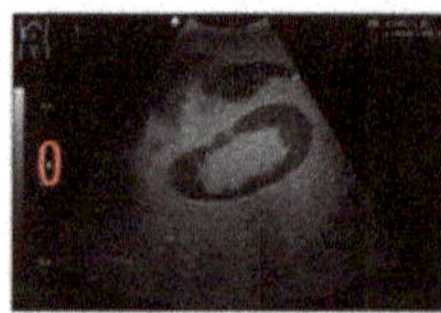

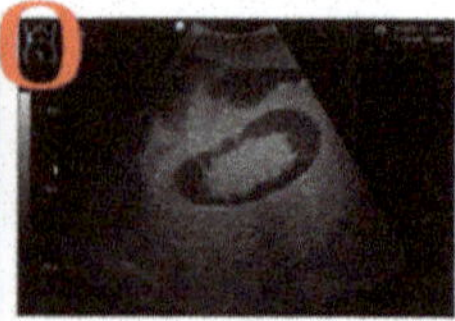

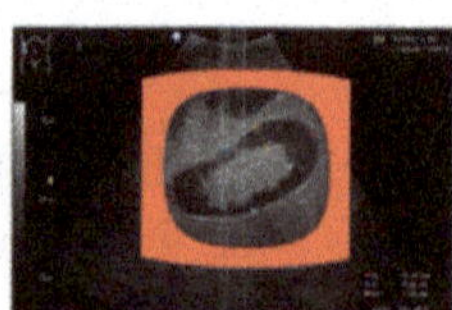

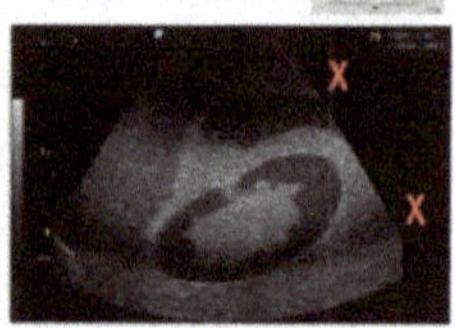

## SCHALLKOPFTYPEN

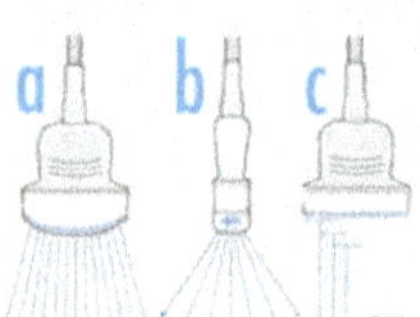


a) Konvexschallkopf
b) Sektorschallkopf
c) Linearschallkopf

## Quiz zum Kurs

### Aufgabe 1

Benenne die Lebersegmente mithilfe des Models

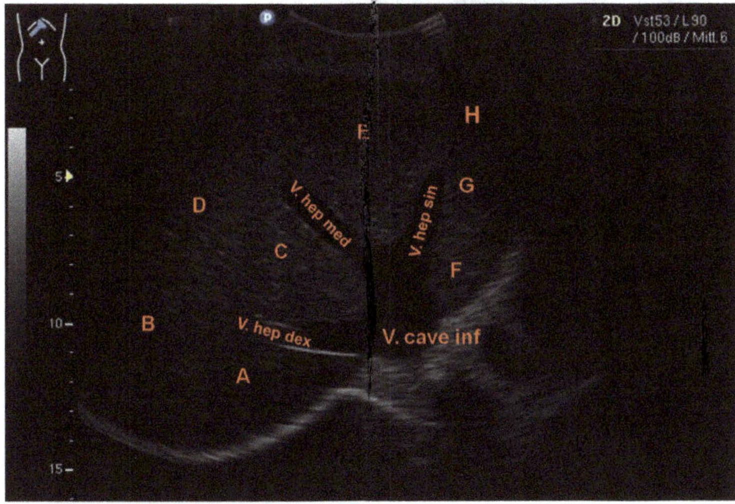


### Auflösung Aufgabe 1

A VII
B VI
C VIII
D V
E IV (a +b)
F I
G II
H III

**Hinweis:** Wenn man die Segmente von 1 bis 8 in diesem Bild durchgeht, ergibt sich ein Muster, das sich leicht merken lässt.

## Aufgabe 2

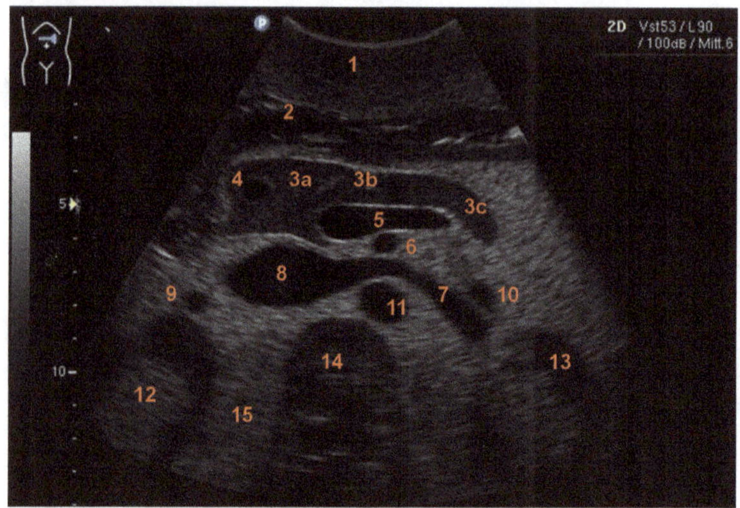


## Auflösung Aufgabe 2

1 Subkutanes Fettgewebe
2 Magen
3a Pankreaskopf
3b Pankreaskörper
3c Pankreasschwanz
4 Ductus choledochus
5 V. splenica
6 A. mesenterica superior
7 V. renalis sinistra
8 V. cava inferior
9 A. renalis dextra
10 A. rebalis sinistra
11 Aorta abdominalis
12 Ren dexter (Mittelecho)
13 Ren sinister (Parenchym)
14 Wirbelkörper
15 M. psoas

# 5 Rund um Vorsorge ...

## 5.1 Die Vorsorgeuntersuchung U2 des Neu- und Frühgeborenen

Peter Appelt

### Simulatoren

Neugeborenensimulator „Lilian 50“, Renate’s Puppenstube GmbH, Marzhausen, Deutschland (1)
Frühgeborenenmodell, männlich MS60, Marcus Sommer SOMSO MODELLE GmbH, Coburg, Deutschland (2)

Bei der Lilian 50 handelt es sich um einen Neugeborenensimulator aus Stoff. Kopf, Hände und Füße sind aus Vinyl hergestellt, wobei eine Hand geöffnet dargestellt ist. Die Arme sind mittels Scheibengelenken beweglich am Rumpf fixiert. Eine körnige Füllung verleiht der Puppe ein realistisches Gewicht mit natürlich wirkender Gewichtsverteilung. Dies macht es notwendig, beim Aufnehmen der Puppe den Kopf zu stützen, da dieser sonst absinkt. Folgende Untersuchungsergebnisse können erhoben werden:

- Körperlänge (KL): 50 cm
- Kopfumfang (KU): 36 cm
- Körpergewicht (KG): 2.700 g

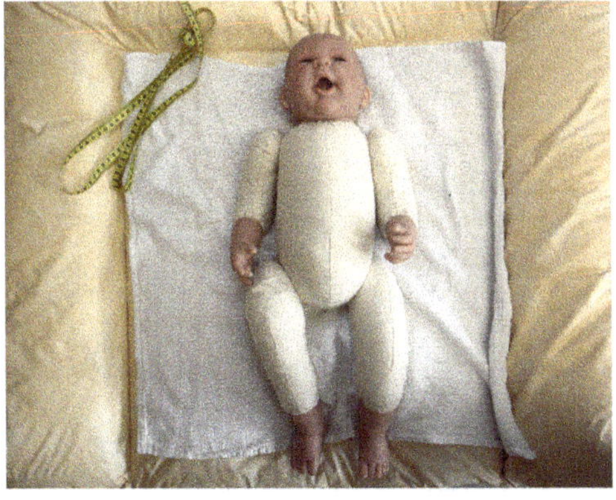

Abb. 5.1: Simulator 1 „Lilian 50“

Der MS60 ist ein Ganzkörpersimulator, der einem Frühgeborenen in der 27. Schwangerschaftswoche (SSW) nachempfunden ist. Auch hier sind die Arme gelenkig mit dem Rumpf verbunden. Gefertigt ist der Simulator aus SOMSO-Plast. Die Fingernägel überragen die Fingerkuppen nicht, die Fußsohlen sind glatt. Brustwarzen sind als roter Punkt, Lanugo-Behaarung am Rücken angedeutet. Da Ohren und Hoden aus festem Plastik gefertigt sind, entziehen diese sich einer Diagnostik. Die Simulationshaut erscheint leicht durchsichtig. Im Vergleich zu gesunden Neugeborenen sind die Extremitäten in leicht extendierter Haltung dargestellt und zeigen damit die Körperhaltung bei einem reduzierten Muskeltonus. Folgende Untersuchungsergebnisse können erhoben werden:

- Körperlänge (KL): 28,5 cm
- Kopfumfang (KU): 25,5 cm
- Körpergewicht (KG): 670 g

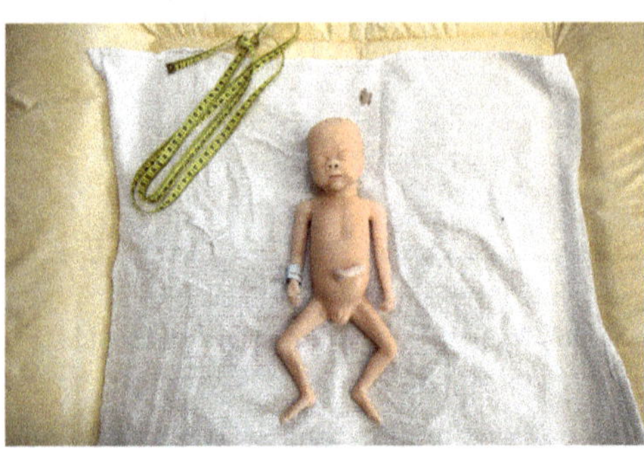

Abb. 5.2: Simulator 2 Frühgeborenenmodell „MS60“

| Vorteile | Nachteile |
|---|---|
| **Neugeborenensimulator Lilian 50** | |
| – physiologische Untersuchungsergebnisse (KL, KU, KG)<br>– realitätsnahes Kopfabsinken bei Anheben der Puppe<br>– angenehmes Handling durch Stoffoberfläche<br>– kostengünstig<br>– gelungene graphische Anleitung zum Handling Neugeborener beiliegend | – keine Palpation und Auskultation möglich<br>– keine Reflexprüfung möglich<br>– keine invasiven Maßnahmen durchführbar<br>– Verschmutzungsgefahr<br>– Stoffoberfläche erschwert Simulation des nackten Säuglings, da der Stoff von den Studierenden mit einem Strampler verwechselt werden kann |
| **Frühgebornenensimulator MS60** | |
| – anatomische Verhältnisse wie Fontanellen und Nabelgefäße gut dargestellt<br>– physiologische Untersuchungsergebnisse bei KG, KL und KU<br>– Reifezeichen gut zu untersuchen | – fest geformter Hoden und Ohren lassen keine Diagnostik zu<br>– Kopfunterstützung beim Handling nicht notwendig<br>– keine Palpation, Auskultation und Reflexprüfung möglich<br>– bis auf das Legen eines Nabelvenenkatheters keine invasiven Maßnahmen möglich |

## Anmerkungen

Der Kurs thematisiert die Besonderheiten bei der Untersuchung von Kindern. Dies soll am Beispiel der U2-Untersuchung verdeutlicht und geübt werden.

Eine Leipziger Besonderheit stellt das Babymessgerät „Dr. Keller II“ der Firma Längenmesstechnik dar. Es ist geeignet zur Körper- und Scheitel-Steiß-Längenbestimmung von Neugeborenen, Säuglingen und Kleinkindern bis zum 2. Lebensjahr. Neben der Längenangabe sind auch die entsprechenden Perzentilen für Jungen und Mädchen aufgetragen. Damit kann direkt bei der Messung eine Einordnung der Ergebnisse erfolgen.

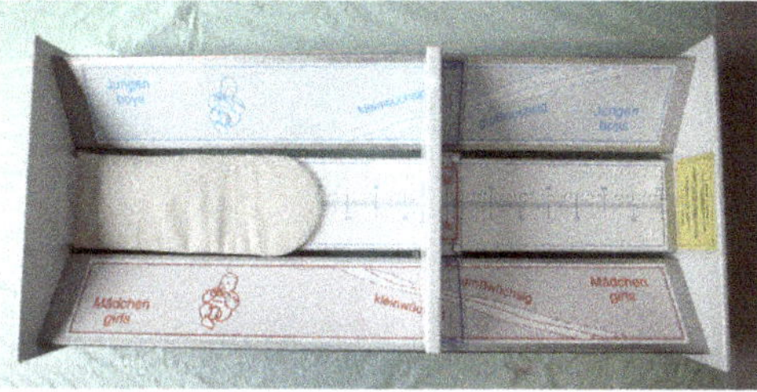

Abb. 5.3: Längenmessbrett „Dr. Keller II“

Zur Messung wird das Kind auf die Unterlage des „Dr. Keller II“ gelegt.

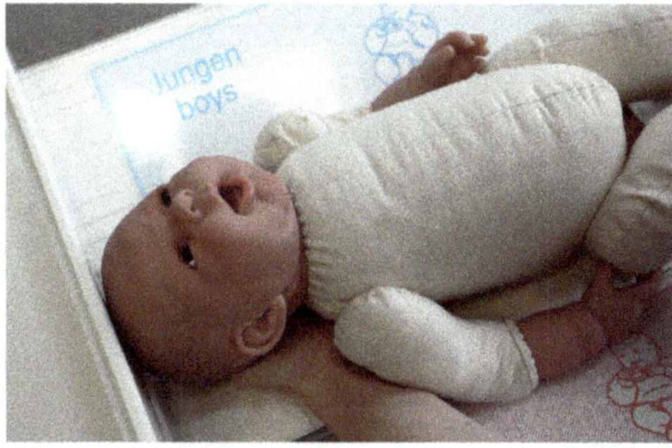


Abb. 5.4: Betten des Kindes in das Längenmessbrett

Mit der linken Hand werden die Kniegelenke in Streckung gebracht. Mit der rechten Hand wird mittels Betätigung der Bremshebel die Fußplatte an die Fußsohlen des Säuglings herangeschoben. Die Ablesung erfolgt rechts neben der Fußplatte mit senkrechtem Blick auf die Skala.

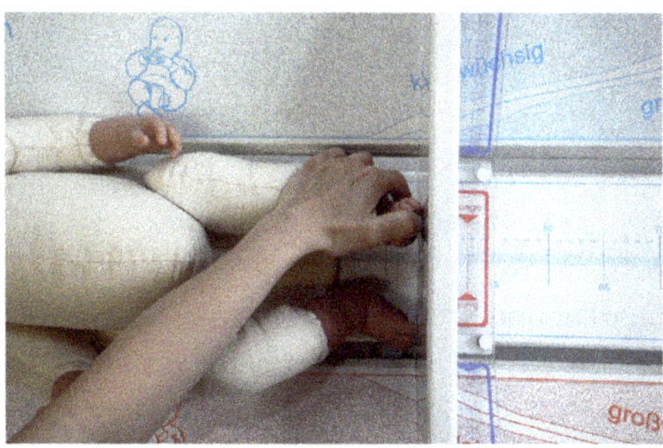

Abb. 5.5: Anlegen der unteren Extremität im Längenmessbrett

## Indikation

Die U2-Untersuchung erfolgt am 3–10. Lebenstag des Neugeborenen. Es handelt sich um eine gründliche Erhebung des kindlichen Status.

## Vorbereitung

Die Vorbereitungen des Kurses decken sich mit der Vorbereitung einer U2-Untersuchung. So sollte ein Wickeltisch mit angeschalteter Wärmelampe zur Verfügung stehen. Waage, Maßband, Längenmessgerät und warme Tücher werden vorbereitet.

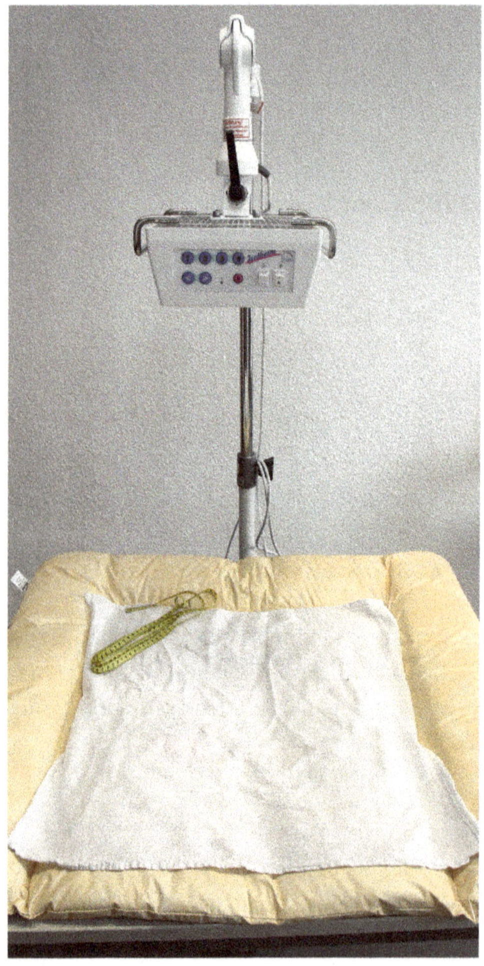

Abb. 5.6: Vorbereiteter Untersuchungstisch

Kursspezifisch werden Papierstreifen, Flipchartmarker und Kreppband auf einem Tisch platziert. An die Waage wird eine frische Windel sowie ca. ein ¾ Liter Wasser bereitgestellt.

## Materialien

- Längenmessgerät „Dr. Keller II“, Längenmesstechnik GmbH, Limbach, Deutschland
- Babywaage
- Maßband

- Wärmelampe
- Wickelunterlage
- Warme, trockene Tücher
- Kinder-Untersuchungsheft, Gemeinsamer Bundesausschuss, Siegburg, Deutschland
- Perzentilen-Satz, WHO Child Growth Standards
- Flipchart-Marker
- Poster „Altersdefinitionen“, „Vorstellung“ und „Lernziele“
- Aufgaben-Karten: „Kinder sind bei Untersuchungen ...“, „Kinder sollten zur Untersuchung ... sein.“ und „Was muss ich als Untersucher beachten?“

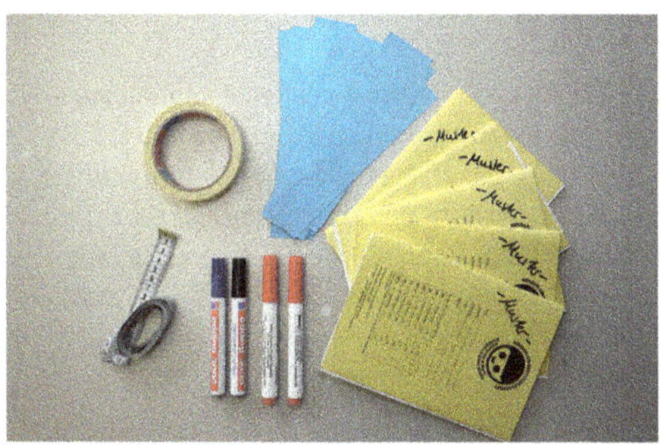

Abb. 5.7: Kursmaterial v.l.n.r.: Maßband, Kreppband, Marker, Papierstreifen, Vorsorgeuntersuchungshefte

Verbrauchsmaterial:
- Papierstreifen, Kreppband
- Einmalwindeln
- Wasser

## Durchführung

### Vorbereitung des Untersuchungsraumes

Es ist darauf zu achten, dass alle Fenster geschlossen, Raum (und Hände!) angewärmt sind (ggf. Heizlampe anstellen).

### Inspektion

Zur Inspektion muss das Kind vollständig entkleidet sein, dazu kann die Begleitperson (Elternteil oder Pflegeperson) um Hilfe gebeten werden.
Zu achten ist auf das Aussehen des Kindes, insbesondere auf die Körperformen z. B. des Schädels, auf die Beschaffenheit, Farbe und Konsistenz der Haut (überall!), Reifezeichen, den Tonus und die spontanen Bewegungen des Kindes.

### Weitere körperliche Untersuchung

Die körperliche Untersuchung umfasst bei der U2 folgende Teilbereiche
- Hals/Kopf/Sinnesorgane
- Herz/Lunge
- Abdomen/Genitale
- Skelettsystem
- Motorik/Reflexe

Die Schwierigkeit für Ungeübte besteht darin, dass oft von der persönlichen Untersuchungsreihenfolge abgewichen werden muss. So kann das Kind zu schreien beginnen, wenn man es gerade auskultieren möchte. Die Untersuchung von Kindern erfordert ein hohes Maß an Flexibilität.

### Kopfumfang messen

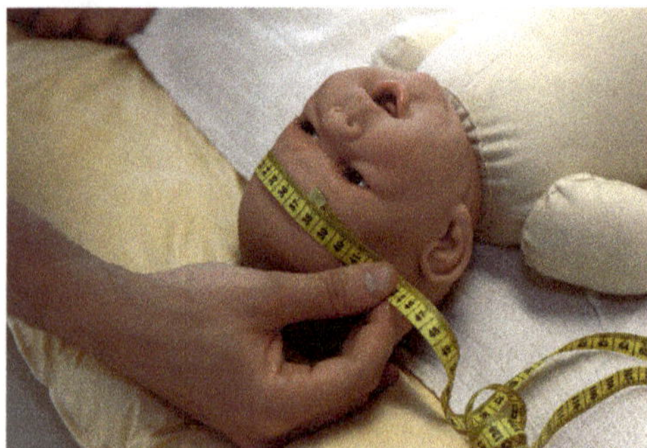

Abb. 5.8: Fronto-okzipitale Kopfumfangsmessung

Zum Messen des fronto-okzipitalen Kopfumfangs wird das Maßband senkrecht um die breiteste Stelle des Kopfes gelegt. Man legt es mittig okzipital an, führt es einmal um den Kopf und achtet darauf, dass es die Glabella und die Protuberantia occipitalis externa überspannt. Zum Ablesen empfiehlt es sich, die jeweilige Stelle mit dem Finger zu fassen und das Maßband vom Kopf zu nehmen.

### Körperlänge messen

Das Keller-Messgerät eignet sich zur Körperlängenbestimmung von Neugeborenen und Säuglingen, da diese auf einer festen Ablagefläche liegen und nicht verrutschen können. Dabei wird das Köpfchen so positioniert, dass es ganz oben am Rand anliegt. Durch Strecken eines Beins im Knie und Beugen um 90° im Sprunggelenk kann die Ferse an den unteren Rand angelegt werden. Mit den beiden Bremshebeln unterhalb der Liegefläche wird der Messschieber auf das Kind oder davon weggeführt. Die Scheitel-Fersenlänge liest man rechts von der Unterkante an der dafür vorgesehenen Skala ab. Eine grobe Einordnung in die Perzentilenkurven ermöglichen die Abbildungen am rechten bzw. linken Messlattenrand, jeweils nach Geschlechtern getrennt.

### Wiegen

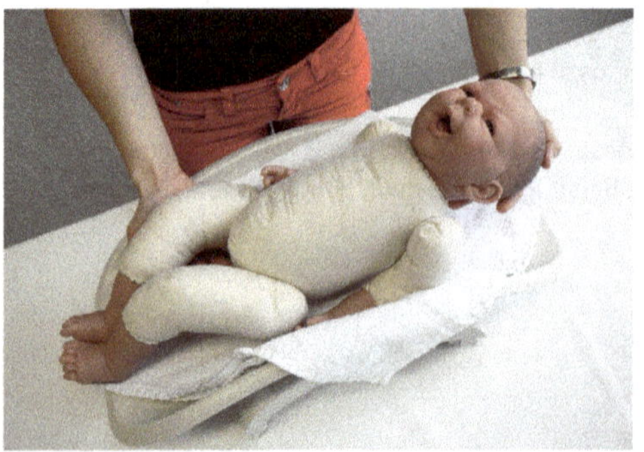

Abb. 5.9: Körpergewichtsbestimmung

Damit das Kind nicht auf der harten, kalten Waage liegen muss, wird eine Mullwindel oder eine andere Stoffunterlage auf die Waage gelegt. Die Waage wird anschließend tariert und das Kind darauf gewogen.

### Befundung

Ziel ist es herausfinden, ob das Kind altersgemäß entwickelt ist.
Dazu sind die ermittelten Körpermaße in die Perzentilenkurven einzutragen, um Entwicklungssprünge oder -retardierungen frühzeitig zu erkennen. Wenn alle Befunde erhoben sind, darf die Mutter/der Vater das Kind wieder anziehen!

### Lernziele

Die Studierenden sind nach Besuch des Kurses in der Lage:
- Besonderheiten der Neugeborenenuntersuchung zu beschreiben und bei der Durchführung zu beachten.
- Reifezeichen des Früh- und Neugeborenen zu benennen und am Simulator zu erläutern.
- zu erhebende Befunde bei der U2-Untersuchung vollständig aufzuzählen.
- Körpergewicht, Körperlänge und Kopfumfang bei Neugeborenen korrekt zu bestimmen und in die dafür vorgesehenen Perzentilen einzutragen.

### Take-Home-Message

Zur Durchführung der körperlichen Untersuchung des Neu- und Frühgeborenen ist eine warme, Zugluftfreie Umgebung mit warmer Untersuchungsunterlage wichtig! Die Eltern sollten bei der Untersuchung nach Möglichkeit mit dabei sein und ein empathisches Eingehen auf die Bedürfnisse des Kindes und der Eltern ist entscheidend.

## Kursablauf

| Nr. | Zeit | Ziel | Inhalt | Methode | Material / Bemerkungen | Wer |
|---|---|---|---|---|---|---|
| 0 | | | Vorbereitung | | **Kursraum:**<br>Wickeltisch mit Wickelunterlage, trockenen Tüchern und Wärmelampe aufbauen.<br>Babywaage, Dr. Keller II-Längenmessgerät und Maßband bereit legen.<br>Ca. 750 ml Wasser in Messbecher sowie eine Einmalwindel bereitstellen.<br>Tisch zentral im Raum herrichten und mit leeren Papierkarten, Permanentmarkern und Kreppband bestücken.<br>Poster und Lernziele im Zimmer aufhängen.<br>Aufgaben-Karten vorbereiten und an der Wand verteilt befestigen.<br>Neugeborenensimulator „Lilian 50“ und Frühgeborenensimulator „MS60“ bereit legen. | Tutor |

| Nr. | Zeit | Ziel | Inhalt | Methode | Material / Bemerkungen | Wer |
|---|---|---|---|---|---|---|
| | | | | | Kinder-Untersuchungshefte und Perzentilen-Satz WHO bereit legen. | |
| | | **Die Teilnehmer (TN) ...** | | | | |
| 1 | 1 min | ... werden zum Kurs begrüßt und über die Rahmenbedingungen des Kurses informiert. | **Begrüßung zum Kurs**<br>– Räumlichkeiten<br>– Dauer<br>– Ablauf | Erster Hemmungsabbau | | Tutor |
| 2 | 4 min | ... kennen sich untereinander und den Tutor.<br>... sammeln ihre Erwartungen an den Kurs. | **Vorstellungsrunde**<br>– Wer bin ich?<br>– Meine Erfahrungen mit Kindern / in der Pädiatrie ...<br>– Meine Erwartungen an den Kurs ... | Visualisierung der Erwartungen (Abgleich zu Kursende) | Flipchart mit Papier<br>Klebestreifen | Tutor, TN |
| 3 | 2 min | ... sind über den Kursablauf und die Lernziele informiert. | **Kursablauf**<br>– Untersuchung von Kindern<br>– Die U2<br>– Körpergröße (KG)<br>– Körperlänge (KL)<br>– Kopfumfang (KU)<br>**Lernziele**<br>– Tutor erarbeitet die Lernziele mit der Gruppe<br>– Lernziele werden auf Plakat visualisiert | Vortrag<br>Erster Abgleich mit Erwartungen | Poster mit Lernzielen | Tutor, TN |
| 4 | 2 min | ... ordnen Kinder entsprechend ihres Alters in definierte Kategorien ein. | **Altersdefinitionen für Kinder**<br>– Neugeborene<br>– Säuglinge<br>– Kleinkinder<br>– Vorschulkinder<br>– Schulkinder<br>– Jugendliche<br>– Adoleszenten | Interaktives Gespräch<br>Tutor hat Altersgrenzen auf Poster abgedeckt<br>TN einigen sich auf Altersgrenzen<br>Tutor deckt im Verlauf die Altersgrenzen auf | Tabelle „Altersdefinitionen bei Kindern“, s. Kapitelanhang | Tutor, TN |

| Nr. | Zeit | Ziel | Inhalt | Methode | Material / Bemerkungen | Wer |
|---|---|---|---|---|---|---|
| 5 | 10 min | … diskutieren die Besonderheiten bei der Untersuchung von Kindern. | **Kinder sind bei Untersuchungen …**<br>– ängstlich<br>– schreien<br>– auf Bezugspersonen fixiert<br>– Kinder sollten zur Untersuchung … sein:<br>– ruhig (= Ø schreiend)<br>– wach<br>– zufrieden<br>– Ø ängstlich<br>– bei einer Bezugsperson<br>**Was muss ich als Untersucher beachten?**<br>– Ø ängstigen (Instrumente, Geräte zum Spielen geben, ggf. anwärmen)<br>– Vertrauen gewinnen (Bezugsperson einbinden, kindgerechte Umgebung)<br>– Zeit nehmen (max. 15 min)<br>– schnelle Durchführung unangenehmer Untersuchungen, diese auch zuletzt | Gruppenarbeit<br>3 Aufgaben-Karten sind mit Kreppbandstreifen im Raum fixiert.<br>TN erhalten leere Papierkarten und visualisieren ihre Ideen zu den entsprechenden Aufgabenkarten.<br>Den Kurs über hängen lassen!<br>Tutor bespricht die gesammelten Ergebnisse mit den TN. | Vorbereitete Aufgaben-Karten (s. Überschriften)<br>leere Papierkarten für TN<br>Marker für TN<br>Klebestreifen | TN |
| 6 | 1 min | … werden in den Fall eingeführt. | **Fallvorstellung I**<br>– Famulant in Pädiatrie<br>– 1. Tag da<br>– junger Assistenzarzt möchte, dass Sie eine auf der Station anfallende U2 durchführen → Beobachtet Sie dabei<br>– Zum Glück gibt es ja die Kinder-Untersuchungshefte. | Vortrag<br>Frage: Wann ist die U2 fällig? (3.–10.LT) | | Tutor |
| 7 | 20 min | … kennen die Untersuchungen, die die U2 beinhaltet. | **Die U2-Untersuchung**<br>– Anamnese (Schwangerschaftsverlauf, Geburt, aktuelle Anamnese, Familienanamnese, Sozialanamnese) | Gespräch/ Visualisierung:<br>TN tragen zusammen, welche Organsysteme | Kinder-Untersuchungshefte | Tutor, TN |

| Nr. | Zeit | Ziel | Inhalt | Methode | Material / Bemerkungen | Wer |
|---|---|---|---|---|---|---|
| | | | – Reifezeichen<br>– Haut, Muskeltonus<br>– Schädel, Augen, HNO<br>– Extremitäten<br>– Thorax, Abdomen<br>– Genitale<br>– Neurologische Untersuchung | sie untersuchen würden<br>TN haben Ideen, wie sie die geforderten Befunde erheben<br>Abgleich mit U2-Bogen | | |
| 8 | 15 min | ... nehmen ein Neugeborenes korrekt von der Wickelunterlage auf.<br>... führen eine Körperlängenmessung (KL) durch.<br>... führen eine Messung des Kopfumfangs (KU) durch.<br>... führen die Bestimmung des Körpergewichts (KG) durch. | **Handling Neugeborenes**<br>– Kopfstützung<br>– Aufnehmen über die Seite<br>– Wärmemanagement<br>**Messung der KL**<br>– Längenmessung<br>– Kopf oben, Beine gestreckt<br>**Messung des KU**<br>– Fronto-occipitaler Umfang<br>– Kopf sanft fixieren<br>**Messung des KG**<br>– trockenes Tuch auf Waage<br>– entkleidetes Kind<br>– Anschließendes Tarieren! | Modellernen<br>Tutor zeigt das Handling<br>TN üben dies im Anschluss<br>Übung | Neugeborenensimulator „Lilian 50"<br>Vorbereiteter Wickelplatz (Wickelunterlage, trockene Tücher, Wärmelampe)<br>Dr. Keller II-Längenmessgerät<br>Maßband<br>Babywaage<br>Kinder-Untersuchungsheft<br>Perzentilen-Satz WHO | TN |
| 9 | 5 min | ... tragen ihre Messergebnisse in die korrekten Perzentilen ein. | **Bewertung**<br>Auswertung der Perzentilen | Gespräch<br>TN diskutieren / befunden ihre Messergebnisse | | Tutor, TN |
| 10 | 10 min | ... reflektieren das besprochene Vorgehen. | **Fallauswertung**<br>U2-Untersuchung ist ein gründlich erhobener kindlicher Status. | Gespräch<br>TN fassen die U2-Untersuchung in eigenen Worten zusammen | U2-Bogen<br>Einmalwindel | Tutor, TN |

| Nr. | Zeit | Ziel | Inhalt | Methode | Material / Bemerkungen | Wer |
|---|---|---|---|---|---|---|
| | | | **Cave:** Windel muss bei KG-Messung abgenommen sein!<br>Wie viel Wasser passt in eine Windel → > 500 ml. | Demonstration<br>Windel auf Waage<br>Wasser hinzugießen<br>Selbst bei > 500 ml ist die Windel nach einer Minute noch trocken | Messbecher mit ca. 750 ml Wasser<br>Babywaage | |
| 11 | 1 min | ... erhalten einen neuen Arbeitsauftrag. | **Fallvorstellung II**<br>– nachdem die erste U2 so gut lief, nun gleich noch eine<br>– ihr Mitfamulant hilft mit<br>– ist aber etwas spezieller, sagt der Assistenzarzt | Vortrag<br>Bearbeitung im Team<br>Teamfindung | | Tutor |
| 12 | 14 min | ... führen selbstständig eine U2 an einem Frühgeborenen durch. | **Frühgeborenen – U2**<br>– TN führen diese nach oben gemeinsam erarbeiteten Ablauf durch<br>– Wissenstransfer!<br>**Reifezeichen**<br>– Hoden/Labien<br>– Lanugo Behaarung<br>– Fingernägel<br>– Ohrform<br>– Mamillen<br>– Haut | Übung<br>Gemeinsame Auswertung (Team selbstständig, Tutor)<br>Interaktives Gespräch<br>Bewertung des Frühgeborenen-Simulators | Frühgeborenensimulator „MS60"<br>Vorbereiteter Wickelplatz (Wickelunterlage, trockene Tücher, Wärmelampe)<br>Dr. Keller II – Längenmessgerät<br>Maßband<br>Babywaage<br>Kinder-Untersuchungsheft<br>Perzentilen-Satz WHO | TN |
| 13 | 5 min | ... vergleichen Ihre Erwartungen mit den im Kurs vermittelten Inhalten.<br>... geben ein Feedback zum Kurs und werden anschließend verabschiedet. | **Erwartungen**<br>Abgleich mit den anfänglich geäußerten Erwartungen.<br>Abhaken<br>Lernziele zusammenfassen<br>Feedback<br>Kursende | Gespräch<br>Visualisierung | Erwartungs-Visualisierung | Tutor, TN |

## ANHANG: Die Vorsorgeuntersuchung U2 des Neu- und Frühgeborenen

### „Altersdefinitionen bei Kindern"

| | |
|---|---|
| Neugeborene | 1 – 28 Tage |
| Säuglinge | 1 Monat – 1 Jahr |
| Kleinkinder | 1 Jahr – 3 (4) Jahre |
| Vorschulkinder | (4) 5– 6 Jahre |
| Schulkinder | 6 – 14 Jahre |
| Jugendliche | 13 – 18 Jahre |
| Adoleszentenalter | ab 18 Jahre |

## 5.2 Die Vorsorgeuntersuchung der Frau

Julia Heinrich, Christiane Schuster

### TEIL A: Die gynäkologische Untersuchung

#### Simulator

„Gynecology Diagnostic Training Model“ LM-050, Fa. Koken Co., Ltd., Tokyo 112-0004, Japan

Mit diesem gynäkologischen Untersuchungsmodell kann sowohl die Inspektion und Palpation des Abdomens als auch die Spekulumuntersuchung der Vagina und die bimanuelle Tastuntersuchung des Uterus vorgeführt und von Studierenden praktisch geübt werden.

Für den Simulator stehen sieben verschiedene Uterusmodelle, auch mit Pathologien versehen, zur Verfügung (unauffälliger Uterus, Uterus Frühschwangerschaft, Myom in der Tunica muscularis, Myom im Endometrium, Ovarialzyste Tischtennisball-Größe, Ovarialzyste Tennisball-Größe, Hydrosalpinx. Die Ovarialzysten können mittels einer kleinen Luftpumpe je nach Bedarf in der Größe verändert werden).

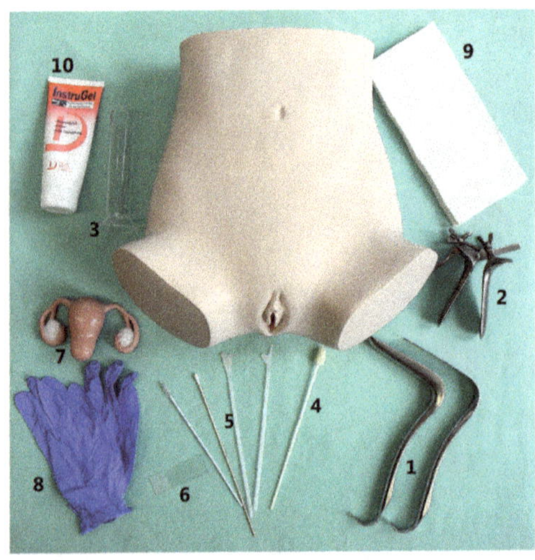


Abb. 5.10: Die gynäkologische Untersuchung. Spekulum mit zwei Blättern (1), Entenschnabelspekulum (2), Glasspekulum (3), PapCone® (4), weitere Abstrichmaterialien (5), Objektträger (6), Uterusmodell (7), unsterile Handschuhe (8), Papiertücher (9), Lubricant Gleitgel (10)

| Vorteile | Nachteile |
|---|---|
| – Vergleich physiologisch/pathologisch möglich<br>– Handlungsabläufe der Untersuchung können in Ruhe erklärt, gezeigt und mehrfach geübt werden. | – Spekulum lässt sich trotz des Gleitgels nicht gut vorschieben<br>– Bei häufiger Nutzung entstehen Einrisse, vor allem im Bereich des Damms und des Anus.<br>– Entfernung des Gleitgels nach Nutzung schwierig.<br>– Sehr prominenter Hymenalsaum, der oft als Pathologie interpretiert wird. |

### Indikation

Die gynäkologische Untersuchung dient der Vorsorge und Kontrolle. Sie ist wichtig um Erkrankungen, wie z. B. das Zervixkarzinom oder ihre Vorstufen, frühzeitig zu erkennen.

Ab dem 20. Lebensjahr wird jeder Frau die jährliche gynäkologische Vorsorgeuntersuchung empfohlen.

### Vorbereitung

Am Anfang der Untersuchung muss die Patientin aufgeklärt werden und in die Untersuchung einwilligen.

Um ihr die Situation so angenehm wie möglich zu gestalten, sollten Fenster und Türen geschlossen, ein Sichtschutz aufgestellt und die Raumtemperatur angepasst werden. Außerdem sollte darauf geachtet werden, dass die Patientin niemals komplett entkleidet ist.

Als männlicher Untersucher empfiehlt es sich eine weibliche Assistenz bei der Untersuchung dabei zu haben.

Für die Untersuchung selbst nimmt die Patientin auf dem Untersuchungsstuhl in der Steinschnittlage Platz.

### Materialien

- Gynäkologisches Untersuchungsmodell
- getrenntes Spekulum, Glasspekulum, Entenschnabelspekulum
- Objektträger
- Abstrichmaterialien (Bürstchen, Wattestäbchen, PapCone®)
- Uterusmodell
- Händedesinfektionsmittel

Verbrauchsmaterial:
- Unsterile Handschuhe
- Lubricant Gleitgel
- Papiertücher

## Durchführung

### Inspektion und Palpation des Abdomens

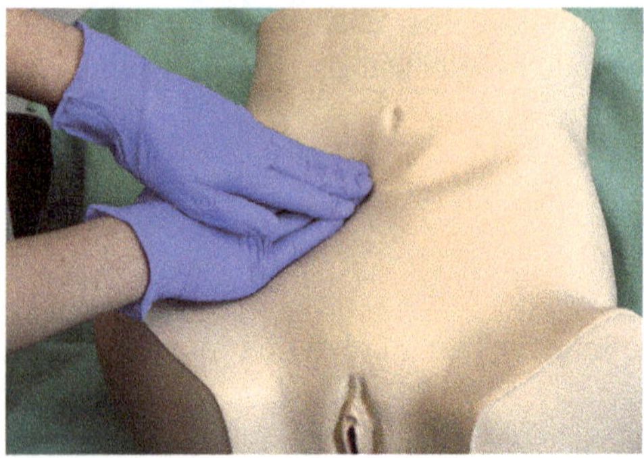

Abb. 5.11: Palpation des Abdomens mit beiden Händen

Vor der eigentlichen gynäkologischen Untersuchung wird das Abdomen untersucht.

Nach der Händedesinfektion erfolgen die Inspektion sowie die Palpation aller vier Quadranten. Die Palpation kann mit oder ohne Anlegen von Handschuhen erfolgen.

- Gibt es Hautveränderungen, Schwellungen, Narben oder Entzündungszeichen?
- Wie ist der Behaarungstyp?
- Ist das Abdomen weich oder gibt es Resistenzen bzw. druckschmerzhafte Areale?

Anschließend werden die Nieren beklopft, um u.a. eine Pyelonephritis auszuschließen, und die inguinalen Lymphknoten werden getastet.

### Inspektion von äußerem Genitale, Damm und Anus

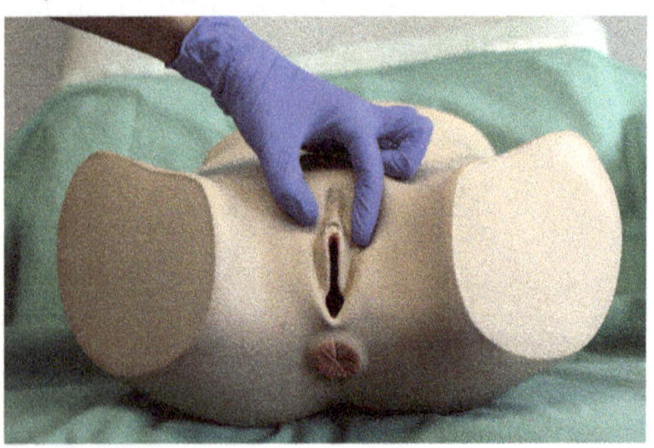

Abb. 5.12: Inspektion durch Spreizen der großen Labien mit Daumen und Zeigefinger

Nach erneuter Händedesinfektion und dem Anziehen von Handschuhen wird das äußere Genitale auf Besonderheiten untersucht. Durch Spreizen der großen Labien mit Daumen und Zeigefinger kann auch der Scheideneingang inspektorisch beurteilt werden.

- Gibt es Zeichen einer Entzündung oder einer Pilzinfektion?
- Ist vermehrt Ausfluss zu sehen?
- Gibt es Einrisse/Verletzungen?
- Sind Hämorrhoiden vorhanden?

### Spekulumuntersuchung (getrennte Spekula)

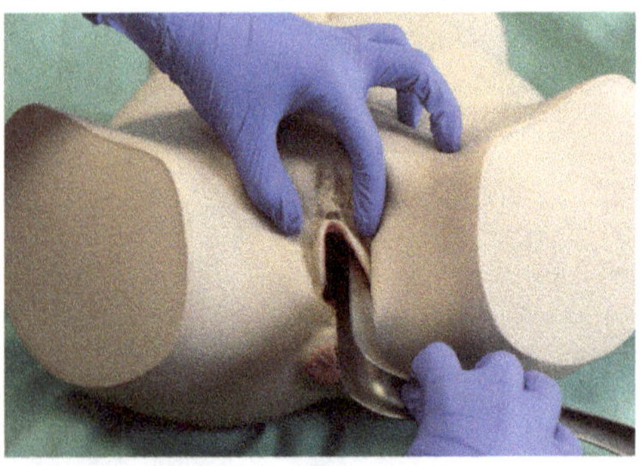

Abb. 5.13: Spreizen der Labien und Einführen des hinteren Spekulumblattes

Die Spekulumuntersuchung erfolgt zwingend vor der bimanuellen Tastuntersuchung, um Verfälschungen der Zytologie durch Schleimhautirrritationen zu vermeiden.

Die Labien werden erneut gespreizt und das hintere Blatt des Spekulums schräg unter Drehung eingeführt. Das hintere Blatt steht nun quer. Der Zug wird dabei dammwärts gerichtet.

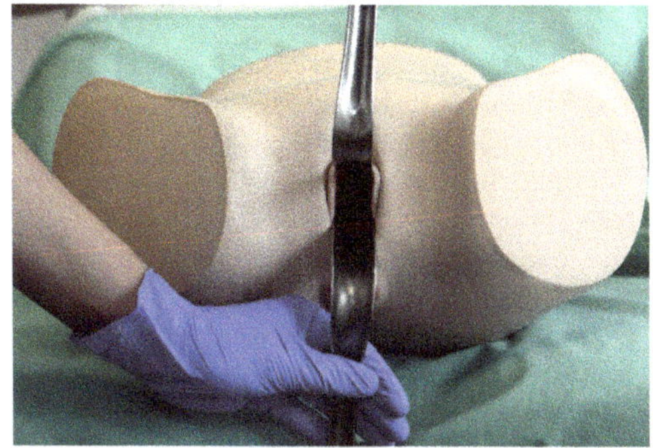

Abb. 5.14: Einführen des vorderen Spekulumblattes und Darstellung des Scheidengewölbes

Das vordere Blatt wird ebenfalls schräg unter Drehung und Schonung der Urethra eingeführt. Nun können die vordere Scheidenwand sowie die Portio angehoben und das hintere Blatt bis zum hinteren Scheidengewölbe vorgeschoben werden.

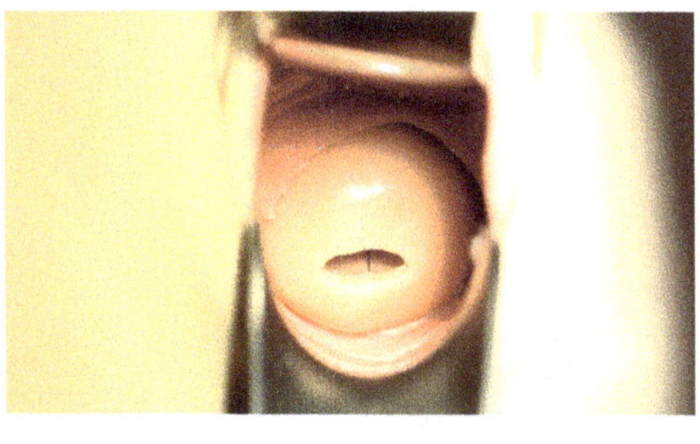

Abb. 5.15: Beurteilung der Zervix

Die Zervix kann nun dargestellt werden und die Abstrichentnahme erfolgen.
Nach dem ektozervikalen wird auch der endozervikale Abstrich entnommen. Nach dem Auftragen auf einen Objektträger wird das Präparat mit Alkohol fixiert.
Bevor das Spekulum entfernt wird, werden beide Blätter gleichzeitig gedreht, um bislang verdeckte Areale darzustellen.
Danach können die Blätter entfernt werden. (zunächst das vordere, dann das hintere)

### Befundung

- Vaginalinhalt (ausfließender Zervixschleim, Blutungen, Fluor)
- Muttermund (grübchenförmig/querer Spalt)
- Veränderungen (Narben alter Zervixrisse)
- Farbe (Lividität bei Schleimhautabbau)
- Neubildungen (Polypen, Tumore)

**Bimanuelle Tastuntersuchung**

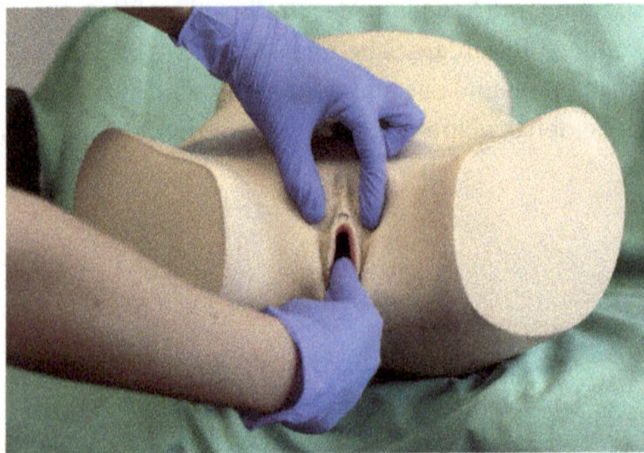

Abb. 5.16: Austastung der Vagina

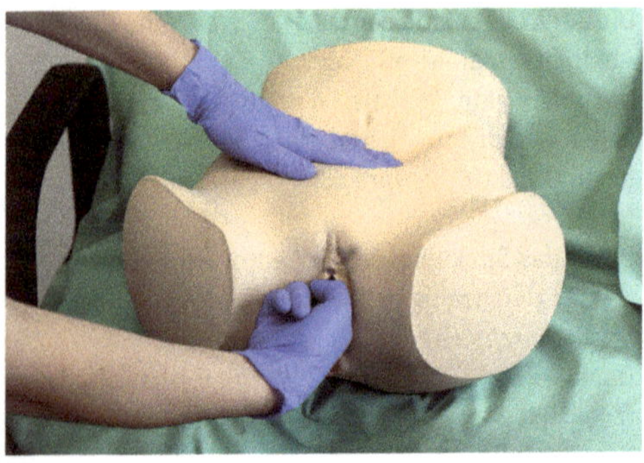

Abb. 5.17: Tastbefundung des Uterus und der Adnexe

Das Austasten der Vagina erfolgt mit einem oder zwei Fingern. Die Finger werden dabei nach Spreizen der Labien über den Damm eingeführt. Es wird vor allem auf Schwellungen und Resistenzen in der Vagina geachtet.
Danach wird die Zervix getastet.
**Normalbefund:**
- Glatte Scheidenwände, Zervix als derber Knoten tastbar.

Die Finger werden nun in das hintere Scheidengewölbe gelegt und drücken gegen die Zervix nach ventral. Die äußere Hand palpiert auf der Bauchdecke. Zwischen beiden Händen lässt sich der Uterus ertasten. Hierbei werden Größe, Form, Lage, Oberfläche, Konsistenz und Beweglichkeit beurteilt.
**Normalbefund:**
- Birnenförmig, ca. 8 cm lang, Anteversio-Anteflexio, glatte Oberfläche, gute Mobilität.

Anschließend werden die Finger ins laterale Scheidengewölbe gelegt. Mit der äußeren Hand wird versucht die Adnexe zu ertasten.
**Normalbefund:**
- Adenexe müssen nicht zwingend tastbar sein.

Zum Schluss werden die inneren Finger langsam zurückgezogen und der Handschuh begutachtet. Ist Blut daran? (Alle Normalbefunde beziehen sich auf die junge, gesunde, nicht schwangere Frau.)

## TEIL B: Die Mammauntersuchung

### Simulatoren

„Advanced Breast Examination Trainer“, Part No. 40100, Fa. Limbs & Things, Bristol, UK (1)
„Breast Cancer Training Model“, Modell LM-018, Fa. Koken, Tokyo 112-0004, Japan (2)

Der „Advanced Breast Examination Trainer“ bietet die Möglichkeit einer Tastuntersuchung der Mamma und der dazugehörigen Lymphknotenstationen. Der Simulator kann von einem Simulationspatienten getragen werden, so dass eine realistische Untersuchungssituation simuliert und kommunikative Kompetenzen zusammen mit der Palpationsuntersuchung trainiert werden können.

Neben dem physiologischen Modell stehen vier austauschbare Pathologien und vier Lymphknoten zum Tasten zur Verfügung. Die scharfen Übergänge von Pad zu Brust erweisen sich als nachteilig, da sie oftmals als pathologisch erkannt werden.

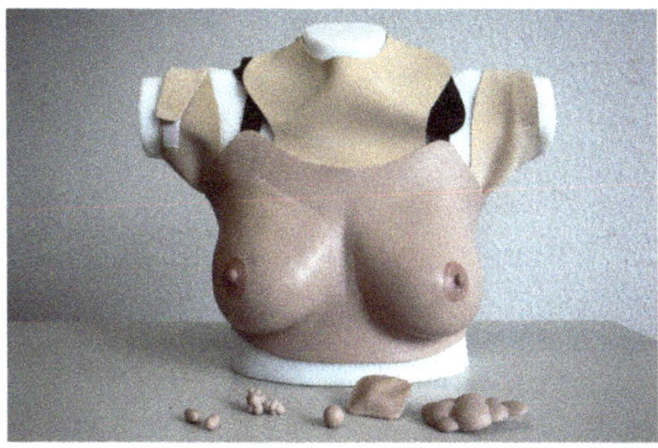

Abb. 5.18: Simulator 1 „Advanced Breast Examination Trainer" mit variabel einsetzbaren pathologischen Befunden

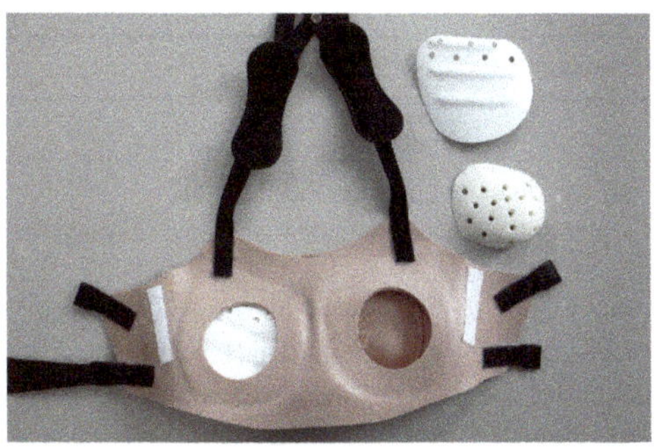

Abb. 5.19: Simulator 1 „Advanced Breast Examination Trainer", Rückansicht mit Füllmaterial

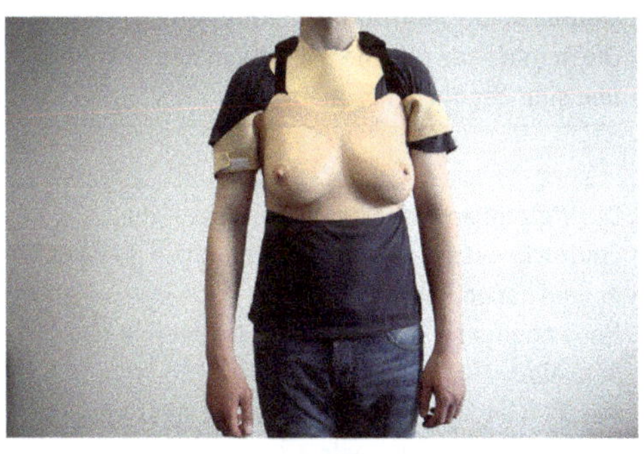

Abb. 5.20: Simulator 1 „Advanced Breast Examination Trainer" im Einsatz an einem Simulationspatienten

Das Brustkrebs Tastmodell „Breast Cancer Training Model" bietet ebenso wie der „Advanced Breast Examination Trainer" die Möglichkeit die Untersuchung der Mamma modellhaft zu üben und dabei verschiedene Pathologien kennen zu lernen. Im Gegensatz zum „Advanced Breast Examination Trainer" können die Pathologien nicht variiert werden, sie sind fest im Simulator integriert (zur Lage der Pathologien s. Beschreibung „Mamma Simulator 2").

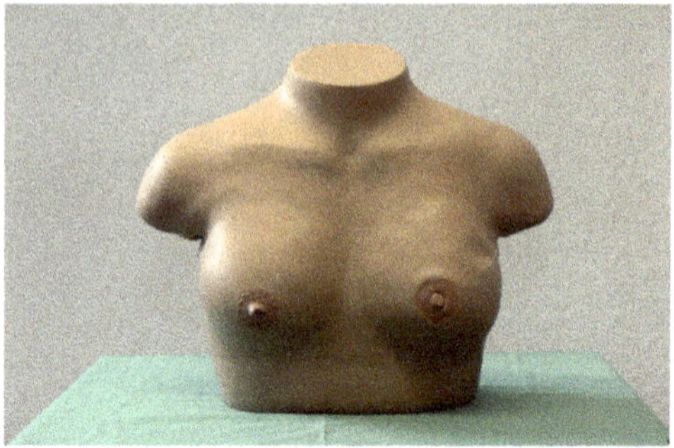

Abb. 5.21: Simulator 2 „Breast Cancer Training Model“

| Vorteile | Nachteile |
|---|---|
| **Simulator 1 „Advanced Breast Examination Trainer“** | |
| – Auswechselbare Pathologien.<br>– Prinzipien und Ablauf der Untersuchung lassen sich erklären und üben.<br>– Kommunikation mit dem Simulationspatienten ist realitätsnah möglich.<br>– Die Patientenrolle kann von Studierenden (beider Geschlechter!) eingenommen werden.<br>– Durch leicht verstellbare Träger schnelle Größenanpassung an Simulationspatientenmaße möglich. | – Aufwendiger Wechsel der Pathologien.<br>– Materialermüdung im Bereich der Simulationshaut durch häufiges Tasten.<br>– Sollte vor jeder Tastuntersuchung für bessere Tasteigenschaften gepudert werden (Talkum).<br>– Scharfer Übergang der weißen Pads zum Abschluss der Brust nach hinten/innen (s. Abb. 5.19). Diese tasten sich härter als das umliegende Gewebe und werden oft als Pathologie interpretiert.<br>– Die Achselpads rutschen leicht von den Schultern und sind unangenehm zu tragen. |
| **Simulator 2 „Breast Cancer Training Model“** | |
| – Verschiedene fixierte Pathologien.<br>– Die Palpation der Mamma kann wiederholt erklärt und geübt werden. | – Die Vielzahl an Pathologien erzeugt oft den Eindruck, dass eine einzige Patientin all diese auf einmal haben könnte.<br>– Nach häufiger Nutzung Einrisse im Bereich der Achseln.<br>– Der Simulator ist nicht standfest, so dass bei liegendem Simulator palpiert werden muss.<br>– Die im äußeren unteren Quadranten der rechten Brust dargestellte Rötung ist schwer zu erkennen. |

## Indikation

Zu einer vollständigen gynäkologischen Vorsorgeuntersuchung gehört auch die Palpation der Mamma. Sie dient der Früherkennung von Malignomen. Die Tastuntersuchung der Mamma ist eine einfache, schnelle und schmerzfreie Methode. Ab dem 30. Lebensjahr können sich Frauen einmal jährlich die Brust und die örtlichen Lymphknoten ärztlich abtasten lassen. Zusätzlich sollte einmal monatlich eine Selbstuntersuchung erfolgen. Limitiert wird die Untersuchung durch geringe Spezifität und geringe Sensitivität. Nur durch Tasten ist die Diagnose „Krebs“ nicht zu stellen. Häufig lassen sich erst größere Befunde tasten.

### Vorbereitung

Ebenso wie bei der Spekulumuntersuchung ist bei der Palpation der Mamma auf die Intimsphäre der Patientin zu achten. Je nach Untersucher erfolgt die Mammauntersuchung im Anschluss an die gynäkologische Untersuchung oder wird zu Beginn der Vorsorgeuntersuchung durchgeführt. Die Patientin sollte am Oberkörper vollständig entkleidet sein. Der Untersucher sollte auf saubere, warme Hände und kurze, rundgefeilte Fingernägel achten. Wahlweise können auch Handschuhe getragen werden, speziell bei der axillären Lymphknotenpalpation.

### Materialien

- Simulator 1 und 2
- für Simulator 1 verschiedene Lymphknoten bzw. Pathologien, z. B. Fibroadenom
- Bluse/Hemd, BH für das Modell
- Poster: „Differentialdiagnosen bei auffälligem Tastbefund der Mamma"
- Befundbogen zur Dokumentation „Mamma"

Verbrauchsmaterial:
- Talkumpuder für Simulatorpflege
- Händedesinfektionsmittel
- Unsterile Handschuhe

### Durchführung

(hier am Simulator 1 gezeigt)

**Inspektion**

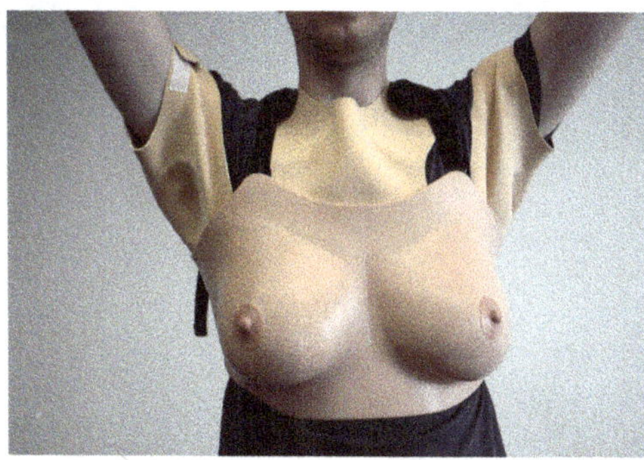

Abb. 5.22: Patientin hebt beide Arme über den Kopf

Die Patientin sitzt oder steht vor dem Untersucher, die Arme hängen locker herab. Zu Beginn der Untersuchung wird die Patientin aufgefordert die Arme über den Kopf zu heben. Danach stützt sie beide Arme in die Seite.

Dabei werden folgende Kriterien immer im Seitenvergleich beurteilt:
- Brust: Größe, Form, (A)Symmetrie, Schwellungen
- Haut: Farbe, Gefäße, Einziehungen, Narben, Haarwuchs, Orangenhaut, Ulzerationen, Ekzeme, Vorwölbungen
- Warzenhof: Pigmentierung, Größe, Farbe, Form, Schwellung
- Brustwarze: Position, Ansatz, Größe, Farbe, Form, Einziehungen, Ulzerationen, Ekzeme, Schuppung, Rötung, Entzündungszeichen, ungleiche Farbe oder Anzahl

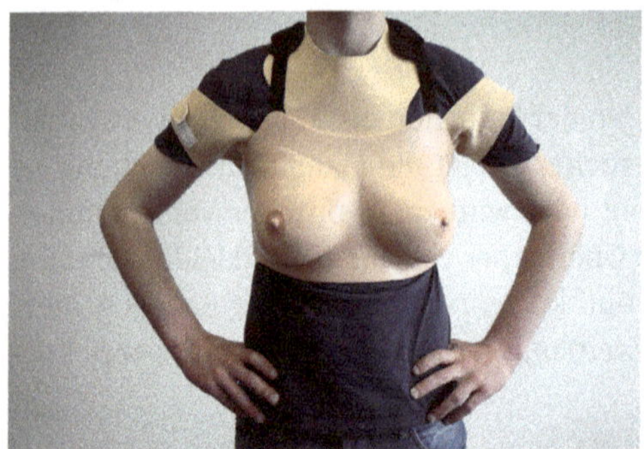

Abb. 5.23: Patientin stützt beide Arme in die Seiten

– umgebende Haut, Achselhöhlen, Sternalregion
Bei sehr großen Brüsten sollte die Brust einmal angehoben werden, um auch dort auf Veränderungen zu achten.

**Palpation**

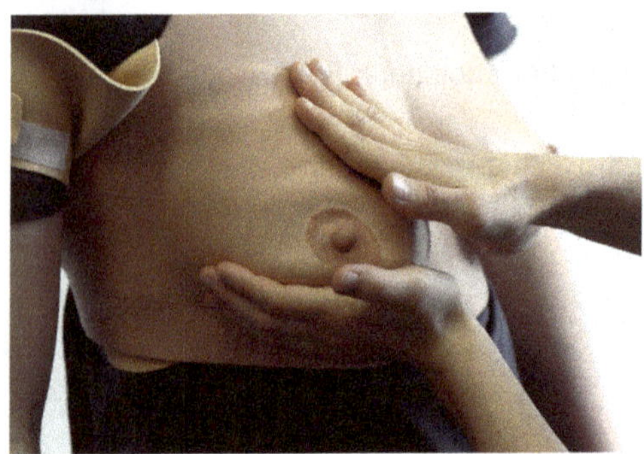

Abb. 5.24: Palpation aller vier Quadranten der Brust von außen nach innen

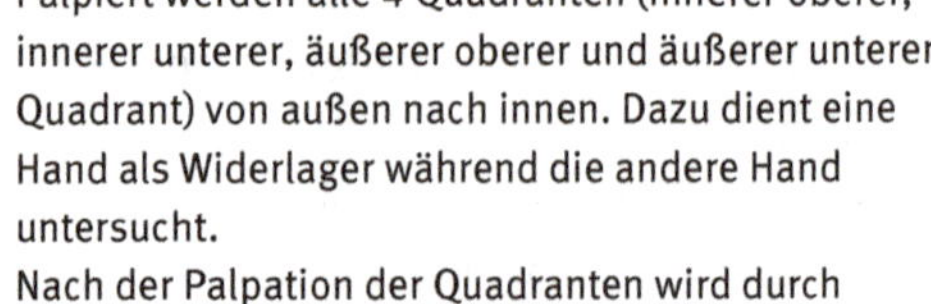

Palpiert werden alle 4 Quadranten (innerer oberer, innerer unterer, äußerer oberer und äußerer unterer Quadrant) von außen nach innen. Dazu dient eine Hand als Widerlager während die andere Hand untersucht.
Nach der Palpation der Quadranten wird durch leichten Druck auf den Drüsenkörper versucht eine Mamillensekretion zu provozieren.
Zusätzlich erfolgt die Palpation der axillären, supra- und infraklavikulären Lymphknoten.
Dabei werden Lokalisation, Größe, Verschieblichkeit, Oberflächenbeschaffenheit und Druckdolenz beurteilt und dokumentiert.
Wird eine Auffälligkeit getastet, sollte die Untersuchung im Liegen und Sitzen wiederholt werden.

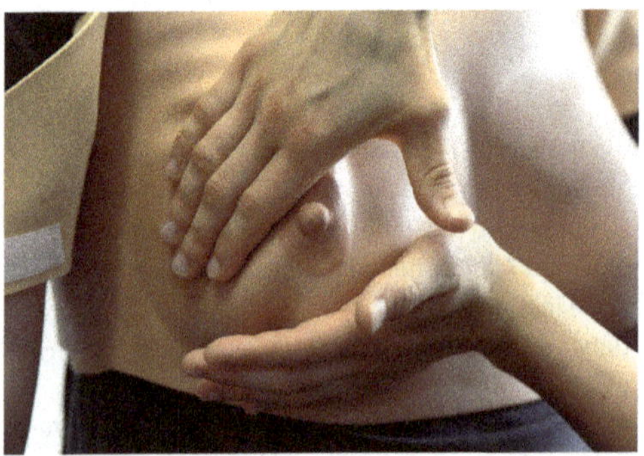

Abb. 5.25: Palpation der Brust, eine Hand dient als Widerlager

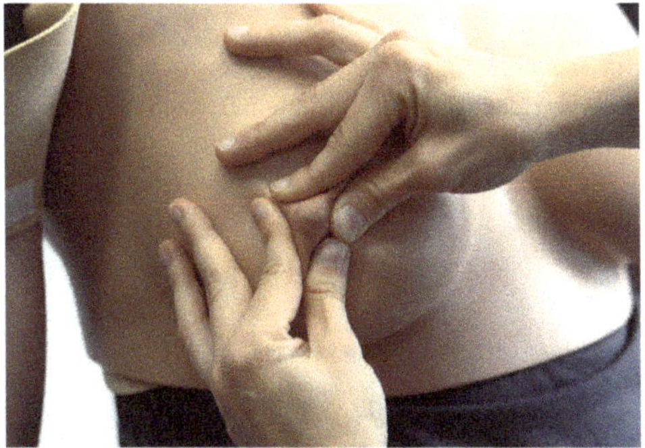

Abb. 5.26: Provokation einer Mamillensekretion

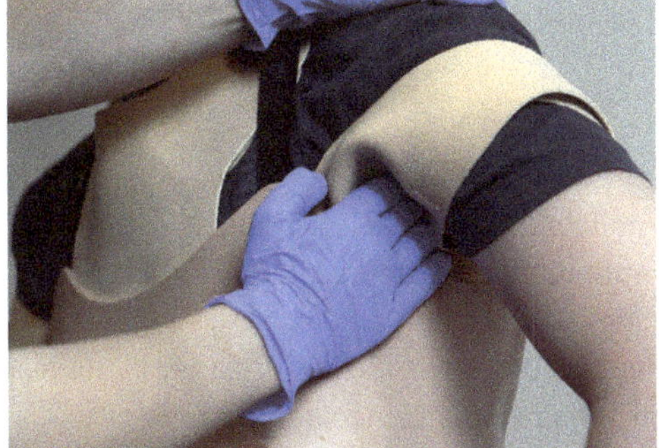

Abb. 5.27: Tasten der axillären Lymphknoten

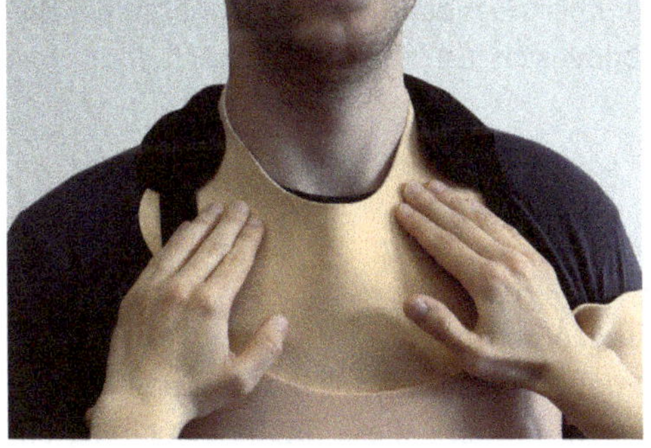

Abb. 5.28: Tasten der supraklävikularen Lymphknoten

**Befundbesprechung**

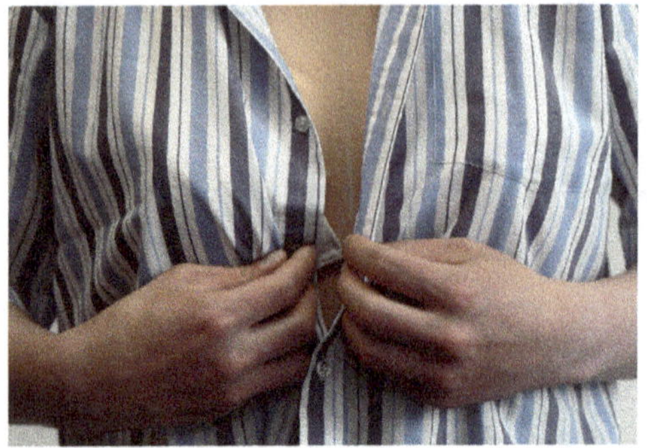

Abb. 5.29: Abschluss der Untersuchung

Im Anschluss an die Untersuchung wird die Patientin gebeten sich wieder anzuziehen. Danach erfolgt eine kurze Besprechung der erhobenen Befunde.

## Befundung

Die Palpation erfolgt idealerweise in den ersten sieben Tagen nach der Menstruation. Die Brust ist dann weich und relativ schmerzunempfindlich. Resistenzen jeglicher Art finden sich in einer gesunden Brust nicht.

Physiologischerweise ändert sich die Konfiguration der weiblichen Brust im Laufe des Lebens. Untersuchungsbefunde müssen deshalb immer zeitlich eingeordnet werden.

In der Pubertät proliferiert der Drüsenkörper. Eventuelle Seitenunterschiede sind hier physiologisch. Bei jungen Frauen tastet sich die Brust, aufgrund des hohen Drüsen- und geringeren Fettgewebsanteils fest. In der Schwangerschaft und Stillzeit ist der Drüsengewebsanteil noch höher. Mit zunehmendem Alter überwiegt dann der Fettgewebsanteil. Das Bindegewebe wird schlaffer, der Drüsenkörper bildet sich fast vollständig zurück.

## Lernziele

Der Studierende ist nach dem Kurs in der Lage:
- eine vollständige gynäkologische Anamnese zu erheben.
- die für eine gynäkologische Untersuchung notwendigen Instrumente, speziell die verschiedenen Spekula, namentlich zu benennen und sich diese für Untersuchung am Untersuchungsplatz bereit zu legen.
- eine gynäkologische Spekulumuntersuchung sowie die bimanuelle Tastuntersuchung selbstständig am Simulator durchzuführen.
- einen physiologischen von einem pathologischen Tastbefund am Simulator zu unterscheiden.
- den Ablauf einer Mamma-Untersuchung zu beschreiben.
- eine komplette Mamma-Untersuchung am Simulator durchzuführen und dabei die einzelnen Schritte zu erläutern.

## Take-Home-Message

Die Vorsorgeuntersuchung der Frau nimmt einen wichtigen Stellenwert in der Krebsfrüherkennung ein. Diese sehr intime Untersuchung verlangt großes Einfühlungsvermögen vom Untersucher und sollte von Studierenden im Vorfeld am Simulator praktisch geübt werden.

## Kursablauf

| Nr. | Zeit | Ziel | Inhalt | Methode | Material / Bemerkungen | Wer |
|---|---|---|---|---|---|---|
| | | **Die Teilnehmer (TN) ...** | | | | |
| 1 | 5 min | ... kennen die Kursstruktur. | **Begrüßung der Teilnehmer und Vorstellung der Kursstruktur**<br>– Theoretischer Teil<br>– (Spekulumuntersuchung, bimanuelle Untersuchung, Mammauntersuchung)<br>– Praktischer Teil<br>– (freies Üben an drei Stationen: 2 × bimanuelle Tastuntersuchung, 1 × Mammauntersuchung)<br>– Schlussbesprechung Mammapathologien | Visualisierung (Flipchart mit Kursstruktur) | Kreppband Markerstifte<br>Namensschilder | Tutor |
| 2a | 35 min | ... kennen und verstehen den Ablauf einer Spekulumuntersuchung.<br>... kennen und verstehen die Durchführung eines gynäkologischen Abstriches im Rahmen der Spekulumuntersuchung.<br>... kennen und verstehen den Ablauf und die Durchführung einer bimanuellen Untersuchung. | **Theoretischer Teil I**<br>**Vermittlung des Ablaufs einer gynäkologischen Vorsorgeuntersuchung anhand eines Fallbeispiels**<br>Junge Patientin, Mitte 20, kommt zum ersten Mal in die gynäkologische Sprechstunde in eine niedergelassene Praxis.<br>Die Patientin hat keine Vorerkrankungen, ist noch nie operiert worden und auch die Familienanamnese ist unauffällig. Sie nimmt keine Medikamente, auch nicht die Pille, da sie zur Zeit keinen Partner hat.<br>Sie kommt zur gynäkologischen Vorsorgeuntersuchung in die Praxis.<br>→ Frage nach ersten Schritten im Gespräch: Anamnese, v. a. Frage nach letzter Regelblutung.<br>**Spekulumuntersuchung**<br>– Inspektion/Palpation des Abdomens<br>– Inspektion des äußeren Genitales | Interaktiv, zeigen und fragen<br>TN die Materialien reichen, nach Funktion fragen.<br>**Demonstration:**<br>– Einführen der Spekula (mit Druck auf den Damm!).<br>– Inspektion von Vagina und Portio.<br>– Durchführung der Abstriche.<br>– Beim Entnehmen der Spekula auf Vaginalwände achten. | Simulator „Gynecology Diagnostic Training Model"<br>Verschiedene Spekula<br>Spatel<br>Bürstchen<br>Objektträger<br>unsterile Handschuhe<br>**Hinweis:** Bei Demonstration von Handlungsabläufen auf gute Sichtbarkeit für TN achten! (ggf. nachfragen) | Tutor, TN |

| Nr. | Zeit | Ziel | Inhalt | Methode | Material / Bemerkungen | Wer |
|---|---|---|---|---|---|---|
| | | | – Durchführung der Untersuchung mit getrennten Spekula<br>– (Gemeinsames Erarbeiten der einzelnen Schritte, Zeigen der Untersuchung, Befunde besprechen)<br>**Gynäkologischer Abstrich**<br>– Ektocervix (Spatel)<br>– Endocervix (Bürste)<br>– Abrollen und Fixieren auf Objektträger<br>– (Ergänzung: Färbung nach Papanicolaou, weiterführende Untersuchung: Kolposkopie)<br>**Bimanuelle Untersuchung**<br>– Austastung der Vagina<br>– Palpation Uterus<br>– Palpation Adnexe<br>– Wert legen auf die Dokumentation – Was kann ich tasten?<br>– Wie sollte der Normalbefund sein?<br>– Pathologien nennen, erklären. | – Einführen des Zeigefingers (plus ggf. Mittelfingers) mit Druck auf den Damm.<br>– Bei Uteruspalpation drückt innere Hand vom hinteren Scheidengewölbe die Portio nach vorn (Hinweis auf Portioschiebeschmerz geben).<br>– Vom seitlichen Scheidengewölbe aus die Adnexe untersuchen. | | |
| 2b | | ... kennen und verstehen den Ablauf und die korrekte Durchführung einer Mamma-Untersuchung. | **Theoretischer Teil II**<br>Inspektion:<br>Was ist zu sehen?<br>Palpation:<br>Vier Quadranten, Ausdrücken der Mamille, Lymphknotenstationen.<br>Erläuterung und Vorstellen des Befundbogens:<br>Wie kann man die getasteten Resistenzen beschreiben?<br>**Hinweis:** TN sollen diesen anschließend im praktischen Teil selbst ausfüllen! | Interaktiv (Fragen formulieren, mit TN gemeinsam den Ablauf erarbeiten) | Mamma Simulator 2<br>Befundbogen | Tutor, TN |

| Nr. | Zeit | Ziel | Inhalt | Methode | Material / Bemerkungen | Wer |
|---|---|---|---|---|---|---|
| 3 | 30 min | ... wenden die gezeigten Untersuchungstechniken an und üben selbstständig an den vier Modellen. | **Praktischer Teil**<br>Üben an Modellen in 2er Gruppen<br>**1. Station**<br>Gynäkologische Untersuchung (physiologisches Modell).<br>**2. Station**<br>Gynäkologische Untersuchung (mit Pathologie: Ovarialzyste Tennisball-Größe).<br>**3. Station**<br>Palpation der Mamma.<br>Üben an Modellen in Zweiergruppen, jeweils 10 Minuten | Selbstständiges Arbeiten der TN<br>Supervision durch Tutor<br>Der TN sollte seinen Bewegungsablauf erst einmal probieren dürfen, bevor man korrigiert. | **1. Station**<br>– Simulator „Gynecology Diagnostic Training Model“ mit physiologischem Befund<br>– Spekula<br>– Bürstchen<br>– Spatel<br>– Handschuhe<br>– Lubricant Gleitgel<br>**2. Station**<br>– Simulator „Gynecology Diagnostic Training Model“ mit Ovarialzyste Tennisball-Größe<br>– Spekula<br>– Bürstchen<br>– Spatel<br>– Handschuhe<br>– Lubricant Spray<br>**3. Station**<br>– Mamma-Simulatoren 1 und 2<br>– Unsterile Handschuhe<br>– Befundbogen zur Dokumentation „Mamma“<br>– Folienstifte | Tutor, TN |

| Nr. | Zeit | Ziel | Inhalt | Methode | Material / Bemerkungen | Wer |
|---|---|---|---|---|---|---|
| 4 | 15 min | ... befunden die getasteten Resistenzen.<br>... kennen die dargestellten Mammapathologien. | **Besprechung: Mammapathologien**<br>– Von TN erstellte Befunde vorstellen lassen (auf Dokumentation achten)<br>– Gemeinsames Erarbeiten aller Befunde<br>– Nachtasten lassen | Interaktiv | Poster: „Differentialdiagnosen bei auffälligem Tastbefund der Mamma“<br>Abschließend klären, ob noch Fragen offen geblieben sind! | Tutor, TN |
| 5 | 5 min | | **Abschluss**<br>Zusammenfassung<br>Verabschieden<br>Evaluation | Blitzlicht<br>„Aus dem heutigen Kurs nehme ich mit ...“ | | Tutor, TN |

## ANHANG: Die Vorsorgeuntersuchung der Frau:

### Beschreibung Simulator 2 „Breast Cancer Training Model“

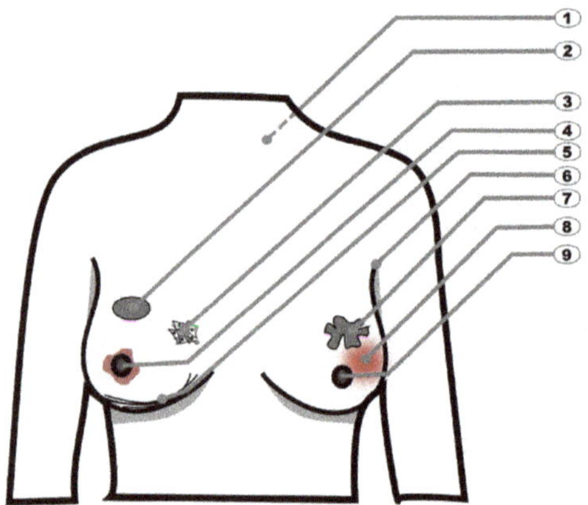


1. Supraklavikuläre Lymphknotenmetastase
   - lymphogene Metastasierung über axilläre, supra- und infraklavikuläre, parasternale und zervikale Lymphknoten
   - v. a. betroffen Thoraxwand, Pleurahöhle und Lunge
   - lokalspezifische Symptome: → Lunge: Belastungs-/Ruhe-Dyspnoe, Husten, Pleuraergüsse etc.
   - **Therapie:** Lymphknoten-Entfernung, Sentinelllymphknotentechnik
2. weicher, glatt begrenzter, verschieblicher Knoten; Anzeichen für Benignität
3. Jackson-Phänomen (Einziehung der Haut)
   - normalerweise Vorwölbung der Haut bei Zusammendrücken mit zwei Fingern, hier Einziehung der Haut durch Infiltration des Tumors in das Bindegewebe → positives Jackson-Phänomen
4. Paget-Karzinom (Morbus Paget)
   - duktales Mammakarzinom im Bereich der Mamille
   - intraduktale Ausbreitung von Tumorzellen in die Mamille und die umgebende Haut
   - **Klinik:** ekzematöse, erosive, juckende Veränderungen der Mamille
   - **Therapie:** Exzision der Mamille, ggf. Mastektomie indiziert
5. Orangenhaut-Phänomen (Peau d'orange)
   - verursacht durch intradermales Lymphödem im fortgeschrittenen Tumorstadium
6. Axilläre Lymphknotenschwellung (siehe 1.)
7. harte, unregelmäßige, nicht verschiebliche knotige Veränderung; Anzeichen für Malignität
8. Mastitis non-puerperalis (MNP)
   - bakterielle oder abakterielle Entzündungen der Mamma, die sich außerhalb der Schwangerschaft und Laktationsphase manifestieren
   - betrifft v.a. jüngere Frauen im Alter von 20–40 Jahren, Ätiologie sehr verschieden
   - **Differentialdiagnose:** inflammatorisches Mammakarzinom
   - prädisponierend: abgelaufene Stillperiode, Verletzungen der Mamma, östrogenbetonte Ovulationshemmer
   - bakteriell: Erreger: Staphylococcus aureus, Staphylococcus epidermidis, Escherichia coli, Streptokokken
   - abakteriell: Hyperprolaktinämie
   - **Klinik:** typische Entzündungszeichen (Rötung, Schwellung, Schmerzen, Überwärmung), ggf. erhöhte Körpertemperatur
   - **Therapie:** Prolaktinhemmer, Antibiotika

9. Mamillenretraktion
   - eingezogene Brustwarze
   - flach- und Hohlwarzen meist beidseitig (angeboren)
   - bei malignen Prozessen meist einseitig

## Poster: „Differentialdiagnosen bei auffälligem Tastbefund der Mamma"

| Tastbefund | Wahrscheinliche Diagnose |
|---|---|
| – derber Knoten, nicht druckdolent, nicht oder nur schwer verschieblich<br>– evtl. positives Jackson-Phänomen | Mammakarzinom |
| – oberflächlicher weicher Knoten, nicht schmerzhaft | Lipom, Fibrom |
| – Rötung, Überwärmung, Schmerzen, Schwellung<br>– ggf. erhöhte Körpertemperatur<br>– ggf. Abkapselung | Mastitis (puerperale / non-puerperale) |
| – weicher, glatt begrenzter Knoten, oft nicht schmerzhaft | Fibroadenom |
| – prallelastische, glatt begrenzte Raumforderung, oft variable Schmerzintensität | Zyste |
| – Verhärtung mit schmerzhaftem Spannungsgefühl während Stillzeit, evtl. mit lokaler Überwärmung<br>– häufig Fieber und Abszessbildung | Milchstau |
| – verhärtetes, verdichtetes Drüsengewebe (oft beidseitig),<br>– ggf. schmerzhaft | Mastopathie |

## Befundbogen zur Dokumentation „Mamma"

Name:
Vorname:
Geburtstag:
Menarche:
Menopause:
Zeitpunkt der letzten Periode:
Inspektion:
Palpation:
Drüsengewebe:
Sekretion:
Raumforderung:
Axilla:

## 5.3 Die digital-rektale Untersuchung

Magnus Krieghoff

### Simulator

„Rectal Examination Trainer“, Modell MK2, Fa. Limbs & Things Ltd, Bristol, BS2 0RA, UK

Mit dem „Rectal Examination Trainer“ kann die Untersuchung von Rektum und Prostata im Studierendenunterricht vorgeführt und geübt werden. Uns stehen dafür 2 unterschiedliche Perineen (physiologisch/pathologisch) und 5 unterschiedliche Prostata-Modelle zur Verfügung (gesunde Prostata, benigne Prostatahyperplasie, Prostata-Karzinom, halbseitige Prostatahyperplasie und beidseitige Prostatahyperplasie mit tiefem Sulcus).

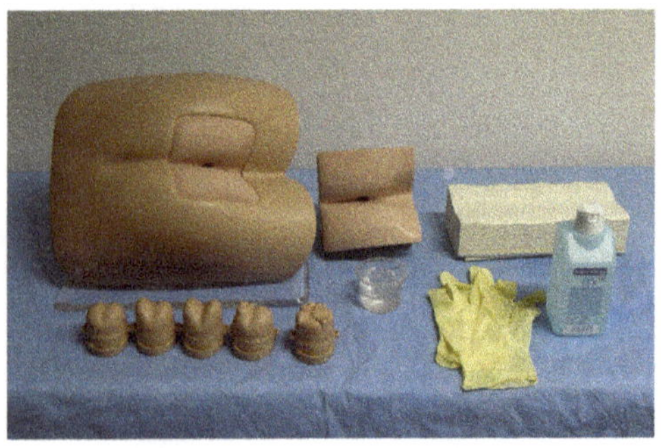

Abb. 5.30: „Rectal Examination Trainer“ mit Verbrauchsmaterial und fünf Prostata-Modelle

| Vorteile | Nachteile |
|---|---|
| – unterschiedliche Prostata-Pathologien<br>– Prinzipien und Ablauf der Untersuchung lassen sich gut und in Ruhe erklären und üben | – Einrisse an Schwachstellen häufig<br>– schwer von Gleitmittel zu reinigen<br>– übertrieben eng zu tastender Sphinkter (wird oft als Pathologie interpretiert) |

### Indikation

Die digital-rektale Untersuchung (DRU) ist ein Teil jeder vollständigen körperlichen Untersuchung, wird jedoch wegen ihrer für Patienten (und Untersucher) als unangenehm empfundenen Durchführung meist nur fokussiert zur Vorsorge oder zur Abklärung klinischer Symptome durchgeführt.

Jedem Patienten stehen ab dem 50. Lebensjahr jährlich eine DRU zur Darmkrebsfrüherkennung, sowie jedem Mann ab dem 45. Lebensjahr zur Prostatavorsorge zu. Sie wird weiterhin bei der Abklärung möglicher gastrointestinaler Blutungen und Erkrankungen der inneren weiblichen Geschlechtsorgane durchgeführt.

### Vorbereitung

Wie jede ärztliche Tätigkeit bedarf diese Untersuchung einer kurzen Aufklärung und der Einwilligung des Patienten. Zum Schutz der Privatsphäre sollte der Untersuchungsraum von außen nicht einsehbar sein (Türen geschlossen, Vorhänge zugezogen, ggf. spanische Wand). Im Raum wird für gute Lichtverhältnisse gesorgt. In manchen Fällen kann es sich jedoch als vorteilhaft erweisen, eine Person des medizinischen Personals als Zeugen während der Durchführung hinzu zu ziehen.

Die DRU stellt in der Regel den letzten Abschnitt der körperlichen Untersuchung dar. Der Patient begibt sich wahlweise in Seitenlage mit angezogenen Beinen und dem Rücken zum Untersuchenden oder in Steinschnittlage.

### Materialien

- „Rectal Examination Trainer"
- Perineum (Normalbefund, Schleimhautbefund)
- Prostata-Phantome
- Händedesinfektionsmittel
- Abwurf für Handschuhe
- Einmalproktoskop
- White Board mit Markern
- Hämocult-Tests
- Laminierte Karten (Inspektionsbefunde, Beschriftungen, Fallbeispiele, rektaler Ultraschall)

Verbrauchsmaterial:
- Handschuhe, Fingerlinge
- Gleitmittel
- Unterlage, Papiertücher

## Durchführung

### Inspektion

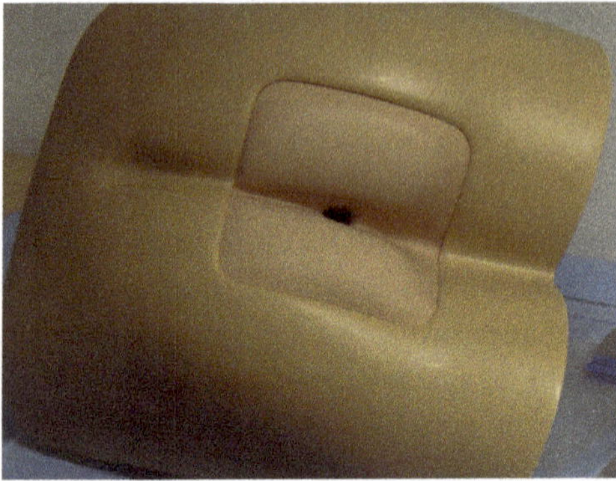

Abb. 5.31: Inspektion der Analregion

Nach der Händedesinfektion und dem Anziehen der Handschuhe wird die Analregion auf von außen sichtbare Befunde untersucht.

- Ist die Haut intakt?
- Sind Entzündungszeichen zu erkennen?
- Liegen Verletzungen vor?
- Tritt Sekret aus dem Anus aus?
- Ist ein Prolaps oder eine andere Raumforderung sichtbar?

Bitten Sie den Patienten nun die Bauchpresse wie zum Stuhlgang einzusetzen, um einen möglichen Prolaps zu erkennen.

### Äußere Palpation

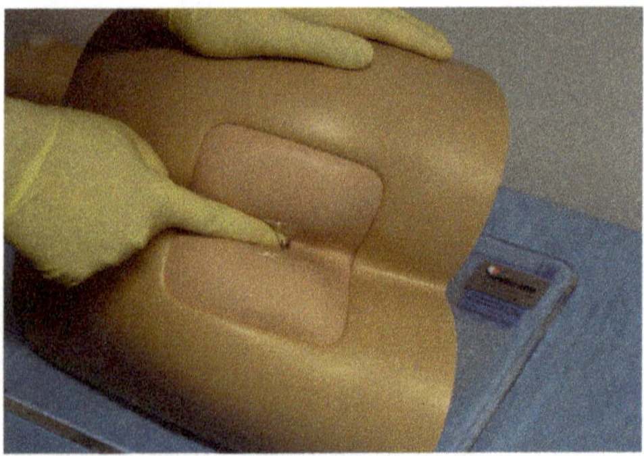

Abb. 5.32: Digitale Palpation des äußeren Schließmuskels

Tragen Sie etwas Gleitmittel auf den Zeigefinger der untersuchenden Hand auf und teilen Sie dem Patienten mit, dass Sie nun seinen äußeren Schließmuskel tasten wollen und er diesen dafür kurz anspannen soll. Überprüfen Sie mit leichtem Druck den Tonus des Sphinkters.

Bei der Berührung der Haut des Anus kann der Analreflex ausgelöst werden (Kennreflex der Segmente S3–S5). Dabei kommt es zu einem reflektorischen Anspannen des äußeren Schließmuskels.

### Innere Palpation

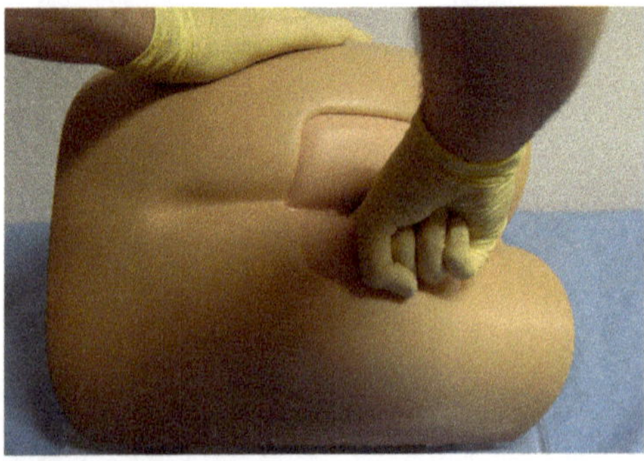

Abb. 5.33: Innere Palpation der rektalen Darmschleimhaut

Warten Sie bis der Sphinkter wieder entspannt ist und führen Sie vorsichtig ihren Finger in einer drehenden Bewegung in das Rektum ein. Bei starker Berührungsempfindlichkeit des Patienten kann es helfen die Öffnung sanft mit den Fingern der anderen Hand aufzuziehen oder den Patienten zum Pressen aufzufordern.

Führen Sie Ihren Finger soweit wie möglich in das Rektum ein. Drehen Sie Ihre Hand nun so, dass Sie möglichst 360° der Darmschleimhaut palpieren können. Eine Möglichkeit ist in maximaler Pronation zu beginnen und unter langsamer Supination zu tasten oder aus einer Neutralstellung erst zu pronieren und dann zu supinieren.

## Befundung

Gesunde Darmschleimhaut fühlt sich glatt an, ist unter Berührung verschieblich und nicht druckschmerzhaft. Der Sphinkter ani wird sich normalerweise eng um Ihren Finger legen. Die Querfalten wie z. B. die Kohlrausch-Falte verstreichen bei Berührung und sind somit nicht tastbar. Achten Sie bei der Untersuchung auf Verhärtungen, Vorwölbungen, Verengungen und Schmerzäußerungen des Patienten.

Beim Mann ist ventral bei 12 h in Steinschnittlage die Hinterseite der Prostata tastbar. Geachtet wird hierbei auf Größe, Form, Konsistenz und den normalerweise tastbaren Sulkus zwischen den beiden Prostatalappen.

Bei der Frau lässt sich ventral die Zervix tasten. In manchen Fällen ist auch ein retrovertierter Uterus oder ein in die Vagina eingeführter Tampon zu spüren.

**Inspektion des Handschuhs**

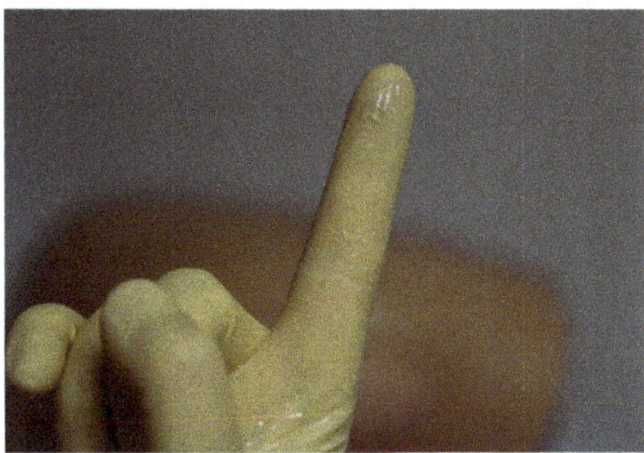

Abb. 5.34: Begutachtung des zur Untersuchung genutzten Handschuhs

Ist die Palpation abgeschlossen, wird der Finger vorsichtig zurückgezogen und der Anus des Patienten gesäubert. Begutachten Sie zum Abschluss ihren Handschuh.
- Wie ist die Farbe des Stuhls?
- Sind auffällige Verunreinigungen wie z. B. Blut zu erkennen?

Es kann eine Probe auf okkultes Blut vom Handschuh gewonnen werden.

## Lernziele

Die Studierenden sind nach Besuch des Kurses „Digital-rektale Untersuchung“ in der Lage:
- eine für die Untersuchung angemessene, für den Patienten angenehme Umgebung zu schaffen.
- die benötigten Materialien für die DRU zusammenzustellen.
- die Untersuchung vollständig und zügig am Simulator durchzuführen.
- den Untersuchungsbefund vollständig und korrekt zu beschreiben und zu dokumentieren.

## Take-Home-Message

Die DRU wird vom Patienten oft als sehr unangenehm wahrgenommen, die bei bestimmten Verdachtsdiagnosen oder zur Krebsvorsorge durchgeführt wird. Eine angemessene Umgebung und klare Arzt-Patient-Kommunikation können die Situation für beide Seiten deutlich angenehmer gestalten.
Der Patient profitiert am meisten von einer gründlichen Untersuchung!

## Kursablauf

| Nr. | Zeit | Ziel | Inhalt | Methode | Material / Bemerkungen | Wer |
|---|---|---|---|---|---|---|
| | | **Die Teilnehmer (TN) ...** | | | | |
| 1 | 5 min | ... kennen den Kursablauf. Der Tutor ist über das Vorwissen der Teilnehmer informiert. | Vorstellung Tutor<br>Vorwissen erfragen,<br>Ablauf erläutern | Kurzreferat | Kreppband<br>Markerstifte<br>Namensschilder | Tutor, TN |
| 2 | 10 min | ... kennen die Indikationen der digital-rektalen Untersuchung. | Teil der vollständigen körperlichen Untersuchung, Vorsorge, klinische Fragestellungen (Blutungen, Entzündungen, Tumore) | Halboffene Fragen, notieren der zusammengetragenen Informationen auf der Tafel | White Board<br>Stifte | Tutor, TN |
| 3 | 20 min | ... kennen die vorbereitenden Schritte der Untersuchung und haben am Simulator den Normalbefund untersucht. | – Einwilligung des Patienten<br>– Umgebung<br>– Material<br>– Lagerung<br>– Beschreibung des Normalbefunds<br>– Beschreibung der Lokalisation von Befunden (Uhrzeit-Prinzip: ventral = 12 Uhr, dorsal = 6 Uhr, rechts 9 Uhr, links = 3 Uhr) | Halboffene Fragen, Bereitstellen der benötigten Materialien, Vorführen der Untersuchung, Üben lassen | Simulator mit Normalbefund (Mann)<br>Handschuhe<br>Gleitmittel<br>Papiertücher<br>Abwurf<br>White Board<br>Stifte | Tutor, TN |
| 4 | 25 min | ... haben anhand einer Anamnese und einer eingestellten Pathologie am Simulator Differentialdiagnosen und weitere diagnostische Schritte erarbeitet. | **Fallbeispiel 1**<br>53-jährige, weibliche Patientin mit hellroten Beimengungen im Stuhl, schmerzlose Defäkation, zunehmende Verstopfungsgefühle in letzten Wochen.<br>– Klärung wichtiger Begriffe in der Gruppe<br>– Erarbeiten von Differentialdiagnosen<br>– Beschreibung des Tastbefundes<br>– Formulierung einer Verdachtsdiagnose anhand der Befunde | TN liest Anamnese vor, Diskussion; Tutor schreibt auf Tafel mit; Üben am Simulator | Simulator „Pathologisches Perineum“<br>Handschuhe<br>Gleitmittel<br>Papiertücher<br>Abwurf<br>White Board<br>Stifte | Tutor, TN |

| Nr. | Zeit | Ziel | Inhalt | Methode | Material / Bemerkungen | Wer |
|---|---|---|---|---|---|---|
| | | | – Festlegen weiterführender Diagnostik<br>– Mögliche Therapie<br>– Kurz TNM-Klassifkation erläutern (T: Tumorausdehnung, N: reginäre Lymphknotenmetastasen (Nodes), M: Fernmetastasen) | | | |
| 5 | 25 min | … haben anhand einer Anamnese und einer eingestellten Pathologie am Simulator Differentialdiagnosen und weitere diagnostische Schritte erarbeitet. | **Fallbeispiel 2**<br>65-jähriger, männlicher Patient zur jährlichen Vorsorgeuntersuchung, Nykturie 1 bis 2 mal pro Nacht, abgeschwächter Harnstrahl) mit Nachtröpfeln, keine Makro- oder Mikrohämaturie.<br>Befunde:<br>PSA-Anstieg von 3,6 auf 5,1 ng/ml, sonographisch vergrößerte Prostata (42 × 46 mm), Harnstrahl (< 9 ml/s)<br>– Klärung wichtiger Begriffe und Befunde in der Gruppe<br>– Erarbeiten von Differentialdiagnosen<br>– Beschreibung des Tastbefundes<br>– Formulierung einer Verdachtsdiagnose anhand der Befunde<br>– Festlegen weiterführender Diagnostik<br>– mögliche Therapie | TN liest Anamnese vor<br>Diskussion<br>Tutor schreibt auf Tafel mit<br>Üben am Simulator, Auswertung der Befunde nachdem jeder Teilnehmer ausreichend Zeit zum Üben hatte, evtl. zum Nachuntersuchen auffordern, falls nicht richtig ertastet | Simulator „Prostatakarzinom“<br>Handschuhe<br>Gleitmittel<br>Papiertücher<br>Abwurf<br>White Board<br>Stifte | Tutor, TN |
| 6 | 5 min | … rekapitulieren die Kursthemen. | **Wiederholung**<br>– Indikation und Durchführung der DRU<br>– Befundbeschreibung<br>– Take-Home-Message | Blitzlicht | | Tutor, TN |

## ANHANG: Die digital-rektale Untersuchung

### Fallbeispiel 1

| | |
|---|---|
| Anamnese: | 53-jährige, weibliche Patientin mit hellroten Beimengungen im Stuhl, schmerzlose Defäkation, zunehmende Verstopfungsgefühle in letzten Wochen. |
| Mögliche Differentialdiagnosen: | – Hämorrhoiden<br>– Darmtumore<br>– chronische entzündliche Darmerkrankung (CED)<br>– Sigmadivertikulose<br>– Verletzung/Analfissur (unwahrscheinlich, da schmerzlos)<br>– Analfistel |
| Wichtige Begriffe: | – Unterschied Hämorrhoide und Hämorrhoidalleiden (tiefergetretenes arteriovenöses Gefäßpolster, „Leiden" erst wenn symptomatisch)<br>– Unterschied Hämorrhoidalleiden und Perianalvenenthrombose (sogenannte innere und äußere Hämorrhoiden), Einteilung Grad 1 bis 4 (1: nur tastbar, 2: außen sichtbar, reponiert sich selbst, 3: außen sichtbar, kann manuell reponiert werden, 4: nicht mehr reponierbar, sklerosiert)<br>– Divertikulose (Ausstülpung der Darmwand, echte Divertikel: alle Schichten ausgestülpt, falsche: nur Schleimhaut ausgestülpt)<br>– Analfissur (Einriss der Schleimhaut, meist durch starkes Pressen bei Defäkation, meist auf 6 Uhr)<br>– Analfistel (nicht natürlicher Gang, der verschiedene Organsysteme verbinden kann, entstehen aus Abszessen, können verzweigte Fistelsysteme bilden) |
| Tastbefund: | – glatte, weiche Vorwölbung auf 3 Uhr; harte circuläre Enge auf 9 Uhr tief proximal (Teilnehmer nachtasten lassen, falls nicht so entdeckt, klare Befundbeschreibung wichtig) |
| Verdachtsdiagnose: | – Rektales Adenom (weiche Vorwölbung) und rektales Karzinom (circuläre Enge) |
| Weitere Diagnostik: | – Koloskopie mit Biopsie<br>– Rektales Ultraschall (Einschätzen der Tiefe des Befunds)<br>– Leberultraschall, CT/MRT zur Suche nach Fernmetastasen |
| Therapie: | – Kontinuitätserhaltende Resektion<br>– Bis T2 kurativer Ansatz mit guter Heilungschance |

## Fallbeispiel 2

**Anamnese:**
65-jähriger, männlicher Patient zur jährlichen Vorsorgeuntersuchung, Nykturie 1 bis 2 mal pro Nacht, abgeschwächter Harnstrahl, mit Nachtröpfeln, keine Makro- oder Mikrohämaturie. PSA-Anstieg von 3,6 auf 5,1 ng/ml, sonographisch vergrößerte Prostata (42 × 46 mm), Harnstrahl (< 9 ml/s)

**Befundklärung:**
- (PSA) Prostataspezifisches Antigen, normal beim älteren Mann < 4 ng/ml, beim jüngeren Patienten niedriger, erhöht bei benigner Prostatahyperplasie (BPH), Prostatakarzinom, Prostatitis, nach Geschlechtsverkehr, mechanischer Reizung (z. B. längeres Fahrrad fahren)
- Unterschiedliche Klinik erläutern (BPH wächst nach innen, verengt Harnröhre und führt zu Miktionbeschwerden, Karzinom wächst v. a. in äußeren Bereichen der Prostata, kaum Frühsymptome, oft gut rektal tastbar, bis zu reiskorngroße Verhärtungen können ertastet werden)

**Differentialdiagnose:**
- BPH oder Prostatakarzinom
- Entzündung (untypisch, da normalerweise schmerzhaft)

**Abklären des Tastbefunds:**
- Unregelmäßige Oberfläche mit Verhärtungen auf einem Lappen nah des Sulcus, Sulcus tastbar

**Verdachtsdiagnose:**
- Prostatakarzinom, evtl. in Kombination mit BPH

**Weitere Diagnostik:**
- Transrektale ultraschallgestützte Prostatastanzbiopsie mit mindestens 7 Proben pro Lappen unter Antibiotika-Prophylaxe (später: Blut in Urin und Ejakulat möglich, Prostatitis)
- Staging (Feststellung der Tumorausbreitung) mit Ultraschall und MRT

**Therapie:**
- Radiatio und Chemotherapie oder radikale Prostatektomie
- Alternativ in hohem Alter: 5-alpha-Reduktasehemmer

# 6 Rund um Chirurgie …

## 6.1 Chirurgisches Nähen und Knoten

Katharina Beyreiß

### Simulatoren

„Knotenbank"; Fa. Ethicon Inc., Somerville, NJ 08876, USA (1)
„Skin Pad" Jig Mk 3; Fa. Limbs & Things Ltd, Bristol, BS2 0RA, UK (2)

Mit der Knotenbank können die Grundlagen des chirurgischen Knotens demonstriert und geübt werden. Das „Skin Pad" bietet die Möglichkeit, unterschiedliche Nahttechniken an Wunden verschiedener Tiefe, Länge und Klaffungsgrade durchzuführen.

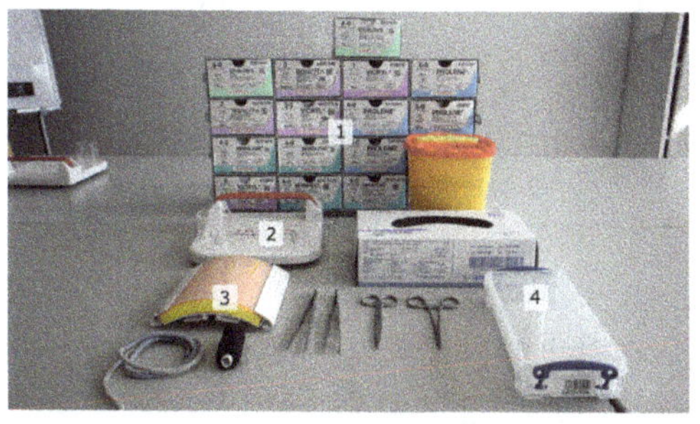


Abb. 6.1: Materialien für den Kurs „Chirurgisches Nähen und Knoten": Fadenkabinett (1), „Knotenbank" (2), „Skin Pad" (3), Instrumentenkasten (4)

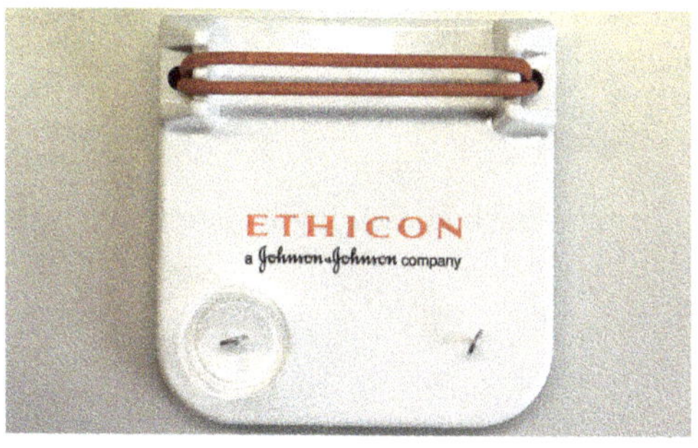


Abb. 6.2: Simulator 1 „Knotenbank"

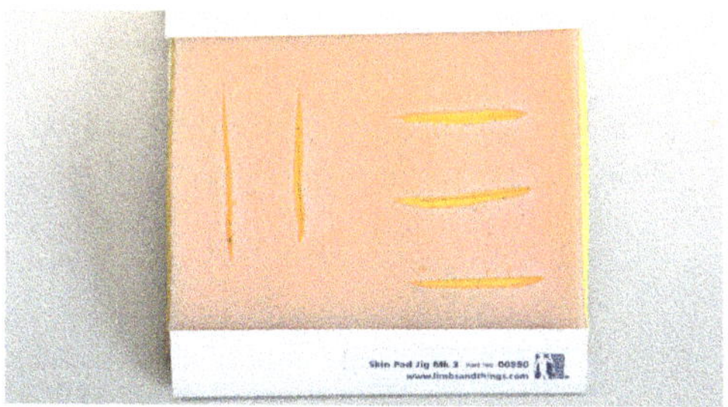

Abb. 6.3: Simulator 2 „Skin Pad"

| Vorteile | Nachteile |
|---|---|
| **„Knotenbank“** | |
| – gut sichtbares Demonstrieren<br>– als Einstieg Üben mit dicken Schnüren möglich<br>– Demonstrieren und Üben von Rutschknoten | – „Knotenbank“-Saugnäpfe haften nicht gut an glatten Tischoberflächen |
| **„Skin Pad“** | |
| – Wunden von verschiedener Größe, Tiefe und Klaffungsgrad herstellbar<br>– wiederverwendbar<br>– Beurteilung der Naht gut möglich | – sehr weiche Kunsthaut-Konsistenz, geringe Kunsthautwiderstandsfähigkeit<br>– oberste Gelschicht sehr empfindlich, reißt schnell ein |

## Anmerkungen

Teilnehmer mit anatomischer Pinzette arbeiten lassen, um „Skin Pad“ zu schonen.

**Cave**: Beim Fädenziehen Läsion des „Skin Pads“ mit Schere vermeiden.

## Indikation

Chirurgische Naht- und Knotentechniken werden in vielen Fachbereichen angewendet, so in der Chirurgie, Anästhesie, Notfallmedizin oder Dermatologie. Die Grundlagen strukturiert in einem praktischen Kurs am Simulator zu erlernen und zu üben ermöglicht es den Studierenden, in Famulaturen und im Praktischen Jahr ihre Kenntnisse anzuwenden und zu vertiefen.

## Vorbereitung

Für den Wundverschluss müssen sterile Bedingungen herrschen. Benötigte Materialien sollten bereitliegen oder angereicht werden können.

## Materialien

- Knotenbank
- „Skin Pad“ Simulator
- Instrumentenkästen mit Nadelhalter, Schere, chirurgischer und anatomischer Pinzette
- Fadenkabinett mit Nahtmaterialien verschiedener Fadenstärken, Nadelarten und Materialarten
- dicke Schnüre
- Abwurf für Nadeln
- White Board mit Markern

Verbrauchsmaterial:
- Nähgarn
- chirurgisches Nahtmaterial (z. B. 4-0 Ethilon*II FS-2®, Fa. Ethicon)
- unsterile Handschuhe verschiedener Größen

## Durchführung „Knotentechniken"

### Einhandknoten – Mittelfingertechnik

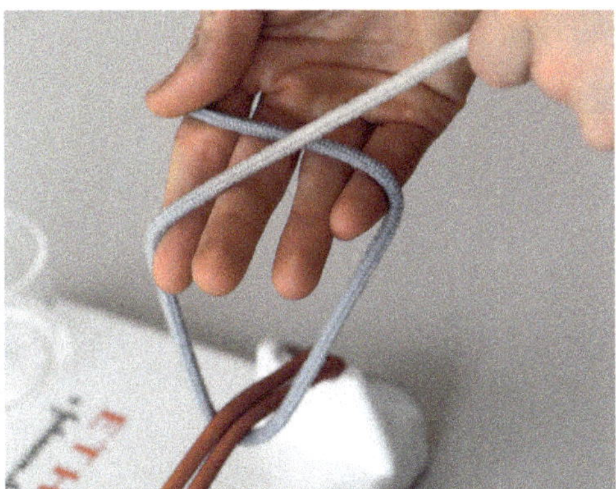

Abb. 6.4: Handhaltung

Bei den Einhandknoten ist die Knüpfhand (hier die rechte) beweglich und führt den Knüpffaden (hier blau), während die Haltehand statisch bleibt und den Haltefaden (weiß) unter Spannung hält. Die rechte Hand hält den Knüpffaden zwischen Daumen und Zeigefinger so, dass der (blaue) Faden vor den vier Fingern verläuft. Die rechte Hand wird an den Haltefaden geführt. Beide Fäden (blau und weiß) laufen parallel nebeneinander in entgegengesetzte Richtungen auf der rechten Handfläche (Abb. 6.4).

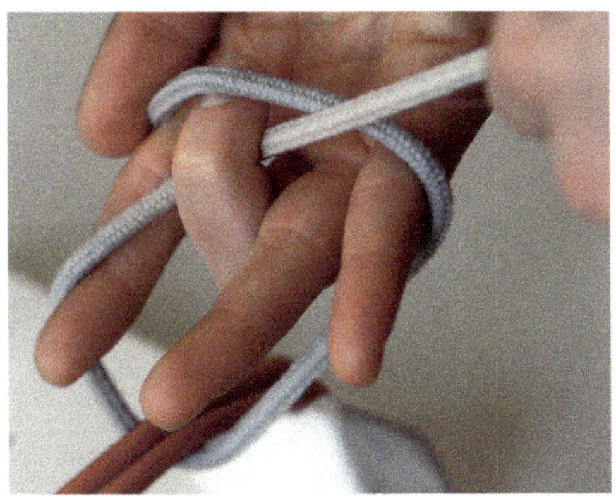

Abb. 6.5: Flexion des Mittelfingers

Nun wird der Mittelfinger um den weißen Haltefaden flektiert und unter den blauen Knüpffaden geschoben (Abb. 6.5).

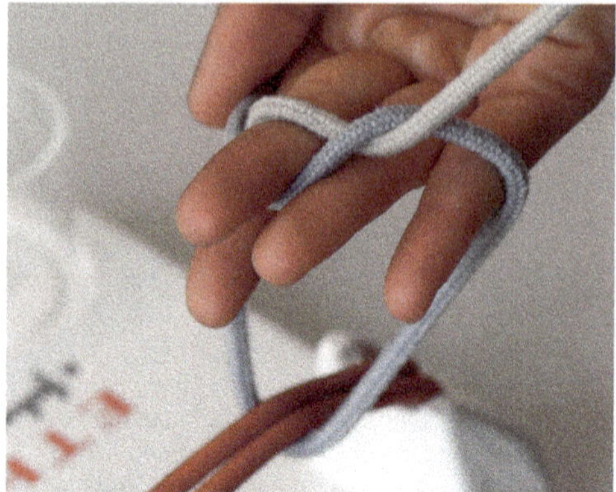

Abb. 6.6: Strecken des Mittelfingers und Festhalten des Knüpffadens

Jetzt wird der Mittelfinger wieder gestreckt und kommt dadurch über dem blauen Knüpffaden zu liegen (Abb. 6.6). Der Knüpffaden wird nun zwischen Mittel- und Ringfinger festgehalten, Daumen und Zeigefinger der rechten Hand lassen den Knüpffaden los (Abb. 6.7).

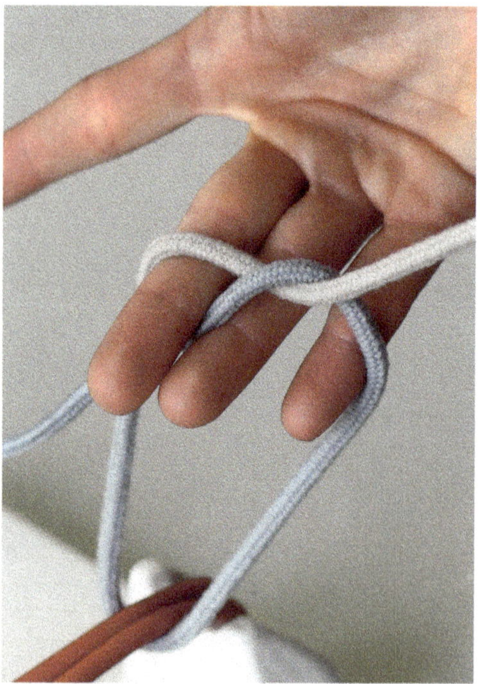

Abb. 6.7: Halten des Knüpffadens

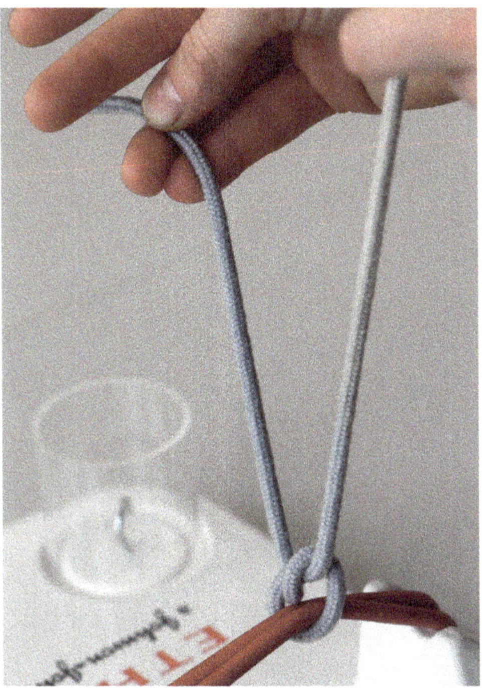

Abb. 6.8: Festziehen der Schlinge

Die Schlinge kann nun festgezogen werden (Abb. 6.8).

**Einhandknoten – Zeigefingertechnik**

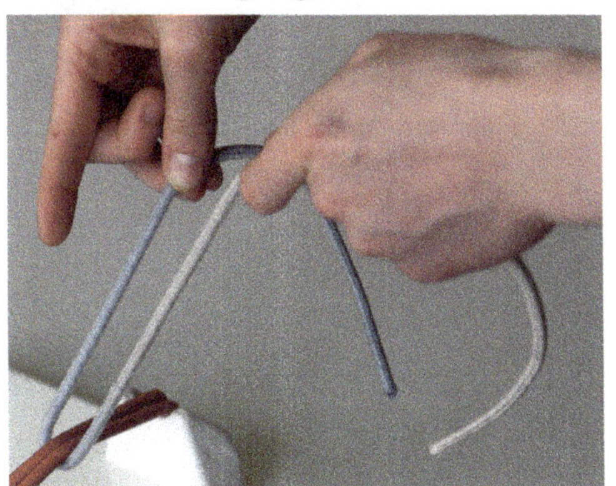

Abb. 6.9: Handhaltung

Der Knüpffaden (blau) wird mit den Fingerspitzen des rechten Daumens und Ringfingers gehalten, während der rechte Zeigefinger parallel zum Knüpffaden gestreckt ist (Abb. 6.9). Der Zeigefinger taucht nun unter dem Knüpffaden durch, um ihn von der Knotenbank weg aufzuspannen (Abb. 6.10).

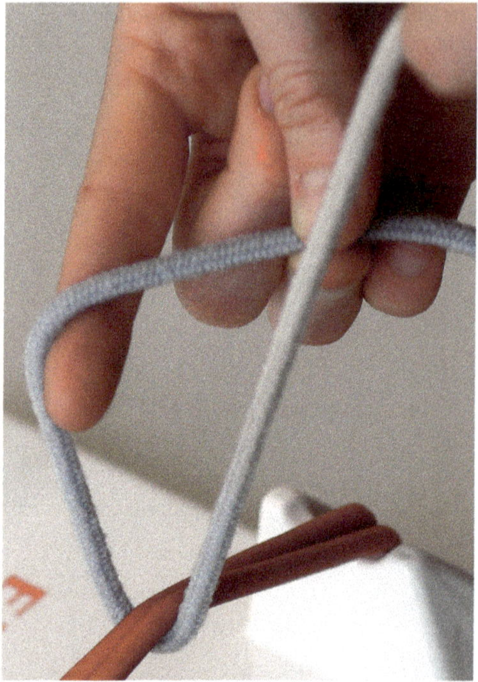

Abb. 6.10: Aufspannen des Knüpffadens

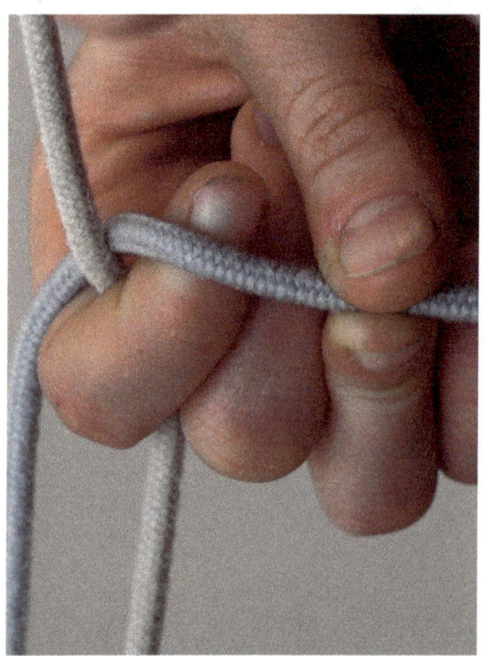

Abb. 6.11: Untertauchen des Zeigefingers unter den Knüpffaden

Der rechte Zeigefinger greift um den Haltefaden (weiß) herum und zieht ihn am Knüpffaden (blau) vorbei zur Handinnenfläche, dabei wird der Zeigefinger stark flektiert. Daumen und Ringfinger halten den Knüpffaden fest (Abb. 6.11).

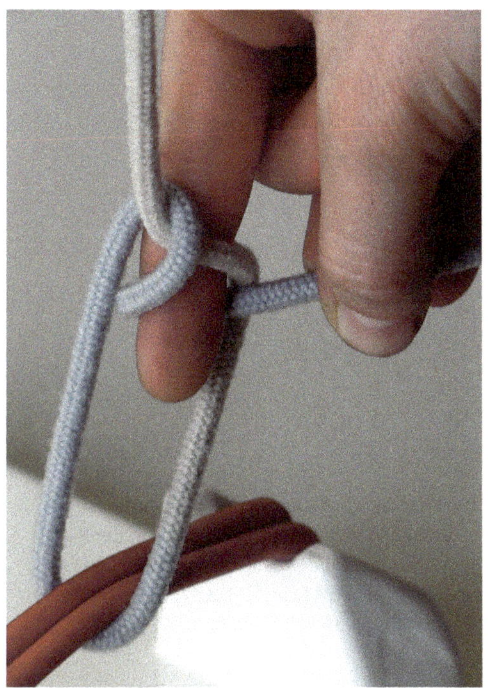

Abb. 6.12: Strecken des Zeigefingers

Der Zeigefinger wird nun wieder gestreckt, so dass er über bzw. vor dem Knüpffaden zu liegen kommt (Abb. 6.12). Anschließend wird der Knüpffaden auf dem Fingerrücken des Zeigefingers mit dem rechten Mittelfinger festgehalten, der rechte Daumen und Ringfinger lassen den Knüpffaden los (Abb. 6.13). Die Schlinge wird nun mit beiden Händen festgezogen (Abb. 6.14).

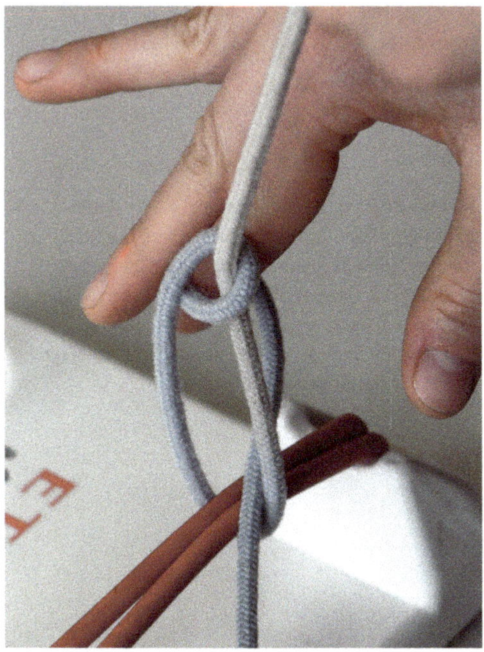

Abb. 6.13: Knüpffaden mit Mittel- und Zeigefinger festhalten, mit Daumen und Ringfinger loslassen

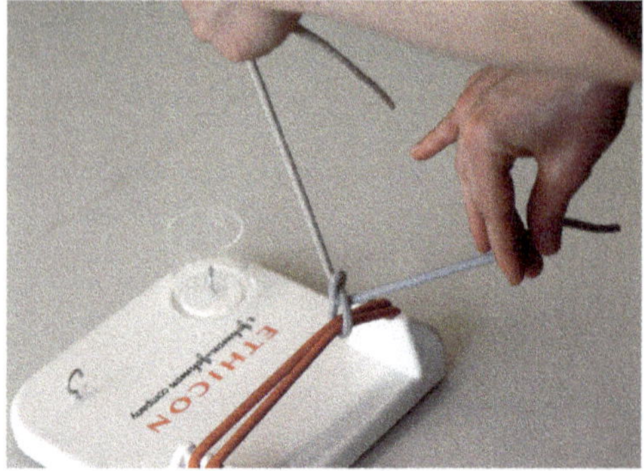


Abb. 6.14: Festziehen des Knotens

**Instrumentenknoten**

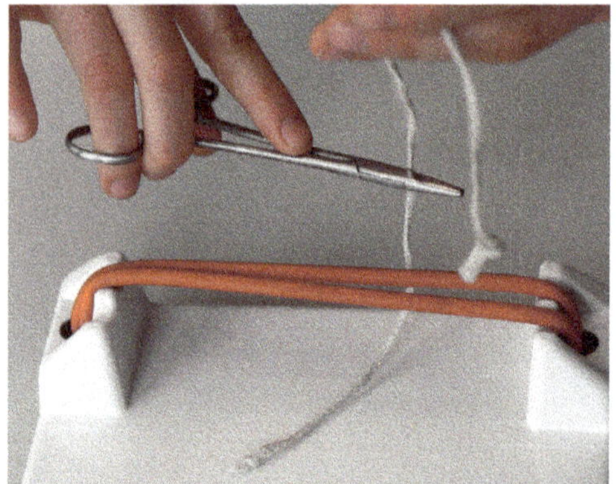

Abb. 6.15: Nadelhalter an das lange Ende führen

Die linke Hand hält das lange Fadenende (mit der Nadel) hoch, mit der rechten Hand wird der Nadelhalter von der Knotenbank kommend an den Faden angelegt (Abb. 6.15) und dieser zweimal um den Nadelhalter gewickelt (Abb. 6.16).

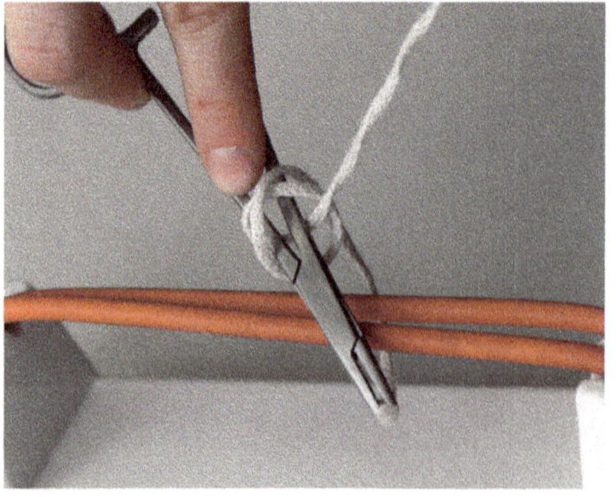

Abb. 6.16: Kurzes Fadenende mit Nadelhalter ergreifen

Nun wird das kurze Fadenende mit dem Nadelhalter gegriffen (Abb. 6.16) und durch die Schlinge hindurch fest gezogen, so dass die Wunde durch die liegende Doppelschlinge verschlossen wird. (Abb. 6.17). Jetzt wird das kurze Fadenende losgelassen und der lange Faden wird einmal um den Nadelhalter gewickelt (Abb. 6.18).

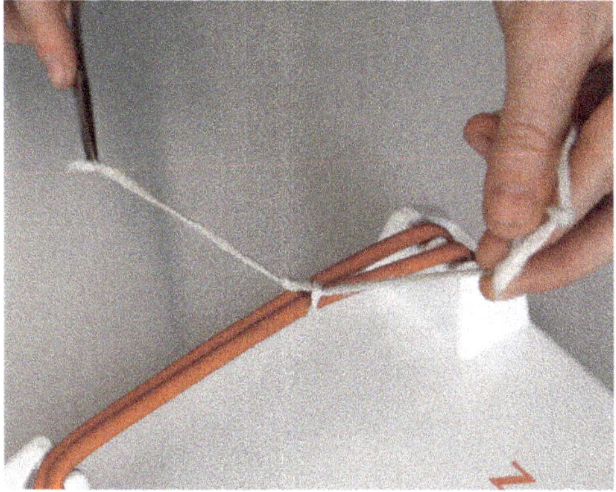

Abb. 6.17: Doppelschlinge festziehen

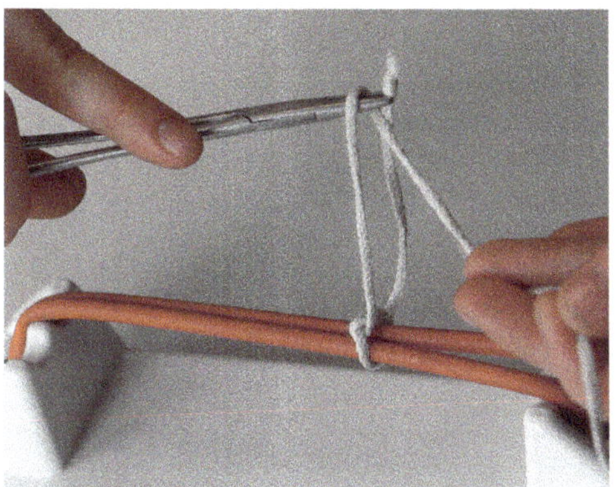

Abb. 6.18: Kurzes Fadenende erneut ergreifen

Der Nadelhalter greift nach dem kurzen Fadenende (Abb. 6.18) und zieht es wieder durch die Schlinge. Der Instrumentenknoten ist fertig.

Zur Festigung des Knotens werden weitere Schlingen auf dem Knoten zugezogen. Bei allen weiteren Schlingen wird der Faden jeweils nur einmal um den Nadelhalter gewickelt.

### Durchführung „Nahttechniken“

## Einzelknopfnaht

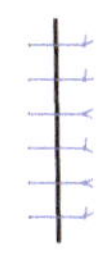

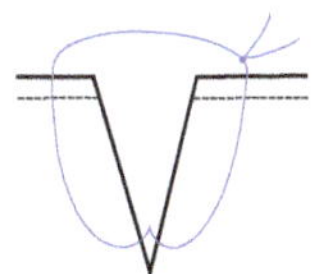

## Rückstich nach Donati

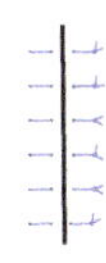

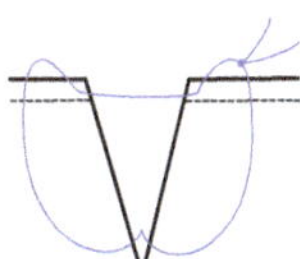

Abb. 6.19: Einzelknopfnaht und Rückstich nach Donati

### Einzelknopfnaht

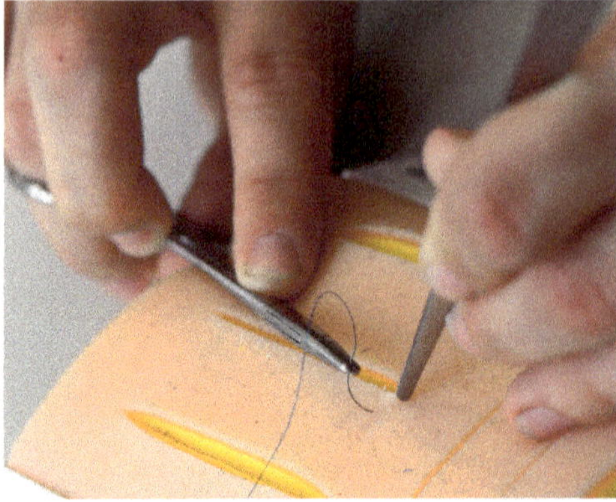

Abb. 6.20: Senkrechtes Einstechen der Nadel

Bei der Einzelknopfnaht wird mit der Nadel ca. 0,5 cm vom Wundrand entfernt senkrecht in die Haut eingestochen und die Nadel in der Wunde ausgestochen (Abb. 6.20). Die Nadel wird nun neu in den Nadelhalter gespannt und auf der anderen Seite in die Wunde auf gleicher Tiefe eingestochen, gedreht und auf der anderen Seite im gleichen Abstand zum Wundschnitt wieder ausgeführt.

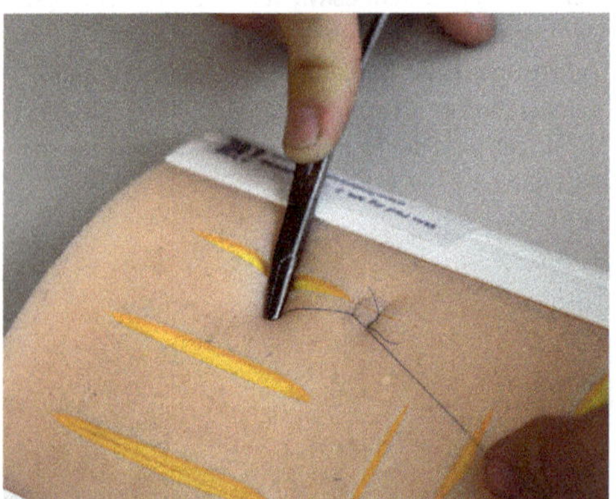

Abb. 6.21: Auf Regelmäßigkeit der Nahtabstände achten

Die Wunde wird nun mit einem sicheren Knoten (s. Einhandknotentechniken) verschlossen und beide Fadenenden mit ca. 1 cm Restlänge abgeschnitten. Der nächste Stich wird in 0,5–1 cm Entfernung gesetzt (Abb. 6.21).
Beim Nähen sollte darauf geachtet werden, dass die Naht regelmäßig wird, die Nähte rechtwinklig zur Wunde verlaufen und alle Knoten auf einer Seite der Wunde liegen.

### Rückstichnaht nach Donati

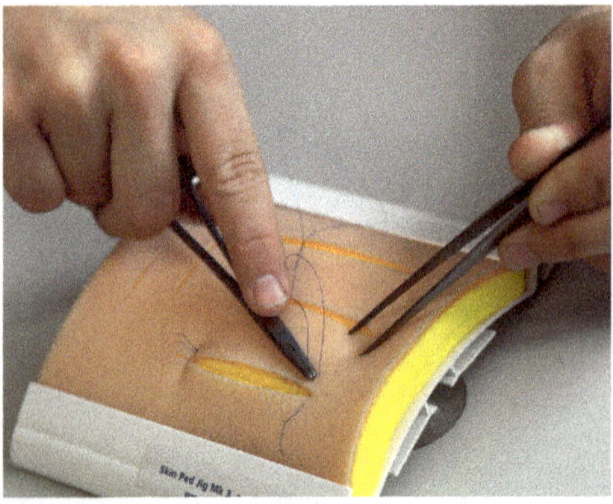

Abb. 6.22: Handhaltung bei der Rückstichnaht

Die Rückstichnaht beginnt wie die Einzelknopfnaht, allerdings sollte der Einstich vom Wundrand weiter entfernt erfolgen, um beim Rückstich nicht zu nah an den Wundrand zu geraten. Es erfolgt ein erster Wundein- und -ausstich. Die Nadel wird nun so in den Nadelhalter eingespannt, dass beim Ausdrehen der Nadel aus der Wunde der Handrücken zum Nähenden zeigt (Abb. 6.22). Es wird der Rückstich durchgeführt: ca. 0,5 cm vom Wundrand entfernt wird sehr oberflächlich eingestochen (am „Skin Pad“ im rosafarbenen Cutis-Gel bleiben, Abb. 6.23). Der Ausstich auf der anderen Seite der Wunde erfolgt ebenfalls 0,5 cm vom Wundrand entfernt. Nun wird geknotet und der Faden abgeschnitten. Beim Nähen sollten immer mindestens 3 mm zwischen

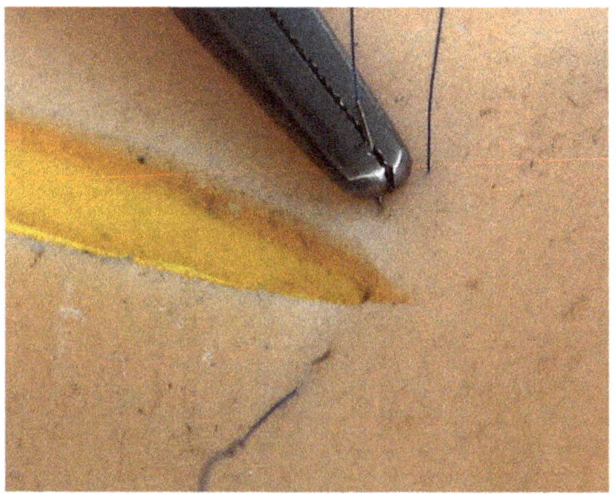

Abb. 6.23: Rückstich durch die oberflächliche Schicht der Kunsthaut

Ein- und Ausstichen bzw. Wundrand sein, um eine ausreichende Durchblutung aller Wundbereiche zu gewährleisten.

## Lernziele

Der Studierende ist nach dem Kurs in der Lage:
- einen sicheren chirurgischen Knoten an der Knotenbank zu knoten.
- einen sicheren Instrumentenknoten an der Knotenbank zu knoten.
- die zum Nähen und Knoten benötigten chirurgischen Instrumente korrekt zu benennen, zu halten und zu verwenden.
- eine Einzelknopfnaht am „Skin Pad“ durchzuführen.
- eine Rückstichnaht am „Skin Pad“ durchzuführen.

## Take-Home-Message

- Fingerfertigkeit und Schnelligkeit bei der Durchführung grundlegender Knoten- und Nahttechniken lassen sich an Simulatoren sehr gut erlernen.
- Chirurgisches Nähen und Knoten ist eine grundlegende ärztliche Fertigkeit, die in vielen Fachbereichen Anwendung findet.

## Kursablauf

| Nr. | Zeit | Ziel | Inhalt | Methode | Material / Bemerkungen | Wer |
|---|---|---|---|---|---|---|
| 0 | 15 min | | **Vorbereitung** | | Teilnehmerliste<br>White Board mit Stiften<br>Dicke Fäden<br>Nähgarn<br>Fadenkabinett<br>4-0 Nahtmaterial<br>Unsterile Handschuhe<br>Abwurf für Nadeln<br>**Pro TN je 1:**<br>Knotenbank<br>Skin Pad<br>Instrumentenkasten mit Schere, Nadelhalter, anatomischer und chirurgischer Pinzette | Tutor |
| | | **Die Teilnehmer (TN) ...** | | | | |
| 1 | 2 min | ... tauschen sich über ihr Vorwissen aus. | **Vorstellung und Vorwissen klären**<br>Hat ein Teilnehmer bereits einen Nahtkurs besucht, Erfahrungen in einer Famulatur gesammelt oder anderweitig mit „Nähen und Knoten" zu tun gehabt? | Vorstellungsrunde | Kreppband<br>Markerstifte<br>Namensschilder | Tutor, TN |
| 2 | 3 min | ... kennen Gliederung und Lernziele des Kurses. | **Gliederung vorstellen**<br>Einhandknoten:<br>– Mittelfingertechnik<br>– Zeigefingertechnik<br>Instrumente und Instrumentenknoten<br>Nähte:<br>– Einzelknopfnaht<br>– Rückstichnaht nach Donati | Theoretische Einführung | Lernziele<br>White Board mit Stiften<br>Gliederung und Lernziele vor Kurs an Tafel schreiben | Tutor |

| Nr. | Zeit | Ziel | Inhalt | Methode | Material / Bemerkungen | Wer |
|---|---|---|---|---|---|---|
| 3 | 15 min | ... beherrschen die Mittelfingertechnik sicher mit beiden Händen. | **Einhandknoten: Mittelfingertechnik**<br>– Haltefaden (H: weiß) und Knüpffaden (K: blau) definieren.<br>– Technik demonstrieren (1 × schnell, dann mehrfach langsam).<br>– TN selbst durchführen lassen „Wenn ihr es mit einer Hand gut könnt, nehmt auch mal die andere."<br>Üben ... | Demonstration<br>Einzelarbeit<br>TN stellen sich hinter Tutor<br>Tutor kontrolliert und greift bei Bedarf helfend ein | zweifarbige, dicke Fäden, Knotenbank<br>Wenn TN die Technik schnell beherrschen: Nähgarn, 4-0 Faden | Tutor, TN |
| 4 | 15 min | ... beherrschen die Zeigefingertechnik sicher mit beiden Händen. | **Einhandknoten: Zeigefingertechnik**<br>– Haltefaden (H: weiß) und Knüpffaden (K: blau) definieren.<br>– Technik demonstrieren (1 × schnell, dann mehrfach langsam).<br>– TN selbst durchführen lassen „Wenn ihr es mit einer Hand gut könnt, nehmt auch mal die andere."<br>Üben ... | Demonstration<br>Einzelarbeit<br>TN stellen sich hinter Tutor<br>Tutor kontrolliert und greift bei Bedarf helfend ein | zweifarbige dicke Fäden, Knotenbank<br>Wenn TN die Technik schnell beherrschen: Nähgarn, 4-0 Faden | Tutor, TN |
| 5 | 10 min | ... lernen gängige Instrumente zum Nähen und deren Handhabung kennen.<br>... erlernen das Herstellen eines Instrumentenknotens. | **Instrumentenknoten**<br>– TN und Tutor gehen Instrumentenkasten durch.<br>– Richtiges Halten der Instrumente wird erfragt und ggf. demonstriert.<br>– Der Tutor demonstriert Instrumentenknoten (1 × schnell, dann mehrfach langsam).<br>– „Nehmt zuerst einmal den dicken Faden und übt dann mit dem dünneren."<br>Üben ... | Demonstration<br>Einzelarbeit<br>Tutor kontrolliert und greift bei Bedarf helfend ein<br>Auf richtiges Halten der Instrumente und Durchführen gegenläufiger Schlingen achten | Instrumentenkasten (Schere, Anatomische Pinzette, Chirurgische Pinzette, Skalpell, Nadelhalter)<br>dicke Fäden<br>dünne Fäden<br>Übungsplattform | Tutor, TN |

| Nr. | Zeit | Ziel | Inhalt | Methode | Material / Bemerkungen | Wer |
|---|---|---|---|---|---|---|
| 6 | 20 min | ... kennen klinisch-praktisches Vorgehen vor dem Setzen einer Naht am Patienten.<br>... können eine korrekte Einzelknopfnaht herstellen, ohne Verschiebungen oder Verzerrungen des Wundrandes. | **Einzelknopfnaht**<br>Fallbeispiel:<br>„Ihr seid in der Notaufnahme und jemand kommt mit einer Schnittwunde zu euch. Was tut ihr bevor ihr die Wunde näht?“<br>Antworten:<br>Tetanus Impfung erfragen. Wundreinigung, sterile Umgebung, alte Wunde eröffnen<br>Demonstration am „Skin Pad“:<br>– gleichmäßig tief einstechen<br>– Ein- und Ausstich liegen gegenüber<br>– ca. 1 cm Abstand vom Wundrand<br>– ca. 1 cm Abstand der Einzelnähte<br>– Knoten nicht direkt auf Wunde platzieren<br>– nicht zu straff oder zu locker zuziehen<br>– Fadenenden ca. 1 cm lang abschneiden.<br>Üben ...<br>Vor- und Nachteile der Einzelknopfnaht:<br>pro: Wundränder können kaum auseinander gleiten, geringe Menge an Nahtmaterial in der Haut<br>contra: zeitaufwendig, hoher Nahtmaterialverbrauch | Zeichnung an White Board: Wunde mit Naht anzeichnen und erklären.<br>Demonstration<br>Einzelarbeit<br>Tutor kontrolliert und greift bei Bedarf helfend ein. | Instrumentenkasten<br>Pinzette<br>Nadelhalter<br>4-0 monofiler Faden<br>„Skin Pad“<br>White Board<br>Marker | Tutor, TN |

| Nr. | Zeit | Ziel | Inhalt | Methode | Material / Bemerkungen | Wer |
|---|---|---|---|---|---|---|
| 7 | 20 min | Die TN können eine korrekte Rückstichnaht nach Donati herstellen, ohne Verschiebungen oder Verzerrungen des Wundrandes | **Rückstichnaht nach Donati**<br>Demonstration am „Skin Pad“:<br>– gleichmäßig tief einstechen<br>– Ein- und Ausstich gegenüber ca. 1 cm Abstand von Wundrand<br>– 1. Stich tief (subkutanes Fettgewebe) ca. 0,5 cm Abstand des Rückstiches von Wundrand<br>– 2. Stich oberflächlicher (etwas unter Epidermis)<br>– Nadel anders herum einspannen<br>– ca. 1 cm Abstand der Einzelnähte<br>– Knoten nicht direkt auf der Schnittkante<br>– nicht zu straff oder zu locker zuziehen<br>– Instrumentenknoten herstellen<br>– Fadenenden ca. 1 cm lang abschneiden<br>– Nadel mit Pinzette wieder einspannen<br>Vor- und Nachteile der Rückstichnaht:<br>pro: belastbarer, tiefe Wunden werden gut adaptiert<br>contra: Zeitaufwand, Nahtmaterialverbrauch<br>Üben ... | Zeichnung an White Board: Wunde mit Naht anzeichnen und erklären<br>Demonstration<br>Einzelarbeit<br>Tutor kontrolliert und greift helfend ein | Instrumentenkasten<br>Nadelhalter<br>Pinzette<br>4-0 monofiler Faden<br>„Skin Pad“<br>White Board<br>Marker | Tutor, TN |
| 8 | 5 min | | **Abschluss und Auswertung**<br>Fäden aus „Skin Pads“ ziehen lassen<br>Feedback<br>„Setzt bitte folgenden Satz fort:<br>Heute hab ich gelernt, ...“ | Blitzlicht | | Tutor, TN |

# 7 Rund um Pflege ...

## 7.1 Wundmanagement am Dekubitus

Jens Lieder

### Simulator

| „Seymour II™ Wound Care Model-0910“, Fa.Vata Inc., Canby, Oregon 97013, USA |
|---|

Mit dem Modell kann die Behandlung dekubitaler Wunden in verschiedenen Stadien geübt werden. Das Modell zeigt typische Lokalisationen von Druckgeschwüren im Beckenbereich.

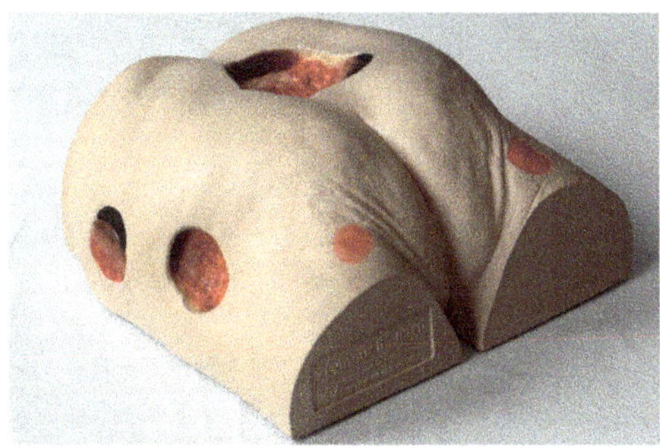

Abb. 7.1: Dekubitus Simulator „Seymour II™ Wound Care Model-0910“

| Vorteile | Nachteile |
|---|---|
| – verschiedene Wundstadien an einem Modell<br>– realitätsnahes Aussehen<br>– robustes Material (Behandlung mit Wundauflagen und Desinfektion möglich)<br>– auch bei intensiver Nutzung keine Verschleißerscheinungen | – leicht gräuliche Verfärbung der Wunden trotz lichtgeschützter Lagerung |

### Indikation

Der Begriff Dekubitus (lat. „decubare“ = liegen) bezeichnet eine umschriebene, ischämische Läsion der Haut und des darunter liegenden Gewebes durch Druck. Daher wird ein Dekubitus auch als „Druckgeschwür“ oder „Dekubitusulkus“ bezeichnet.

Für Deutschland wird eine Prävalenz von 10 % in Krankenhäusern, 30 % in geriatrischen Kliniken und Altenheimen sowie 20 % für Pflegebedürftige in häuslicher Umgebung angegeben.[1] Das Druckgeschwür entsteht vorrangig bei multimorbiden und immobilen Menschen höheren Alters. Wird bei dieser gefährdeten Patientengruppe ein Dekubitus diagnostiziert, ist eine langwierige Behandlung durch professionell geschultes Personal nötig.

## Vorbereitung

Nach sorgfältiger Anamnese mit Inspektion und Dokumentation werden die benötigten Materialien wie Desinfektionsmittel, sterile Tupfer, Kompressen, Wundauflagen und Pinzetten bereitgestellt.

Bevor der Patient in eine zur Wundbehandlung optimale Position gebracht wird, muss über ev. nötige schmerzlindernde Therapie nachgedacht werden. Fenster sollten geschlossen, die Raumtemperatur angenehm sein und die Intimsphäre des Patienten gewahrt werden.

Vor dem Einlegen von Wundmaterialien wird die Wunde gereinigt und desinfiziert. Es werden Fibrinbeläge oder Zelldetritus mittels Kompresse entfernt.

Anhand der Größe, der Wundheilungsphase und des Verdachts auf eine Keimbesiedlung der Wunde wird eine geeignete Wundauflage ausgewählt und eingelegt.

## Materialien

- Dekubitus Simulator „Seymour II™ Wound Care Model-0910“
- Beispiele für Hautdesinfektionsmittel

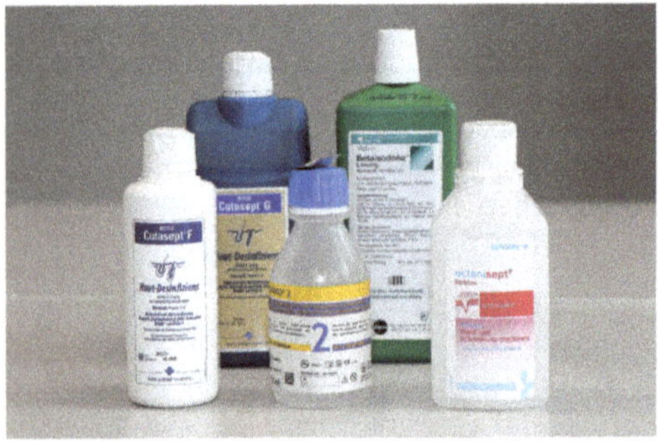


Abb. 7.2: V.l.n.r.: Cutasept® F, Cutasept®G, Lavanid 2, Betaisadona® Lösung, Octenisept®

1 Siehe „Gesundheitsberichterstattung des Bundes“ Heft 12: Dekubitus, Herausgeber: Robert-Koch Institut, Heft 12 Dezember 2002, Seite 10.

- Materialien zur Wundversorgung

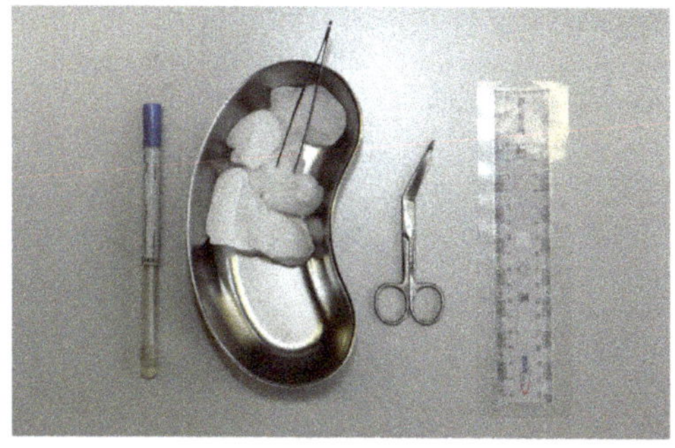

Abb. 7.3: V.l.n.r.: Abstrichröhrchen, Nierenschale mit Tupfern und Pinzette, Schere, Lineal

- Wundauflagen und Pflaster

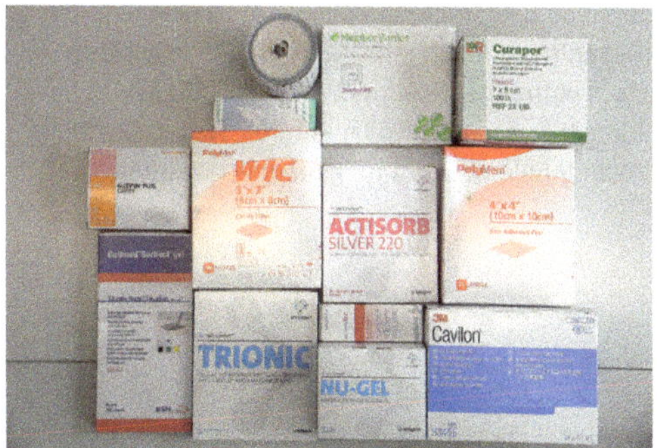


Abb. 7.4: V.l.n.r. und v.o.n.u.: ALLEVYN™ Plus Cavity (Polyurethanschaum), Cutimed® Sorbact® Gel (Kompresse mit Hydrogel), Fixomull® stretch (Wundpflaster), Prontosan® Wound Gel (Hydrogel), PolyMem® WIC® (Polyurethanschaum), Systagenix® TRIONIC® (Alginate), Mepilex® Border (Polyurethanschaumverband), Systagenix® ACTISORB® Silver 220 (Aktivkohleverband mit Silber), Schülke® Octenilin® (Wundgel), NU-GEL® (Hydrogel), Curapor® (Wundverband), PolyMem® (Polyurethanschaum), 3M™ Cavilon™ (Hautschutz)

- Sonnenmilch gefärbt mit grüner Lebensmittelfarbe (zur Simulation von Eiter und Biofilm)

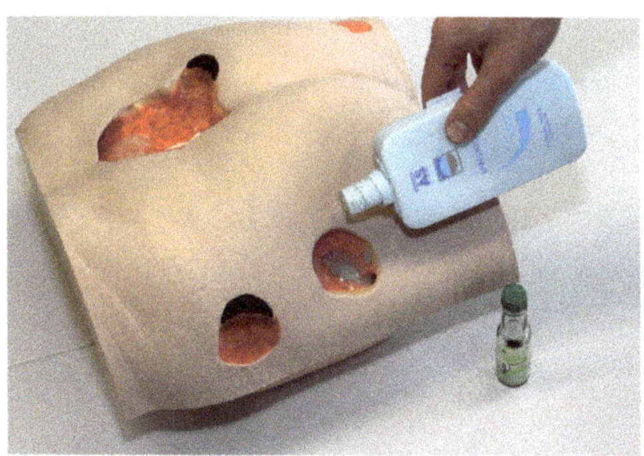

Abb. 7.5: Einbringen grünlich gefärbter Sonnenmilch in die Dekubituswunde

## Durchführung der Wundversorgung

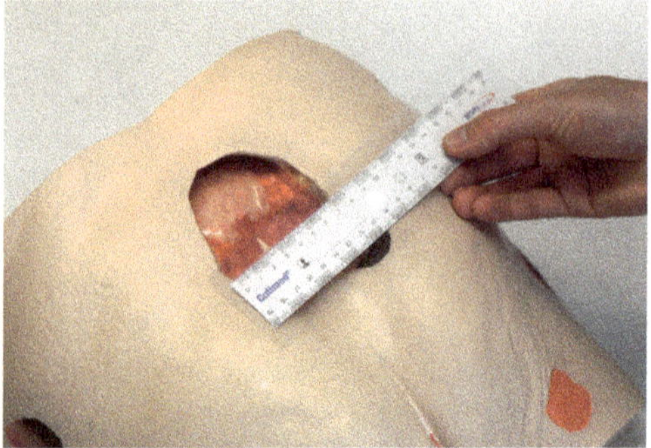

Abb. 7.6: Ausmessen der Wunde

Begutachtung der Wunde.
Das Ausmessen, Beschreiben und Dokumentieren der Wunde ist obligat.

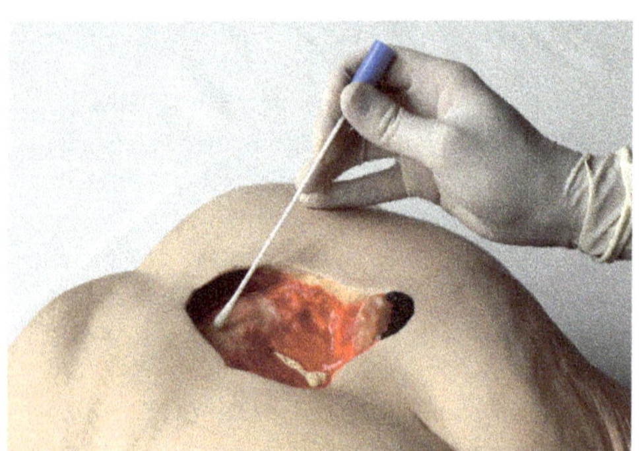

Abb. 7.7: Anfertigen eines Wundabstrichs

Ein Abstrich bei Verdacht auf Infektion der Wunde mit einem Abstrichröhrchen wird vor der weiteren Behandlung durchgeführt, da ein Keimnachweis nach vorheriger Desinfektion kaum möglich ist. Dabei können auch von mehreren Stellen Abstriche (Wundhöhle, Wundrand) genommen werden.

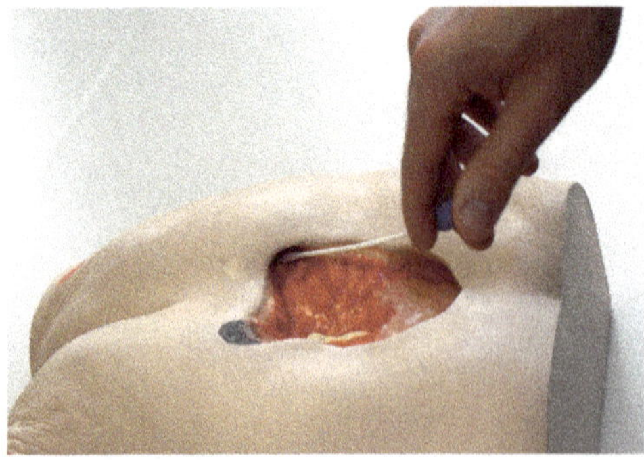

Abb. 7.8: Anfertigen eines tiefen Wundabstrichs

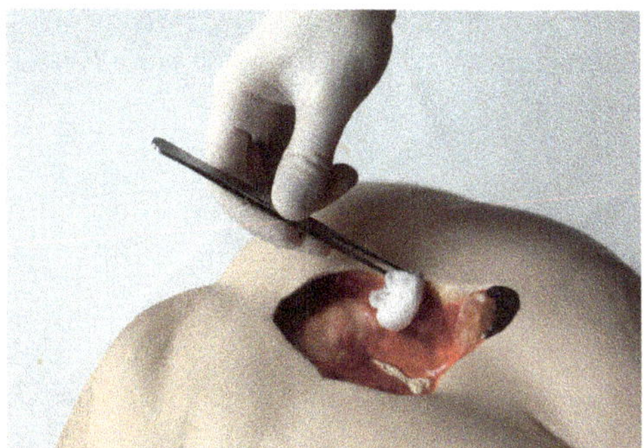

Abb. 7.9: Desinfektion der Wunde mittels steriler Pinzette und Tupfer

Einmalige gründliche Desinfektion mit einem geeigneten Desinfektionsmittel, z. B. eine Kompresse mit Octenisept® getränkt, eine Minute einwirken lassen.

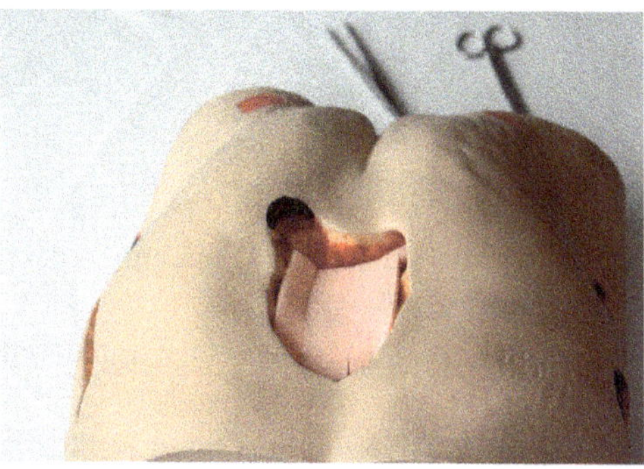

Abb. 7.10: Einbringen der Wundauflage

Einlegen einer geeigneten Wundauflage, hier PolyMem® WIC®, mit Verbindung zur Oberfläche. Dabei werden auch Wundhöhlen oder Wundtaschen mit entsprechend zugeschnittenem Material versorgt.

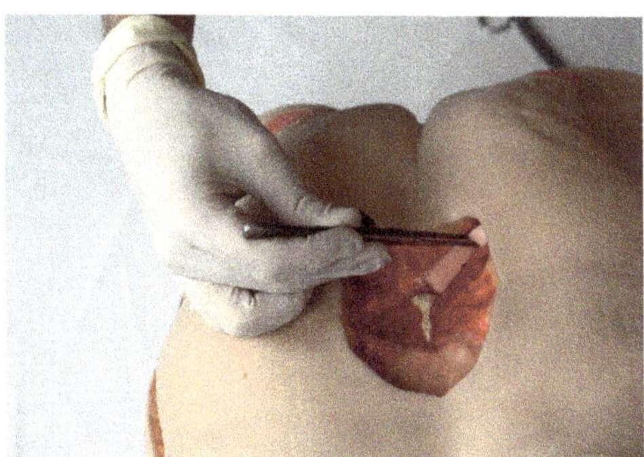

Abb. 7.11: Versorgung der tiefen Wundtaschen

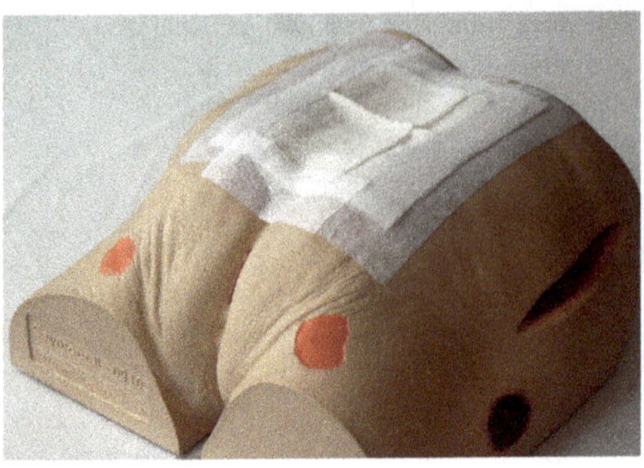

Ein schützendes aber atmungsaktives Pflaster wird angebracht, um genügend Sauerstoff an die Wunde zu lassen.

Abb. 7.12: Aufbringen eines schützenden Pflasterverbandes

## Lernziele

Der Studierende ist nach dem Kurs in der Lage:
- zu erklären, wie ein Dekubitus entsteht.
- den Grad des Dekubitus korrekt zu erkennen, zu beschreiben und zu dokumentieren.
- die Risikofaktoren für die Entstehung eines Dekubitus zu erläutern.
- mindestens drei Wundmaterialien und drei Desinfektionsmittel zu benennen und deren Einsatzmöglichkeiten zusammenzufassen.
- eine Dekubitusversorgung am Simulator mit den vorbereiteten Materialien praktisch durchzuführen.

## Take-Home-Message

Aufgrund der Alterung der Gesellschaft und der zunehmenden Vereinsamung von älteren, zum Teil immobilen Menschen, wird die Kenntnis über die Behandlung eines Dekubitus und das Wissen über entsprechende Wundauflagen immer wichtiger.

## Kursablauf

| Nr. | Zeit | Ziel | Inhalt | Methode | Material / Bemerkungen | Wer |
|---|---|---|---|---|---|---|
| | | **Die Teilnehmer (TN) ...** | | | | |
| 1 | 2 min | ... kennen den Kursablauf und wissen um die Erfahrung im Bereich Wundmanagement. | **Begrüßung und Vorstellungsrunde**<br>Frage nach Erfahrungen mit Wundbehandlung<br>„Kursfahrplan“ | Nachfragen<br>Interaktion | Kreppband<br>Markerstift<br>Namensschilder | Tutor, TN |
| 2 | 5 min | ... kennen die Gradeinteilung des Dekubitus. | **Theorieteil Wundmanagement**<br>– Dekubitusgrade werden am Modell vorgestellt.<br>– Fingertest wird erläutert (durch Druck mit Finger auf den Dekubitus Grad 1 wird eine nicht wegdrückbare Rötung erkannt).<br>– Grad 2 wird als Läsion oder Blase in der obersten Hautschicht beschrieben.<br>– Grad 3 betrifft alle Hautschichten ohne darunterliegende Strukturen, wie Muskeln oder Faszien.<br>– Grad 4 beschreibt die Ausbreitung des Dekubitus bis auf den Knochen. | Nachfragen<br>aktives Zusammentragen der Informationen | Dekubitus Simulator „Seymour II™ Wound Care Model-0910“ | Tutor, TN |
| 3 | 8 min | ... kennen die Entstehung eines Dekubitus.<br>... kennen die Risikofaktoren eines Dekubitus.<br>... kennen Prädilektionsstellen. | **Pathomechanismus wird am White Board zusammengetragen**<br>– Ein TN stellt die Pathogenese vor: Auslösender Faktor (z. B. Immobilität) führt abhängig von Druck & Zeit zu einer Minderversorgung an Sauerstoff und Nährstoffen des komprimierten Gewebes.<br>– Saure Stoffwechselendprodukte wie Kohlendioxid werden nicht abtransportiert.<br>– Bleibt dieser Zustand zu lange erhalten säuert das Gewebe an, wird geschädigt (Dekubitus) und stirbt ab (Nekrose). | Nachfragen<br>aktives Zusammentragen der Informationen | White Board<br>Anhang 1: „Prädilektionsstellen für die Entstehung eines Dekubitus“<br>White Board mit Skizze eines Menschen von vorne und seitlich;<br>Magnete | Tutor, TN |

| Nr. | Zeit | Ziel | Inhalt | Methode | Material / Bemerkungen | Wer |
|---|---|---|---|---|---|---|
| | | | Zusammentragen von Risikofaktoren in der Gruppe, TN erläutern diese:<br>z. B. Immobilität, hohes Alter, schlechter Ernährungszustand oder Krankheiten wie Diabetes mellitus ...<br>Skizze eines Menschen wird am White Board von TN mit Magneten an Prädilektionsstellen für die Entstehung eines Dekubitus bestückt | | | |
| 4 | 5 min | ... kennen die Wundheilungsphasen. | Die drei Wundheilungsphasen werden erläutert und ein TN beschreibt mit eigenen Worten die Eigenschaften je einer Phase:<br>– Exsudationsphase: Reinigung der Wunde von Bakterien, Blut und Zelldetritus durch starke Produktion von Wundsekret.<br>– Granulationsphase: Gewebe wird neu gebildet durch Einsprossung von Kapillaren und Zellen (Fibroblasten).<br>– Epithelisierungsphase: Wundmatrix wird von Hautzellen überzogen: es entsteht eine Narbe | Nachfragen<br>aktives Zusammentragen der Informationen | | Tutor, TN |
| 5 | 8 min | ... kennen die Therapie des Dekubitus. | **Patient muss ganzheitlich behandelt werden**<br>– Der Aufnahmebogen für Dekubitus Patienten wird besprochen.<br>– Therapieplan für Dekubitus Patienten wird besprochen.<br>– Wundbeläge/Biofilme, wie Eiter oder Fibrin, werden beschrieben. | Nachfragen/<br>aktives Zusammentragen der Informationen | Laminierter Aufnahmebogen (Anhang 2) und Therapieplan (Anhang 3) | Tutor, TN |

| Nr. | Zeit | Ziel | Inhalt | Methode | Material / Bemerkungen | Wer |
|---|---|---|---|---|---|---|
| 6 | 15 min | ... kennen Materialien zur Wundbehandlung. | Hautdesinfektionsmittel werden mit Vor- und Nachteilen vorgestellt.<br>Vorgang der Wundreinigung wird demonstriert und erläutert.<br>Wundauflagen (s. Kapitel: Materialien 4) werden vorgestellt und Eigenschaften für die Behandlung der jeweiligen Wunde beleuchtet. | | Hautdesinfektionsmittel<br>Wundauflagen<br>Pflaster<br>(s. Materialien) | Tutor |
| 7 | 35 min | ...können praktisch adäquat ausgewählte Wundauflagen nach hygienischen Gesichtspunkten korrekt am Simulator einbringen und die Wunde damit versorgen. | **Fallbearbeitung und praktisches Üben**<br>– Es wird eine Fallvignette ausgeteilt.<br>– Die TN lesen den Fall und erarbeiten ein ganzheitliches Konzept zur Therapie des Patienten mit Hilfe der Fallvignette und des Aufnahmebogens.<br>– Anschließend wird die Wunde mit den bereitgestellten Materialien behandelt.<br>– Der Tutor unterstützt die TN bei Therapieentscheidung und Behandlung. | Fallvignette bearbeiten und praktisches Üben | Laminierte Fallvignette „Frau Myelita“ (Anhang 4)<br>Laminierter Aufnahmebogen (Anhang 2)<br>Wundmaterialien<br>(s. Materialien) | Tutor, TN |
| 8 | 10 min | | **Auswerten und Vorstellen des Falls**<br>Ein TN stellt den Fall vor und erläutert die Therapieentscheidung. | Ergebnisvorstellung | Ausgefüllte Fallvignetten „Frau Myelita“ (Anhang 4) | TN |
| 9 | 2 min | Verabschiedung | Evaluation<br>Verabschiedung | Blitzlicht<br>„Aus dem heutigen Kurs nehme ich mit/ habe ich gelernt, dass ...“ | | Tutor, TN |

## ANHANG: Wundversorgung am Dekubitus

### 1) Prädilektionsstellen für die Entstehung eines Dekubitus

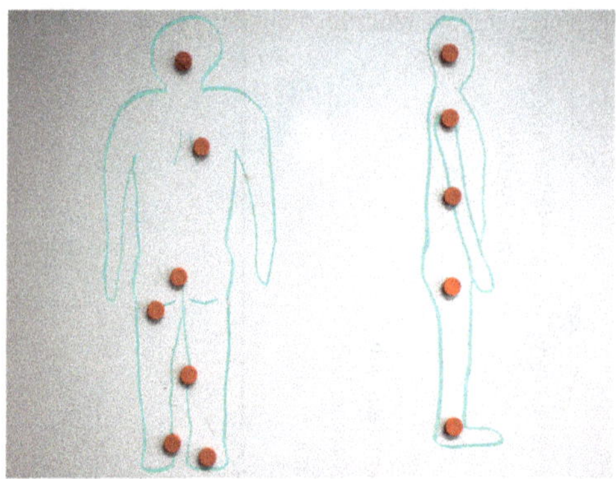

Skizze eines Menschen wird am White Board von Teilnehmern mit Magneten an Prädilektionsstellen bestückt.

### 2) Aufnahmebogen für Dekubitus Patienten

**1. Patientenbeurteilung:**

Größe, Gewicht
(Kachexie, Adipositas)

Allgemein- und Ernährungszustand
(Malnutrition, Exsikkose)

Immobilität
(total oder relativ)

Grunderkrankungen
(Vorhofflimmern, Bluthochdruck, chronisch entzündliche Darmerkrankung, Diabetes mellitus, Gefäßerkrankung, u. a.)

Risikofaktoren für Wundheilung
(Inkontinenz, Infektion, Alkohol, Nikotin, u. a.)

Medikamente
(Zytostatika, Cortison, Analgetika, u. a.)

Allergien
(Verbandsmaterial)

Letzte Tetanusimpfung:

**2. Wundbeurteilung:**

**Ort der Entstehung:**
(z. B. zu Hause)

**Lokalisation und Größe:**
(Länge × Breite × Tiefe cm)

**Wundschmerz**
(Numerische Skala 1–10)

**Wundzustand:**
Biofilm:
(Eiter, Fibrin, Nekrose)
Infektion:
Wundtaschen:

**Wundgrund:**
Dekubitus-Stadium:
Wundheilungsphase:

**Exsudation:**
(Ø, schwach, mittel, stark)

**Wundrand:**
(intakt, ödematös,
gerötet, mazeriert)

**3. Eintrag Wundlokalisation und -größe am Patienten:**

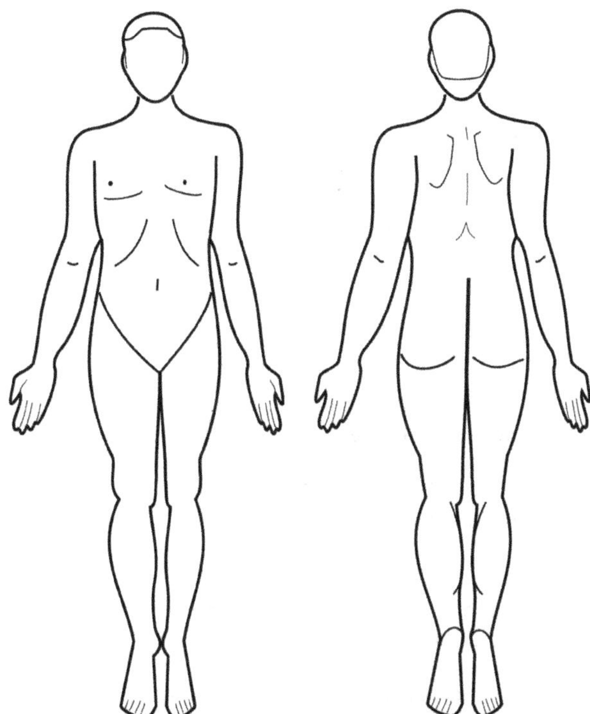

## 3) Therapieleitfaden für Dekubitus Patienten

**Kausaltherapie**

| | |
|---|---|
| 1. Schmerztherapie | WHO-Stufenschema |
| 2. Lagerung | 30°-Lagerung<br>Mikrolagerung<br>Freilagerung<br>Antidekubituskissen<br>Antidekubitusmatratze |

**Beachte:**
Umlagern alle 2h und Mobilisierung nicht vergessen!!!

**Adjuvante Therapie**

| | |
|---|---|
| 1. Verbesserung des Allgemeinzustandes | z. B. Einstellung des Blutzuckers bei Diabetes mellitus oder Blutdrucks |
| 2. Ernährungszustand/Gewicht | Ausreichend Flüssigkeit, erhöhter Energie-, Protein-, Vitamin- und Mineralstoffbedarf bzw. Ernährungsanpassung erwägen |
| 3. Akute/Chronische Erkrankung | Einstellung, Funktionskontrolle |
| 4. Infektion | Fiebersenkung, Schweißbildung vermeiden |
| 5. Inkontinenz | Hautschutz und Hygiene |
| 6. Medikamente | Glukokortikoide über längere Zeit verhindern den Kollagenaufbau zur Zellbildung<br>Beta-Blocker senken Blutdruck und somit Hautdurchblutung<br>Zytostatika, Strahlen- und Chemotherapie schwächen Immunsystem<br>nicht-steroidale Entzündungshemmer beeinflussen anfängliche Schmerzen und Entzündung |
| 7. Weitere Maßnahmen | Thrombose-Prophylaxe bei immobilen Patienten mit Heparin-Gabe subkutan,<br>Epikutantest aufgrund von möglichen allergischen Reaktionen auf Wundauflagenmaterial |

**Foto-Dokumentation**

### 4) Fallvignette „Frau Myelita“

**Anamnese:**
Die alleinlebende, 79-jährige Frau Myelita (1,76 m, 62 kg) ist vor einigen Wochen im Garten gestürzt und musste aufgrund einer Schenkelhalsfraktur links mit einer Totalendoprothese (TEP) operativ versorgt werden. Seitdem leidet sie an starken, bewegungsabhängigen Schmerzen und traut sich deshalb kaum von der Couch. Ihre Tochter schaut ab und zu nach dem Rechten, aber der Job und die weite Entfernung machen es ihr unmöglich jede Woche vorbeizukommen. Bei einem Hausbesuch zur Kontrolle ihres Diabetes mellitus Typ II fiel dem Hausarzt der schlechte Zustand von Frau Myelita sofort auf. So mager, exsikkiert und immobil hat er sie noch nie gesehen. Er entdeckt während der Untersuchung ein sehr tiefes Druckgeschwür sakral und überweist schließlich Frau Myelita zur Behandlung ins Krankenhaus.
Es stellt sich heraus, dass die Patientin nicht nur an einer seit längerer Zeit bestehenden Depression leidet, sondern auch an einem stark exsudierenden Dekubitus mit zerklüftetem Wundrand und dem Verdacht auf eine Osteomyelitis.

**Medikamente:**
Insulin
Amitryptilin (trizyklisches Antidepressivum)

**Diagnose:**

**Diagnostik:**

**Therapie:**

# 8 Rund um die Geburt ...

## 8.1 Geburtshilfe: „Die physiologische Geburt“

Elisa-Maria Haag

### Simulatoren

Für die Simulation der physiologischen Geburt stehen zwei Simulatoren zur Verfügung, die in den Kursen parallel eingesetzt werden:

„PROMPT Birthing Trainer“; Fa. Limbs & Things, Bristol, UK (1)
„Geburtssimulator“; Fa. Schultes Medacta GmbH & Co, Lehrmodelle KG, Herten, Deutschland (2)

Mit Simulator 1 kann die physiologische Geburt für Studierende gezeigt und geübt werden. Die dazugehörigen Baby- und Plazentasimulatoren können durch eine Steckverbindung voneinander getrennt werden.

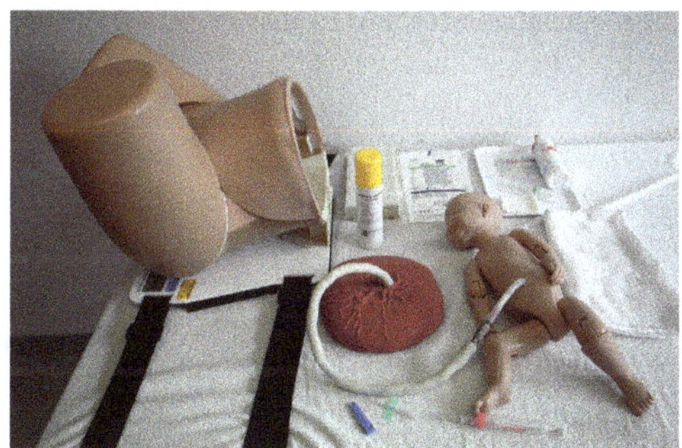

Abb. 8.1: Simulator 1 mit Simulatorbaby, Plazenta und Verbrauchsmaterialien

Mit Simulator 2 kann ebenfalls die physiologische Geburt gezeigt und geübt werden. Es stehen hier zwei Simulatorbabys zur Verfügung, die sich durch eine tastbare Geburtsgeschwulst unterscheiden. Zum Üben der vaginalen Untersuchung unter der Geburt gibt es zusätzlich verschiedene Muttermundsmodelle. Durch deutlich tastbare Fontanellen und Suturen kann so die Lage des Babys beurteilt werden.

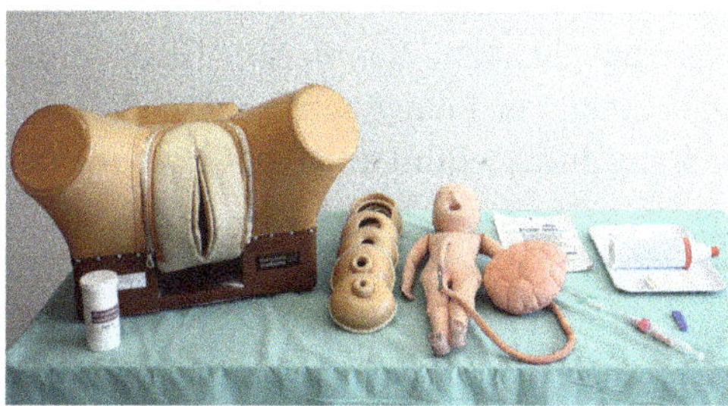

Abb. 8.2: Simulator 2 mit Geburtssimulator, Muttermundsmodellen, Simulatorbaby, Simulatorplazenta und Verbrauchsmaterialien

<table>
<tr><th>Vorteile</th><th>Nachteile</th></tr>
<tr><td colspan="2">Simulator 1: „PROMPT Birthing Simulator“</td></tr>
<tr><td>– Der Geburtsablauf lässt sich gut in dezidierte Einzelschritte unterteilen und an diesen erklären.<br>– Es können unterschiedliche Geburtsmodi simuliert werden.<br>– Sowohl die Tätigkeit des Geburtshelfers, als auch die Rotation des Kindes durch den Geburtskanal können geübt werden.<br>– Das Simulatorbaby ist von Gewicht, Größe, Fontanellen- und Suturenbefund realitätsnah.</td><td>– Einrisse an der Vulva/Klitoris sind häufig.<br>– Beugen und Strecken des kindlichen Kopfes ist nur ungenügend möglich, so dass meist eine nicht ganz korrekte Einstellung erreicht wird.<br>– Nach der inneren Drehung kann es dazu kommen, dass die Schultern nur schwer durch die Beckeneingangsebene zu bewegen sind.<br>– Es bedarf großer Kraft, um den kindlichen Kopf durch die Vulva des Simulators hindurch zu bewegen.<br>– Die Vulva ist übernatürlich weit, was bei der vaginalen Untersuchung irreführend ist.<br>– Die Gelenke des Babysimulators haben übernatürliche Freiheitsgrade, die zu Verdrehungen führen können.</td></tr>
<tr><td colspan="2">Simulator 2: „Geburtssimulator“</td></tr>
<tr><td>– Der Geburtsablauf lässt sich gut in dezidierte Einzelschritte unterteilen und erklären.<br>– Es können unterschiedliche Geburtsmodi simuliert werden.<br>– Sowohl die Tätigkeit des Geburtshelfers, als auch die Rotation des Kindes durch den Geburtskanal können geübt werden.<br>– Das verwendete Material ist stabil.<br>– Es gibt sechs verschiedene Muttermundsmodelle.<br>– Die physiologische Reklination des kindlichen Kopfes ist gut zu simulieren.<br>– Die Vulva ist per Reißverschluss austauschbar, es gibt ein enges Modell zum Üben der vaginalen Untersuchung und ein weites Modell zur Simulation der Austreibungsphase.</td><td>– Das Simulatorbaby ist zu klein und zu leicht, die Fontanellen und Suturen sind überdeutlich dargestellt.<br>– Die Simulatorplazenta ist zu klein.</td></tr>
</table>

## Anmerkungen

Der Ablauf der physiologischen Geburt kann an beiden Simulatoren gut geübt und erklärt werden. Von Vorteil ist vor allem die Kombinationsmöglichkeit. Zum Beispiel können die Muttermundmodelle von Simulator 2 auch gut bei Simulator 1 eingesetzt werden. So kann an beiden Simulatoren die vaginale Tastuntersuchung durchgeführt und die Befundung der Muttermundöffnungen geübt werden.

## Indikation

Der physiologische Geburtsweg geht durch den Gebärmutterhals und die Vagina. Jeder Mediziner sollte in der Lage sein, die werdende Mutter unter der Geburt zu begleiten. Da die Geburt eines Kindes eine sehr intime und kraftaufwendige Situation für die Schwangere und häufig nicht gut planbar ist, ist es in der universitären Ausbildung leider nur selten möglich eine Geburt im Stundenplan zu verankern. Umso wichtiger ist die Übung an Simulatoren.

## Vorbereitung

Prinzipiell ist eine vaginale Geburt überall möglich. Um die Versorgung des Kindes im Notfall zu gewährleisten ist eine Versorgung mit Kinderarzt in Rufbereitschaft sinnvoll. Der Raum sollte warm und beleuchtet sein. Je nachdem in welcher Position die Schwangere gebären möchte sollten ein Bett, ein Stuhl oder eine Badewanne vorhanden sein. Wichtig ist, dass Enddarm und Blase vor der Geburt geleert werden, da es sonst zur Wehenhemmung kommen kann.

## Materialien

- Simulator 1 mit dazugehörigem Simulatorbaby und Simulatorplazenta
- Simulator 2 mit zwei Simulatorbabys und Simulatorplazenta

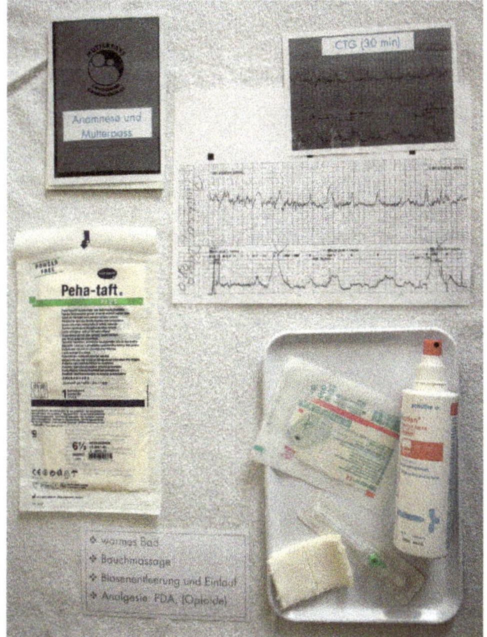


Abb. 8.3: Vorbereitungs- und Verbrauchsmaterial (v.l.n.r und v.o.n.u.): Mutterpass, zwei Kardiotokogramm Streifen, verpackte sterile Handschuhe, Tablett mit Materialien zum Abnehmen von Nabelschnurblut

- White Board mit laminierten Karten (Mutterpass, CTG, vaginale Untersuchung, Vitalparameter)
- Nabelklemme
- Laptop mit Video „Spontangeburt“, z. B. aus der Dualen Reihe „Gynäkologie und Geburtshilfe“ von Thieme EBook Library
- Beamer

Verbrauchsmaterial:
- (sterile) Handschuhe
- Material für einen venösen Zugang (Desinfektionsmittel, Flexüle, Tupfer, Pflaster)
- Birthing Lubricant (zur Simulation der Käseschmiere für Simulator 1)
- Talkumpuder (für Simulator 2)
- Feuchte Tücher und Papiertücher
- Stoffwindeln
- Material für Nabelschnurblutabnahme (Butterfly-Kanüle, EDTA-Röhrchen)

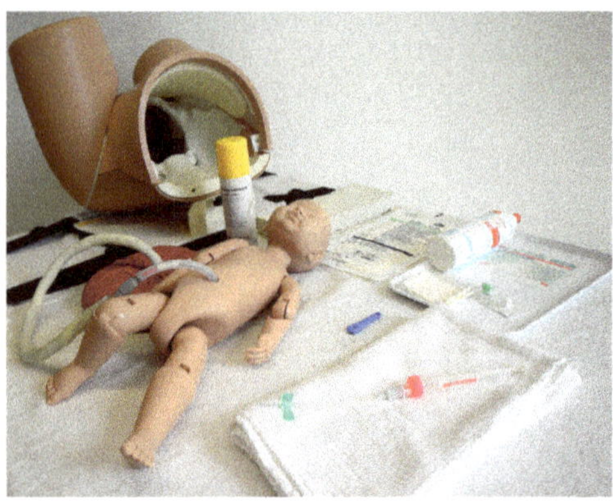

Abb. 8.4: Simulator 1 mit Verbrauchsmaterialien zur Nabelschnurblutabnahme und Lubricant Spray

## Durchführung

**Geburtsvorbereitung**

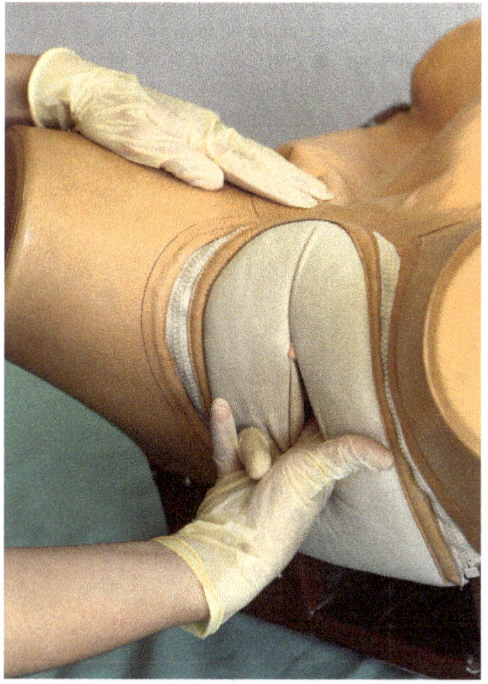

Abb. 8.5: Vaginale Tastuntersuchung vor der Geburt

Wichtige geburtsvorbereitende Maßnahmen sind die Anamneseerhebung mittels Mutterpass, die CTG-Ableitung, die vaginale Untersuchung und das Legen eines venösen Zugangs. Die hier am Simulator 2 gezeigte vaginale Tastuntersuchung sollte immer mit sterilen Handschuhen durchgeführt werden. Dazu kann, wie hier gezeigt, das enge Modell der Vulva benutzt werden. Wichtig ist, dieses dann vor der simulierten Austreibungsphase durch das weite Modell zu ersetzen.

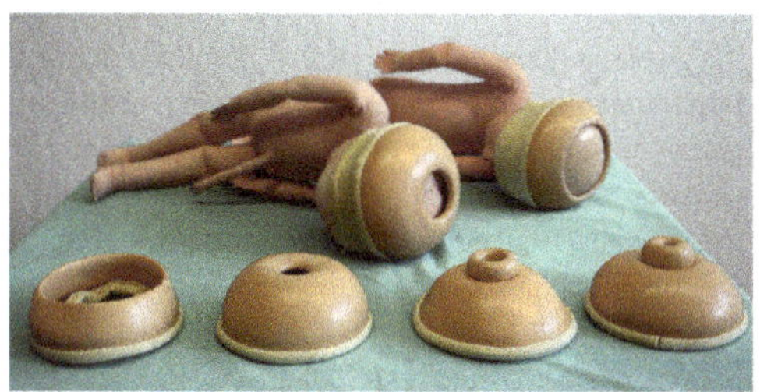

Abb. 8.6: Sechs verschiedene Muttermundmodelle, zwei davon angebracht an den Simulatorbabyköpfchen

Um die vaginale Tastuntersuchung zu üben und die Muttermundsweite einzuschätzen, gibt es sechs verschiedene Muttermundmodelle, die dem Simulatorbaby wie eine Mütze aufgesetzt werden. So können verschiedene Beckeneinstellungen und Stadien der Geburt simuliert werden. Das im Hintergrund abgebildete Simulatorbaby hat eine Geburtsgeschwulst, welche die Palpation der Fontanellen und Suturen unter der Geburt erschwert.

## Befundung

Beurteilt werden bei der vaginalen Tastuntersuchung die Konsistenz, Länge und Lage der Zervix. Die Öffnungsweite des Muttermundes in Zentimeter gibt Auskunft über den Geburtsfortschritt. Die Beckeneinstellung des Kindes wird anhand der Fontanellen und Suturen, der Höhenstand anhand des vorangehenden Kindsteils untersucht. Ist die Fruchtblase intakt oder eröffnet? Gibt es pathologische Befunde wie einen Nabelschnurvorfall oder Armvorfall?

**Austreibungsphase**

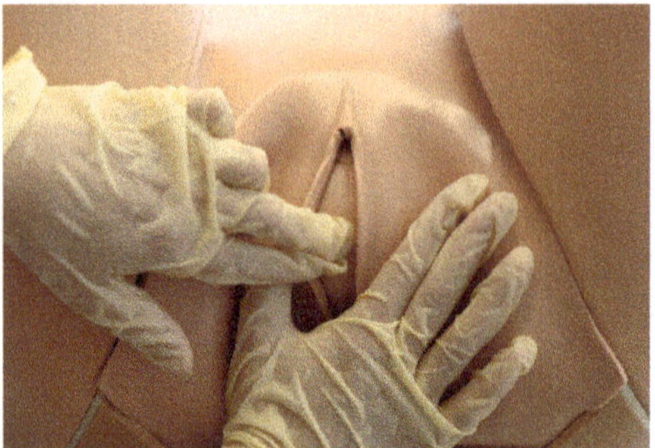

Abb. 8.7: Handgriff zum Dammschutz

In der Endphase der Geburt ist es die Aufgabe der Hebamme oder des Geburtshelfers, den Damm der Gebärenden zu schützen und Einrisse zu vermeiden. Dazu wird mit der rechten Hand der gedehnte Damm stabilisiert und der entstehende Druck verteilt. Die linke Hand kann den kindlichen Kopf bremsen und um die Symphyse herumleiten.

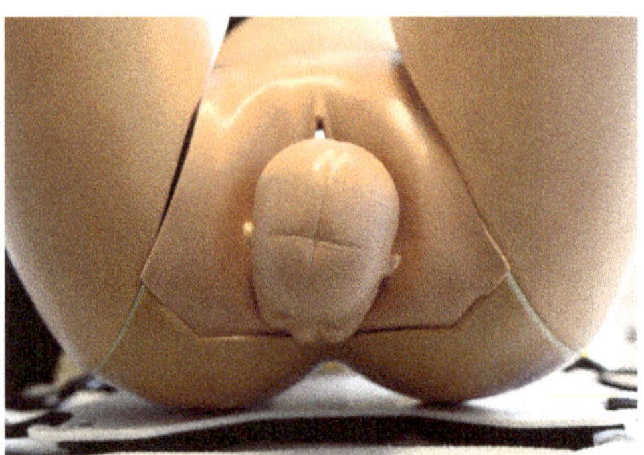

Abb. 8.8: Hervortreten des kindlichen Kopfes

Ist der Kopf des Kindes entwickelt, tritt meist eine kleine Pause ein, in der das Kind selbstständig die äußere Drehung vollzieht. Meist rotiert es zurück in die Lage in der es sich vor der ersten inneren Rotation befunden hat.

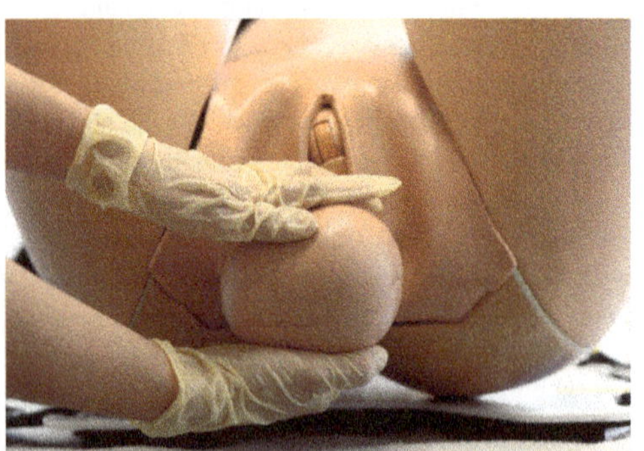

Abb. 8.9: Schulterentwicklung des Neugeborenen

Die zweite äußere Rotation erfolgt, damit die Schultern durch die längsovale Beckenausgangsebene gelangen können. Die Entwicklung der Schultern wird durch den Geburtshelfer unterstützt. Der Kopf wird dammwärts gedrückt, um die vordere Schulter unter der Symphyse hervorzuholen.

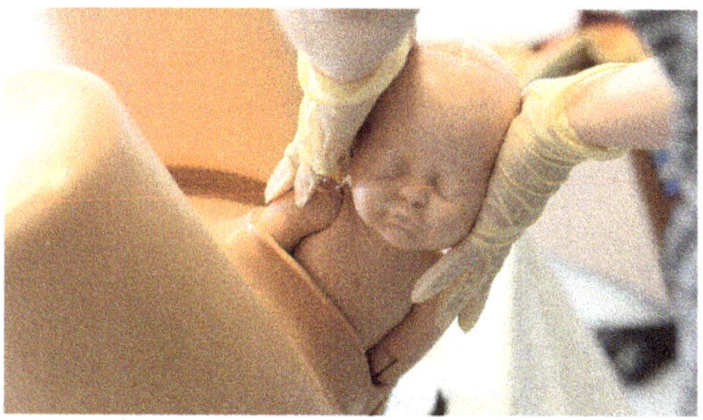

Abb. 8.10: Geburt des kindlichen Körpers

Ist die vordere Schulter frei und Teile des Oberarms sichtbar, wird der Kopf Richtung Symphyse geführt und so die hintere Schulter über den Damm geboren. Der Dammschutz kann hier durch eine weitere Person erfolgen.
Die Geburt des restlichen Körpers geschieht in Schädellage spannungsfrei, da der Geburtsweg durch den Kopf als größten Kindsteil stark geweitet worden ist. Zur Erstversorgung des Kindes gehört das Trockenreiben und Zudecken, um Auskühlung zu verhindern. Eine gute Möglichkeit ist es, der Mutter ihr Kind auf den Bauch zu legen.

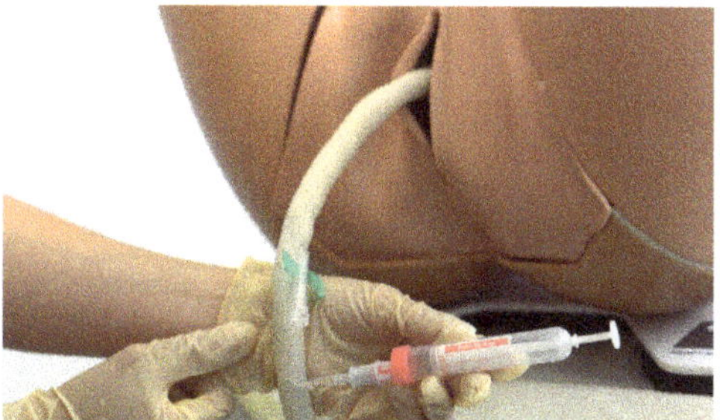

Abb. 8.11: Entnahme von Nabelschnurblut aus dem plazentanahen Nabelschnurende nach Abnabelung des Kindes

Der Geburt des Kindes schließt sich die Nachgeburtsperiode an, welche mit dem Abnabeln mittels Nabelschnur beginnt. Es wird Nabelschnurblut entnommen, um den pH-Wert des kindlichen Blutes unter der Geburt zu messen.

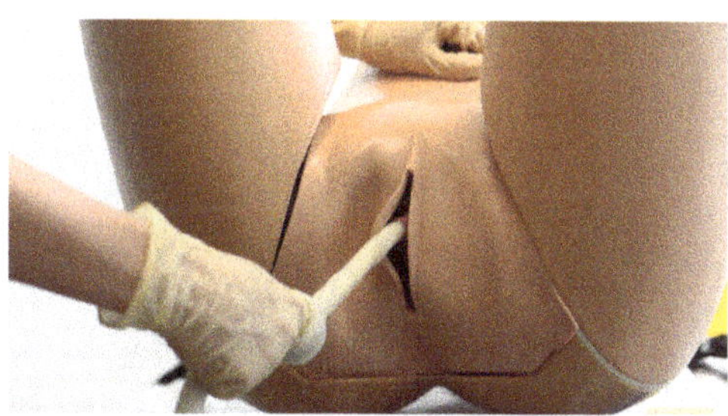

Abb. 8.12: Geburt der Plazenta

Mit i.v.-Zugang bei der Mutter kann nun Oxytocin zur Wehenförderung gegeben werden und bei guter Kontraktion des Uterus und vorhandenen Lösungszeichen mittels „Cord traction“ die Geburt der Plazenta unterstützt werden.

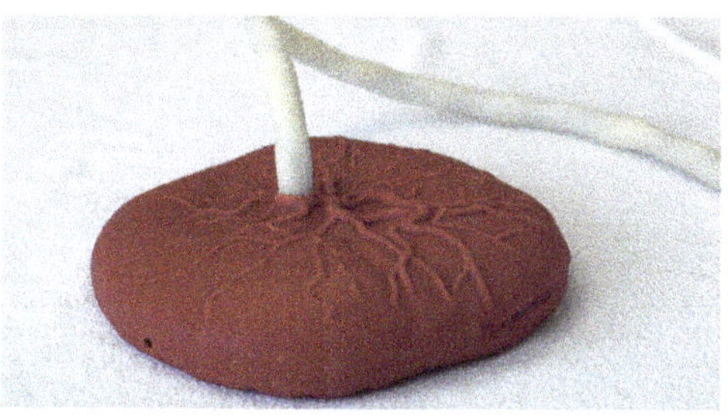

Abb. 8.13: Überprüfung der Plazenta auf Vollständigkeit

Die Plazenta wird sorgfältig auf Vollständigkeit überprüft. Wichtig ist es, sowohl die mütterliche als auch die kindliche Seite zu untersuchen. Der Simulatorplazenta fehlt die Eihaut, welche ebenfalls untersucht werden sollte.

## Lernziele

Der Studierende ist nach dem Kurs in der Lage:
- zusammenzufassen, welche Maßnahmen und Materialien zur Aufnahme einer Schwangeren in den Kreißsaal notwendig sind.
- geburtsvorbereitende Maßnahmen durchzuführen.
- am Simulator eine vaginale Untersuchung durchzuführen und diese zu befunden.
- den Dammschutz am Simulator korrekt durchzuführen.
- die Rotation des Babys durch das weibliche Becken am Simulator nachzuvollziehen.

## Take-Home-Message

- Ruhe bewahren!
- Keine Angst haben vor der Geburt eines Kindes!
- Dammschutz ist wichtig!
- Das Neugeborene nach der Geburt abtrocknen, warm einwickeln und abnabeln.

## Kursablauf

| Nr. | Zeit | Ziel | Inhalt | Methode | Material / Bemerkungen | Wer |
|---|---|---|---|---|---|---|
| 0 | | Vorbereitung Kursraum | | | Simulatoren 1 und 2 aufdecken<br>Birthing-Lubricant<br>Nabelklemme<br>Mutterpässe<br>CTGs<br>Laptop und Beamer starten | Tutor |
| | | **Die Teilnehmer (TN) …** | | | | |
| 1 | 5 min | … kennen den Kursablauf | **Begrüßung der Teilnehmer und Theorie: Geburtsvorbereitung und- phasen, wichtige Begriffe**<br>**Simulator 1**<br>jeder TN 1 × Geburtshelfer, 1 × Vorschieben des Simulatorbabys übernehmen<br>**Simulator 2**<br>Üben der vaginalen Tastuntersuchung mit verschiedenen Muttermundweiten | Vorstellungsrunde Austausch von eventuellen Vorerfahrungen | Ablaufplan mündlich oder am White Board verdeutlichen | Tutor, TN |
| 2a | 15 min | Theorieteil 1:<br>Geburtsvorsorge und -vorbereitung anhand eines Fallbeispiels<br><br>… wissen, was zur Aufnahme einer Schwangeren in den Kreißsaal notwendig ist und welche geburtsvorbereitenden Maßnahmen (von Hebamme und Arzt) zu treffen sind. | **Geburtsvorbereitung**<br>Fallbeispiel:<br>21-jährige Schwangere kommt zur vaginalen Entbindung, komplikationsloser Schwangerschafts-Verlauf<br>Frage 1:<br>„Was ist zur Anamneseerhebung wichtig?“<br>– Mutterpass<br>– Blutgruppe?<br>– Infektionen?<br>– Geburtstermin?<br>– Verlauf [Gravidogramm] | Interaktives Befragen/ aktives Zusammentragen der Informationen<br><br>Mutterpass + CTG zeigen, zusammen auswerten | White Board<br>6 Mutterpass-Exemplare<br>CTG-Aufnahmen<br>CTG-Auswertung<br>vorbereitete Materialien abdecken:<br>– Geburtsset (Klemmchen, Nabelschnurklemme, Schere)<br>– sterile Handschuhe zur Tastuntersuchung | Tutor, TN |

| Nr. | Zeit | Ziel | Inhalt | Methode | Material / Bemerkungen | Wer |
|---|---|---|---|---|---|---|
| | | | Frage 2:<br>„Was ist wichtig um die Situation einzuschätzen?"<br>Aufnahme-CTG<br>Frage 3:<br>„Weitere Schritte nach Kreißsaalaufnahme?"<br>vaginale Untersuchung (steril)<br>Vitalparameter (alle 1 bis 2 h)<br>Darmentleerung (Klysma → mehr Platz)<br>Blasenentleerung<br>venöser Zugang (für ev. Oxytocin-Infusion)<br>möglich: warmes Bad<br>nach Bedarf Schmerzmedikation | | – großes EDTA-Röhrchen (Blutgruppe des Kindes, Nabelschnurblut) | |
| 2b | 25 min | Theorieteil 2:<br>Physiologische Geburt aus vorderer Hinterhauptslage, II. Stellung<br><br>... kennen den Ablauf einer Geburt, d.h. die Einteilung der einzelnen Phasen und deren detaillierte Beschreibung. | **Geburtsphasen**<br>**Eröffnungsphase**<br>(Latenzphase, Aktivphase, Blasensprung)<br>Unterschied Primaparae/Multiparae<br>Blasensprung: vorzeitig/frühzeitig/rechtzeitig/verspätet (Konsequenz/Therapie)<br>**Austreibungsphase**<br>(Tiefertreten des Kopfes, Beugung des Kopfes, 1. [innere] Rotation, Streckung, 2. [äußere] Rotation)<br>Cave: Lage, Stellung (MERKE: zweimal „r" in Rücken rechts: II. Stellung!), Haltung, Einstellung<br>Einschneiden/Durchschneiden des Kopfes erklären<br>**Nachgeburtsphase**<br>(Lösungsmodus nach Schultze/Duncan)<br>Zusatz: Lösungszeichen Plazenta (Schröder, Küstner, Ahlfeld) | Erklärung und Demonstration | Simulatoren 1 und 2<br>Skelett (Beckeneingang/-ausgang)<br>Plazentamodell | Tutor<br><br>Tutor, bei Demonstration 1 TN als Geburtshelfer |

| Nr. | Zeit | Ziel | Inhalt | Methode | Material / Bemerkungen | Wer |
|---|---|---|---|---|---|---|
| 3a | 15 min | Praktischer Teil 1<br><br>... wissen und erfahren den Ablauf einer Geburt aus der Sicht des Kindes und des Geburtshelfers. | **Üben des Geburtsvorganges**<br>jeder TN 1 × Geburtshelfer (Dammschutz), 1 × „Baby" (Austreibungsphase mit Drehungen am Simulator durchführen) | Übung | Simulator 1 und 2 | Tutor, TN |
| 3b | 15 min | Praktischer Teil 2<br><br>... können am Simulator praktisch eine vaginale Untersuchung durchführen und befunden. | **Diskussionsrunde**<br>– „Welche Informationen können unter der Geburt aus der vaginalen Untersuchung gewonnen werden?"<br>– „Wie kann der Höhenstand des Kindes beurteilt werden?"<br>Praktisches Üben am Simulator 2 mit verschiedenen Muttermundweiten | Diskussionsrunde: Informationen aus vaginaler Untersuchung unter der Geburt<br><br>Praktisches Üben am Simulator | Simulator 2 mit verschiedenen Muttermundweiten | Tutor |
| 4 | 10 min | Film einer physiologischen Geburt<br><br>... haben eine Vorstellung von einer echten Geburt. | **Kommentare**<br>Einführung<br>Austreibungsphase<br>– „Einschneiden", „Durchschneiden" , „äußere Rotation", „Geburt"<br>Nachgeburtsperiode<br>– Lösungszeichen, Kontrolle der Plazenta auf Vollständigkeit<br>„Bonding" zwischen Mutter und Kind | Film „Die Physiologische Geburt" anschauen | Beamer<br>Laptop<br>Film zur physiologischen Geburt | Tutor (kommentiert Film) |
| 5 | 5 min | Abschluss | Fragen<br>Evaluation<br>Verabschiedung | Blitzlicht<br>„Aus dem heutigen Kurs nehme ich mit/ habe ich gelernt, dass ..." | | Tutor, TN |

# Register

www.ingramcontent.com/pod-product-compliance
Lightning Source LLC
Chambersburg PA
CBHW081048220326
41598CB00038B/7028

* 9 7 8 3 1 1 0 4 3 9 1 8 2 *